U0218941

乳房美容外科

Cosmetic Breast Surgery

原则	·	理念	·	技术
Principles		Perspectives		Techniques

王晓军　主审

曾　昂　主编

中国协和医科大学出版社

北　京

图书在版编目（CIP）数据

乳房美容外科：原则·理念·技术／曾昂主编.—北京：中国协和医科大学出版社，2021.7

ISBN 978-7-5679-1778-1

Ⅰ.①乳… Ⅱ.①曾… Ⅲ.①乳房-整形外科学 Ⅳ.①R655.8

中国版本图书馆 CIP 数据核字（2021）第 131014 号

乳房美容外科

原则·理念·技术

主　　编：曾　昂

责任编辑：戴申倩

封面设计：安世鹏

责任校对：张　麓

责任印制：张　岱

出版发行：中国协和医科大学出版社
　　　　　（北京市东城区东单三条9号　邮编100730　电话010-65260431）

网　　址：www.pumcp.com

经　　销：新华书店总店北京发行所

印　　刷：北京联兴盛业印刷股份有限公司

开　　本：787mm×1092mm　1/16

印　　张：18.25

字　　数：370千字

版　　次：2021年8月第1版

印　　次：2021年8月第1次印刷

定　　价：260.00元

ISBN 978-7-5679-1778-1

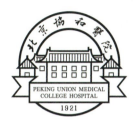 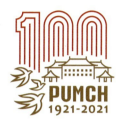

谨以此书献给北京协和医院建院 100 周年

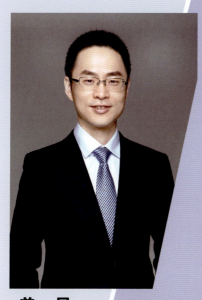

曾 昂

主 编 简 介

　　医学博士，北京协和医院整形与美容外科乳房整形专业首发专家，副教授，硕士研究生导师。

主要学术任职
中华医学会整形外科分会乳房学组委员
中华医学会整形外科分会青年学组委员
北京医学会整形外科分会委员
北京医学会显微外科分会委员
北京医学会医学美学与美容学分会常委
白求恩基金会整形美容专业委员会委员

编委会名单

主 审	王晓军
主 编	曾 昂

编 委

Ara A. Salibian, MD	美国纽约大学 Langone 医学中心整形外科
Elizabeth J. Hall-Findlay, MD, FRCSC	加拿大班芙整形外科诊所
Jeongmok Cho, MD	韩国首尔市 Incline 整形外科诊所
Joseph M. Gryskiewicz, MD	美国明尼苏达州明尼阿波利斯市私人执业
Karan Chopra, MD	美国明尼苏达州明尼阿波利斯市私人执业
Marc D. Pacifico, MD, FRCS	英国坦布里奇韦尔斯地区私人执业
Nolan S. Karp, MD	美国纽约大学 Langone 医学中心整形外科
董芮嘉	清华大学附属北京清华长庚医院整形外科
董岩岩	北京美莱医疗美容医院
冯传波	南方医科大学南方医院整形美容外科
付 苏	中国医学科学院整形外科医院乳房中心
耿 健	空军军医大学西京医院整形外科
李 丹	解放军总医院第一医院整形修复科
李高峰	广州美莱医疗美容
李子榕	中国医学科学院北京协和医院整形外科
梁晓健	深圳美莱医疗美容医院
刘清亮	河南省人民医院整形美容外科

龙　飞	中国医学科学院北京协和医院整形外科
龙　笑	中国医学科学院北京协和医院整形外科
汪　灏	上海美莱医疗美容医院
王晨羽	上海交通大学医学院附属第九人民医院整复外科
夏泽楠	中国医学科学院北京协和医院整形外科
谢江淼	中国医学科学院北京协和医院整形外科
严文辉	重庆华美整形外科医院
姚　尧	南方医科大学南方医院整形外科
易成刚	空军军医大学西京医院整形外科
俞楠泽	中国医学科学院北京协和医院整形外科
曾　昂	中国医学科学院北京协和医院整形外科
翟海昕	中国医学科学院北京协和医院整形外科
张文超	中国医学科学院北京协和医院整形外科

前　　言

乳房美容外科医生成长路上的三个陷阱

近年来，国内乳房美容外科专业有了长足发展，例如内窥镜技术的推广和普及、新的技术指南的制定等。这些在一定程度上促进了乳房美容外科专业的蓬勃发展，也吸引了越来越多的医生加入进来。由于多种因素，我国美容外科专科医生的准入门槛并不高，但这并不说明专科医生的成长就是一件容易的事情。尤其在高度市场化的行业背景下，美容外科医生成长的道路上充满了诱惑和陷阱。

美容外科医生面对的第一个陷阱就是：流行的技术就是当下最好的技术。技术潮流，是各个行业周期性发展的一个表现。美容外科专业也存在这个现象。最典型的例子就是假体隆乳术。国外的现状是乳房下皱襞切口占据了主流，而国内则是完全另外一个天地，腋窝切口的数量碾压其他所有的切口。数年前，我尝试推广下皱襞入路假体隆乳术时，遭遇到了很多的阻力，让我对此深有体会。真正需要思考的是，当我们极力推崇某一个切口或者技术时，是否真正看到或者理解到它的局限性？我们会出于历史惯性或者学术氛围而趋于某项技术的应用，但我们是否也注意到社会环境已经发生了改变，这项技术是否真正符合更多患者利益的最大化原则？真正要想避免流行技术的陷阱，就需要美容外科医生具备更开阔的视角和更开放的心态，客观地评价当前所有的技术方式。汇聚国内外多种乳房整形的视角，供读者学习和揣摩，重新评估目前的技术潮流，便是本书成形的初衷之一。

第二个陷阱：乳房整形，是一种"粗犷"风格的成形手术。不少初学者选择乳房美容外科专业，就是认为它是一种简单的成形手术。很少有人会将乳房手术和"精细"一词联系起来。还有人认为乳房手术就是力量和速度的结合，评价一个医生的水平高低竟然是手术时间的长短。乳房美容手术当然不是暴力美学。随着学科的发展，乳房手术的技术和理念也越来越细化。通过腋窝入路，我们可以在内镜放大的手术视野中完成肋间血管的显露和离断；在乳晕入路中，我们习惯了无血视野和细致入微的各个筋膜层次的分离；经下皱襞入路时，我们能精准调节肌肉、腺体和假体三者张力的和谐匹配。美容手术的精细理念，已经融入了当代乳房美容手术的精髓。这些进步无疑得益于解剖学知识的更新、手术效果的长期评价结果和技术的精进。但更重要的是，乳房美容外科的手术理念实现了从"粗糙"到"精致"的跨越。本书将通过很多图文并茂的描述，让读者体会到乳房手术操作的细节之美。

第三个陷阱：美容外科手术可以任意加入艺术创作的元素。很多美容外科医生习惯将自己的手术比拟为艺术品，认为这种表述可以凸显医生的创造力。整形美容外科无疑是所有外科专业中最具有创造力的一门学科。但需要警惕一点，在医学领域，创意的发挥并不是漫无边际的，而是需要遵循整形外科的原则。实际上，越是经验丰富的医生，对于创新的冲动越是谨慎，对原则和证据更是看重。乳房美容外科专业经过一个多世纪的发展，已经相对成熟，但我们仍然会听到各种"首创"技术的问世。如果我们可以费点力气回溯历史，就不难发现这些绝大多数只是翻新前人已有的想法而已。即便面对真正的创新，我们也需要谨慎地对待，始终抱有质疑的心态。因为在乳房美容外科发展历史上，我们有过很多次教训，当我们对中、远期效果还一无所知的时候，冒失的技术革新会让人欣喜于即刻效果，而修复的代价却在将来的某个时间节点蛰伏下来。本书中，有一些文字是关于原则和原理的阐述，相信它会帮助更多的医生深刻理解乳房手术的规律性及局限性，清楚有所不为，才能有所为。美容外科医生需要始终保持敏锐的观察能力和判断能力（尤其是要具有长期效果的评估能力），才能在有科学依据的前提下，充分发挥创造力，实现技术的迭代和改进。这也是我希望本书能给读者带来的一些启发和触动。

本书的编写共邀请了来自 5 个国家 20 余名作者，形成最终的 19 个章节，涉及各种常见乳房美容外科手术。其中隆乳术和乳房上提术各有多个章节涉及。这也体现了在美容外科领域，只要遵循基本原则，技术和理念是可以多样化存在的。

在本书的编写后期，我们遭遇了百年一遇的重大疫情，每个人的日常生活节奏都被突如其来的疫情打乱。对很多作者而言，在忙乱的世界中写书并不是一件容易的事情。不管怎样，经历了很多周折，书稿得以顺利完成。我在感动之余，也感谢本书所有作者，以及他们身后默默支持的更多人。

曾　昂

于北京协和医院

2020 年 12 月

目　录

第1章

乳房美学及评估

对于很多整形美容外科医生而言，虽然从事的专业涉及"美容外科"，其实重点只是外科，"美容"是一个若有若无的虚词。很多人认为，美的内涵应该是艺术家去研究的内容，而不是医生。对于一般的医生而言，他们通过了解生理学、解剖学、组织学等学科去探寻人体的秘密，但他们从未接受过美的系统教育去了解人体的美学规律。美容外科毕竟是一门依据美的规律来改变人形态的科学。美容外科手术开始之前，术者需要根据患者的美学要求，明确手术目标，并据此制定手术方案。手术结束后，术者还需要根据美学标准来评价手术效果。由此来看，美容外科的所有操作和流程，都是围绕美学目标的达到为核心来实施的。因此，掌握相应的美学规律，制定可行的美学改善目标，是优秀美容外科医生的一个基本素质，也是取得美容外科手术成功的一个重要前提。

从乳房美学的根源来考虑，乳房的美学考量，更多是为了满足人生理或心理某种需求（包括基本的生物学需求和高级的心理需求）。从进化论的角度考虑，人对形体美的追求，是因为美的形体可以传递强健的身体（有利于个体生存）、良好的生育能力（有利于种族的延续）等信号。人类进入高度社会化时代后，"美"也承载了更多的社交属性。所有的人体美，都是为了在群体内部表达一种"更具吸引力"个体的优越感。这种优越感，既可以是对异性更强大的性吸引力（生殖优势的一种表现），也有在社会激烈竞争的氛围下，和同性相比的形体优越感。

当我们谈到乳房美学的具体内容时，可以先看看我们面对的群体及她们的需求到底是什么。乳房美容外科初次就诊的人群有两种：①第一种是因为先天或后天的原因，乳房没有发育至正常的形态，或者乳房丧失了原有正常的形态。这种情况包括：因小乳症而导致的乳房发育不良、乳头内陷；乳房哺乳后萎缩、乳头肥大；乳房肥大、乳房下垂等。这些患者对美容外科的诉求是希望借此可以实现正常乳房的轮廓；②第二种情况是很多女性患者尽管乳房形态正常，但出于文化氛围的影响，希望能通过美容手术可以变得"视觉效果更加突出"。这种情况下，即便是一个通过外科技术改造后的乳房，也应该是一个符合正常美学规律的乳房轮廓。没有人（包括求美者和行医者）会面对一个异样的乳房而产生"美"的感受。

由前所述，美容外科对乳房美学的要求，其实还是落在了对正常乳房形态客观规律的研究。自古以来，艺术家们一直在研究人体测量方法和技术，以评价和描述人体美。经历了不同的文明历程，艺术家们逐渐将数学描述方法引入到美学研究领域，这样不仅可以明确地描述美的细节，还可以通过科学的方法，复制和改造原有美的事物，甚至创造新的美的形式。但是艺术表述中的美的比例，往往会更加夸张和理想化，它们不需要遵循人体组织学和解剖学的限制，因此会有失真的可能性。医学追求的人体美是不同于此，美容外科医生更需要客观地去理解人体测量学比例与美的关系，美容外科医生应该首先熟悉那些来源于测量、符合人体生理规律的乳房形态特征，并逐渐培养自己对乳房美学的感知和品位，形成自己的美学判断，最终才能对美容手术形成具有建设性的指导意见。

我们也要看到，即便下文将要介绍到一些乳房形态的美学规律，这些结论也是基于乳房的测量。并不是说科学的测量就会导致我们发现普适的美学规律，任何方法都有其局限性，即便冠有"科学"的前缀也不能避免。乳房作为人体最易形变的器官，其美学的内涵应该是更加丰富的。但是受限于现代的技术水平，我们对于乳房美学的评估更多只是单一体位的——站立位。下面我们会看到，很多研究涉及的参数都是描述直立位时乳房的形态特点，而对于身形灵巧、姿势多样的人类而言，这种美学的描述显然是局限的。美容外科医生也应当在实践中去体会乳房美学更多的体现方式，而不仅仅受限于本文所述的思路。

1 乳房三维形态的描述及参数

描述乳房的三维空间的参数大体上分为两大类：①描述乳房和躯干之间空间关系；②描述乳房内部的数学关系。

19世纪雕塑家 Carlo Rochet 描述了经典人体测量学中的"理想"身体轮廓比例：乳头位于颏和脐连线的中点，颏到乳头，乳头到脐，脐到耻骨的距离等于头部高度（三分法）。这种三等分的定位方法在面部的三庭五眼理论中已经得到认可，在乳房的空间定位测量中，也同样存在。这种简单的方法可以大致确定乳房在人体坐标上的准确位置。

更详细的定位关系，可以通过各个骨性结构和乳房的距离测定来明确。这些骨性结构（锁骨和胸骨）就像坐标一样，将乳房的位置准确地标记在躯干上。这些参数包括：胸乳线、锁乳线等。通过这些径线的测量，我们可以知道乳房的位置是高还是低，双侧位置是否对称等。但是这些径线也有其局限性：骨性结构虽然是固定的，乳房上却没有固定的位点，我们常常只能退而求其次，用乳头来代表乳房的位置，这是基于一个前提：乳头总是位于乳房的中心部位（正是这种假想的关系，让我们用乳头的位置简单代表了乳房的位置）。经验丰富的美容外科医生知道，乳头的位置其实并非总位于乳房的中心，先天或后天的因素会让乳头位于乳房椭圆轮廓偏心的位置。因此会出现以下情况：即便胸乳线/锁乳线处于正常的范围，但因为乳房腺体的下垂，导致乳房轮廓在胸壁的实际位置已经低于正常了。这些情况下，单独依赖这些传统的参数就会导致错误的判断，美容外科医生应该对此保持清醒的认知。

由此引出了我们第二类参数，描述乳房内部数学关系的参数，就好比我们去描述一个三角形，只需要测量三条边长，三角形的形态就可以依次绘制出来一样。乳房内部参数包括：乳房的上径、内侧径、乳头至乳房下皱襞之间的距离、乳房的基底径、腋前线、乳晕的直径、乳房皮下脂肪（含或不含腺体）的厚度等。这些参数描述了乳房作为独立几何空间的一些基本信息。但是由于乳房发育的个体差异实在太大，有时候这些径线的测量非常困难。比如乳房的上径，我们几乎无法明确上径的最高点在什么地方。即便对于大家熟知的乳头至下皱襞的距离，很多患者的乳房下皱襞（尤其是小乳）根本就不像它的名字一样有一道清晰的皱褶。对于这些患者，我们只能武断地用一些估计的定位来表述乳房的边界所在，比如用胸骨旁线至腋前线的距离来描述乳房的基底（即便我们根本看不出来乳房外侧边界到底在哪里）。另外我们还应该知道，我们测量的这些径线，多数是用卷尺或游标卡尺完成的，但这只是一种线性测量，用一维测量的数据来描述三维的空间结构，显然是有其局限性的。尽管存在种种问题，这些测量方法简单、实用，方便、快捷，临床上一直都是最常用、最受欢迎的测量方式。

从第二类参数的径线测量，我们可以引申出一些更复杂的美学表述，比如乳房内部比例关系和各组分之间的相对位置等。乳房下皱襞是公认的乳房最关键的视觉标志，理想情况下它应位于第六肋或以上，随着乳房的衰老它也会往下移动。但下皱襞的绝对位置对于乳房轮廓美学的影响并不大，反倒是乳房下皱襞和乳头之间的相对关系，成为美容外科里确定乳房下垂程度的一个重要参数。Regnault 提出如果乳头低于乳房下皱襞水平，即可定义为乳房下垂。下垂的严重程度，取决于乳头、下皱襞位置以及乳房下极点三者之间的关系。

2 乳头－乳晕复合体

乳头是乳房的最突出点，视觉效果也最醒目，成为乳房美学最重要的标志点。三分法通过明确颏点、乳头和肚脐三者关系，可确定乳房在躯干的比例协调关系。乳头乳晕复合体（nipple areolar complex，NAC）的视觉特征包括：大小、位置、突度、方向、收缩状态和对称性等。一般而言，乳头乳晕位于乳房中线上，该线可从锁骨中点连接乳房轮廓下缘中点的直线来标示。

Penn 是直接将人体测量法用于乳房评估的先驱。他早在 70 多年前就明确提出：无论身高和体重，乳房比例有都没有显著差异；所有女性都有一个共同而独特的乳房美学标准，在所有拥有迷人乳房的女性中，最具美感的乳头位置是在一个假想的等边三角形的两个基角上，每边长 21cm，顶点位于胸骨上切迹。NAC 可以定位在 IMF 在乳房前表面的投影水平上（Pitanguy 点）。最佳乳头位置可以精确的通过公式 SN2 = PB2 + SP2 计算，其中 S 为胸骨上切迹，N 为乳头，B 为乳房中线与乳房下皱襞的交点，P 为 B 点在正中线上的投影点。理想情况下，乳头应位于乳房隆起的尖端。

乳晕直径为 35 ~ 45mm、乳头直径 5 ~ 8mm 和乳头突出约 4 ~ 6mm，是公认有吸引力的 NAC。最佳 NAC 直径可以根据乳房大小来计算：乳晕乳房的理想比例为 1 : 3.4。乳房大小和乳晕 – 乳房比例随年龄、体重增加、怀孕和下垂而变化。不同国家和不同年龄的整形外科医生对于自然乳房和隆乳术后乳房理想乳晕大小的偏好存在显著差异。

3 对称性

对称是乳房美的关键。理想情况下，乳房在大小、形状和下垂程度上应是平衡和对称的，具有可比性。

完美的对称在自然界中很少存在，在乳房手术后也很难做到完全对称。一般在成对的身体结构中常常存在不对称，而乳房很可能是自然不对称的，包括乳房形态、乳头乳晕、甚至胸壁（胸部肌肉、胸廓骨骼）不对称，特别是在脊柱侧弯的情况下。这些自然存在的不对称性应在术前评估时向患者指出、讨论、记录，并纳入治疗计划。女性患者的乳房看起来对称，但在愈合和后续衰老过程中也有可能会加剧轻微的不对称。

4 理想乳房形态特征

乳房形态和突度分析是乳房美学评估中最复杂的部分（图 1-1）。Mallucci 和 Branford 确定了乳房美学的 4 个关键特征：①上极与下极比例；②乳头角度；③上极倾斜度；④下极突度，得出结论：理想有吸引力的乳房，无论体积大小，下极总是比上极丰满，乳头所处水平线将乳房分为上方 45%，下方 55%（45 : 55）；上极或直或凹，乳头角度水平向上，平均为 20° ± 7°。与这些参数的偏差越大，则乳房吸引力越小。乳房体积 55% 在 NAC 水平以下较为理想，但 NAC 高于乳房赤道并不自然，乳头向上倾斜显出下极过突和 / 或假性下垂。

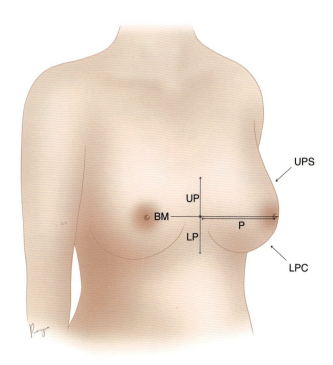

图 1-1　乳房美学分析的主要参数

BM：breast meridian 乳房赤道；UP：upper pole 乳房上极；
LP：lower pole 乳房下极；UPS：upper pole slope 上极倾斜度；
LPC：lower pole convexity 下极突度；P：projection 乳房突度。

　　Swanson 提出了标准化计算机辅助术前术后对比照的测量评估系统，6 个参考或垂直平面的测量值对于准确描述乳房形态至关重要：①乳房突度：经胸骨上切迹的垂线，到乳房最大突度之间的距离；②乳房上极突度：乳房突度最高点与胸骨上切迹之间距离平分后的高度处，乳房的突度即为乳房上极突度，通常位于腋前皮肤皱褶上端下方水平；③乳房下极高度：位于术后乳房最大突度点到乳房最下缘的垂直高度；④乳头水平：理想情况下应位于乳房突度最大值处；⑤下极高度：为乳头到乳房最下缘的垂直高度；⑥下极宽度：乳房下极高度 1/2 处乳房轮廓的宽度。根据乳房上极突度和乳房最突点，可将乳房侧面投影面积区分为乳头上乳房面积和乳头下乳房面积，二者比值（BPR）可以体现乳房下垂的程度；乳房上极越饱满，BPR 越大，乳房的外形越"灵动"，这也是大多数乳房美容手术患者的首要目标。此外，Swanson 还引入"下极比率"的概念，评价乳房下极的轮廓（图 1-2）。乳房下极比率为下极宽度 / 下极高度理想的下极比为 1.73，大于 2.0 的乳房看起来呈方形，不够美观。在正面图中，有了下极长度和宽度，并绘制了乳腺中线，就可以构建出乳房轮廓。在侧面图中，通过乳房突度和下极高度，就可以画出乳房轮廓。

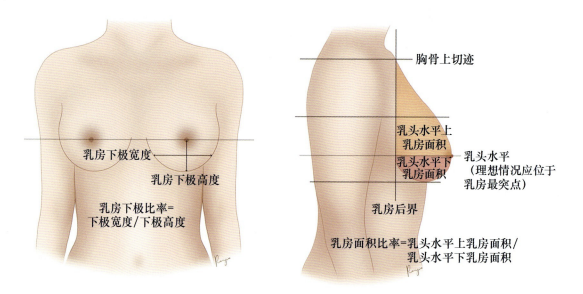

图 1-2　影响乳房美学特征的比率关系

5　理想乳房大小

与其他灵长类动物相比，人类女性乳房的容积明显更大，这可能是进化的结果。乳房大小显然是影响乳房吸引力的因素之一，但更关键的影响因素应该是乳房形态和身体比例的一些关键比率。因此可以说，决定乳房美观的主要因素是乳房形态而非体积，只有与全身相称的乳房尺寸才能满足吸引力标准。在西方文化中，在低体重指数（BMI）和且有低腰臀比约为 0.7，理想的胸腰比约为 1.3，被认为是最理想的女性沙漏样体型。胸围 / 下胸围的比例越大，胸腰比等于臀腰比就越有吸引力。两性对理想乳房大小的认识也存在明显差异。

评价乳房容积满意度和外形的吸引程度最常用的工具是乳房 / 胸部评级量表（breast/chest rating sscale，BCRS）、乳房容积评级量表（breast size rating scale，BSRS）和乳房容积满意度量表（breast size ssatisfaction survery，BSSS）。

乳房 / 胸部评级量表（BCRS）是 Thompson 和 Tantleff 发展起来的一种图形量表，由 5名女性和 5 名男性示意图组成。该量表缺乏心理维度评估，存在局限性。Swami 等人 开发了乳房容积评级量表（BSRS），由 14 张不同的计算机生成的不同大小乳房图像组成，将乳房大小不满意与实际理想体重差异、身体不满意、体重指数（BMI）等信息形成的心理因素相关联。该量表被认为是评估乳房容积满意度的有效工具。Sharif 开发出乳房容积满意度量表（BSSS），采用 16 个计算机生成的具有自然皮肤纹理的乳房三维图像呈现给参与者，参与者被要求选择最准确地描述他们的实际乳房大小的数字和最接近他们理想乳房大小的数字。乳房大小满意度是通过从 16 减去理想尺寸和实际感知尺寸之间的差值的绝对值来计算的，因此较高的值表示更大的乳房大小满意度。其优点是：①使用三维真实图像；②提供了更广泛的乳房大小范围；③统一灰度、仅涉及乳房，减少干扰。

6　乳房体积测量

有许多测量乳房体积的技术，包括排水法、热塑模型测量法、乳房影像学检查、三维扫描等方式。其中三维体表成像主要包括激光扫描、立体摄影和结构光投影，具有成像时间快、重复性好、结果较为准确且无侵袭性的特点，常用于乳房体积计算和对称性评估。近几十年来，三维表面成像技术在世界范围内得到了广泛的应用，是客观监测术后乳腺形态变化的有用工具，将手术医生带入一个与患者沟通、手术计划和结果评估的新水平。目前，3dMD、Axisthree、Canfield、Crisalix、Di3D imaging 均是国际上拥有 3D 表面成像系统最新技术的公司。其中 Canfield 利用被动立体摄影测量的原理；Vectra XT 3D 捕捉数据，利用表面皮肤的云纹来确定并生成 3D 表面图像；Breast Sculpture™ 提供自动乳房测量和模拟隆乳结果。而 Crisalix 是第一个基于网络的三维整形和美容手术模拟器，不提供任何硬件。Crisalix 提供的 3D MAMMO 模拟器用于隆乳和皮肤弹性的设计和生物力学模拟，其目标不在于提供精确的 3D 模型，而是促进医生和患者之间就模拟整形手术的结果进行交互。在进行乳房体积计算时，除了选取一个经过验证的测量软件，另外两个最重要的因素是选取乳房边界指示点和模拟胸壁曲率。在获得三维图像之后，通过标记乳房的边界可以形成乳房丘面。软件通过模拟胸壁曲率，计算封闭的乳房体积。通过建立三维坐标系结合 3D 软件分析。可以测量不同径线的距离并评估乳房的不对称性。MRI 也能获得可靠的容积信息。但其费用昂贵和操作的复杂性，阻碍了这些技术的广泛应用。

美容整形手术曾被认为是艺术性有余而科学性不足。近年来科学诠释整形手术中的"艺术"正逐渐得到重视。人们的审美认知存在差异，但女性乳房美的标准相对恒定，当代观念中乳房在着装和裸露状态下都应是美的，同时还要精微考量解剖、人体测量及心理方面的平衡。设定客观可测量的目标是乳房美容手术的重要组成部分。尽管我们仍然无法完美定义"理想"的乳房形态，但现有的乳房测量指标可以合理应用于各类乳房美容或重建手术，对于分析和评价术后效果也很重要。

手术医生对正常和理想乳房大小和形状的偏好会因医生年龄、执业国家和执业类型存在差异，患者和手术医生对乳房的吸引力和理想形状也有不同理解，同时患者心理与手术成功密切相关。在做手术设计时，首要目标是了解患者对乳房的审美要求，使用客观参数和美学测量方法与患者讨论预期结果，并由此选择合适的手术技术。医生必须能够将理想乳房的观念有效地应用于每一个患者，在解剖局限性中发现手术塑形的可能性，不仅关注乳房大小，还仔细考虑身体的和谐比例，最终获得术后让患者和医生都满意的美的乳房。

李 丹 著

董芮嘉 绘图

参考文献

［1］Penn J. Breast reduction［J］. Br J Plast Surg, 1955, 7(none): 357-371.

［2］Martinovic M E, Blanchet N P. BFACE: A framework for evaluating breast aesthetics［J］. Plastic & Reconstructive Surgery, 2017, 140(2): 287e-295e.

［3］Khan H A, Bayat A. A geometric method for nipple localization［J］. Can J Plast Surg, 2008, 16(1): 45-47.

［4］Hauben D J, Adler N, Silfen R, et al. Breast–Areola–Nipple Proportion［J］. Ann Plast Surg, 2003, 50(5): 510-513.

［5］Jones G E. Bostwick's Plastic and Reconstructive Breast Surgery［M］. NEW YORK: Thieme Medical Publishers, Incorporated, 2020. 49-79.

［6］Branford P M A. Concepts in aesthetic breast dimensions: Analysis of the ideal breast［J］. Journal of Plastic Reconstructive & Aesthetic Surgery, 2012, 65(1): 8-16.

［7］Swanson E. A measurement system for evaluation of shape changes and proportions after cosmetic breast surgery［J］. Plastic and Reconstructive Surgery, 2012, 129(4): 982-992.

［8］Swanson E. A retrospective photometric study of 82 published reports of mastopexy and breast reduction［J］. Plast Reconstr Surg, 2011, 128(6): 1282-1301.

［9］Broer P N, Juran S, Walker M E, et al. Aesthetic breast shape preferences among plastic surgeons［J］. Ann Plast Surg, 2015, 74(6): 639-644.

［10］Swanson E. A Measurement System and Ideal Breast Shape［M］. Springer International Publishing, 2017. 19-32.

［11］Prantl L, Gründl M. Males Prefer a Larger Bust Size in Women Than Females Themselves: An Experimental Study on Female Bodily Attractiveness with Varying Weight, Bust Size, Waist Width, Hip Width, and Leg Length Independently［J］. Aesthetic Plastic Surgery, 2011, 35(5): 693-702.

［12］Sharif S P. Development and Psychometric Evaluation of the Breast Size Satisfaction Scale［J］. International Journal of Health Care Quality Assurance, 2017, 30(4): 717.

［13］Raposio E, Belgrano V, Santi P L, et al. Which is the Ideal Breast Size?［J］. Annals of Plastic Surgery, 2016, 76(3): 340-345.

［14］Thompson J K, Tantleff S. Female and male ratings of upper torso: Actual, ideal, and stereotypical conceptions［J］. Journal of Social Behavior & Personality, 1992, 7(2): 345-354.

［15］Gardner R M, Brown D L. Body image assessment: A review of figural drawing scales［J］. Personality and individual differences, 2010, 48(2): 107-111.

［16］Swami V, Cavelti S, Taylor D, et al. The Breast Size Rating Scale: Development and psychometric evaluation［J］. Body Image, 2015, 14(jun.): 29-38.

［17］Junqueira A C P, Laus M F, Sousa Almeida S, et al. Psychometric properties of the Breast Size Rating Scale (BSRS) in Brazilian university women［J］. Body Image, 2019, 28(34-38).

［18］Zelazniewicz A M, Pawlowski B. Female Breast Size Attractiveness for Men as a Function of Sociosexual Orientation (Restricted vs. Unrestricted)［J］. Archives of Sexual Behavior, 2011, 40(6): 1129-1135.

［19］Yang J, Zhang R, Shen J, et al. The Three-Dimensional Techniques in the Objective Measurement of Breast Aesthetics［J］. Aesthetic Plast Surg, 2015, 39(6): 910-915.

［20］Atiyeh B S, Hayek S N. Numeric Expression of Aesthetics and Beauty［J］. Aesthetic Plastic Surgery, 2008, 32(2): 209-216.

［21］Kim H, Mun G H, Wiraatmadja E S, et al. Preoperative magnetic resonance imaging-based breast volumetry for immediate breast reconstruction［J］. Aesthetic Plast Surg, 2015, 39(3): 369-376.

［22］Hwang K, Park J Y, Hwang S W. A Consideration of Breast Imagery in Art as Depicted through Western Painting［J］. Arch Plast Surg, 2015, 42(2): 226-231.

［23］Liu Y J, Thomson J G. Ideal anthropomorphic values of the female breast: correlation of pluralistic aesthetic evaluations with objective measurements［J］. Ann Plast Surg, 2011, 67(1): 7-11.

［24］Hsia H C, Thomson J G. Differences in breast shape preferences between plastic surgeons and patients seeking breast augmentation［J］. Plastic & Reconstructive Surgery, 2003, 112(1): 312-320.

［25］Xi W, Perdanasari A T, Ong Y, et al. Objective breast volume, shape and surface area assessment: a systematic review of breast measurement methods［J］. Aesthetic Plast Surg, 2014, 38(6): 1116-1130.

［26］Hallfindlay E J. The three breast dimensions: analysis and effecting change［J］. Plastic & Reconstructive Surgery, 2011, 125(6): 1632-1642.

［27］Patel N, Patel N. Numeric Expression of Aesthetics and Beauty［J］. Aesthetic Plastic Surgery, 2008, 32(2): 217-219.

［28］Broer P N, Juran S, Walker M E, et al. Aesthetic Breast Shape Preferences Among Plastic Surgeons［J］. Annals of Plastic Surgery, 2014, 74(6): 639.

第2章

乳房美容外科原则

本章将介绍一些乳房美容外科的原则。遵循这些原则，会让乳房美容手术的决策更加准确，手术操作也会变得更加简单，手术效果更加持久、可控。

1 原理

1.1 乳房的底盘

乳房的位置在胸壁上相对固定。乳房与胸壁之间相对固定的联系，是由乳房下皱襞、胸骨两侧的皮肤纤维连接来实现的。乳房在胸壁的位置因人而异，有些人的乳房位置较高，而另一些人却拥有"低位"的乳房。由于乳房和胸壁之间存在广泛的连接，因此乳房的底盘并不容易通过手术改变。虽然有些术式可以改变乳房底盘的部分边界，但是整个底盘的位置其实并不能被改变（图 2-1 ~ 图 2-4）。

图 2-1 绿色的箭头所示为乳房下皱襞的位置，黑色箭头所示为肘窝横纹。蓝色箭头所示为锁骨至乳房底盘上缘的高度。引入乳房底盘的概念，有助于美容外科医生更好地管理患者对手术的期望值。如果患者能清晰明白自己术前乳房底盘位置偏低，那么她也很容易理解术后乳房底盘位置不会移升至高位。

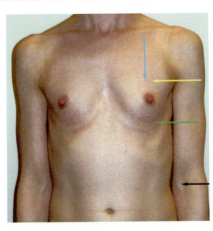
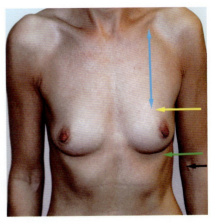

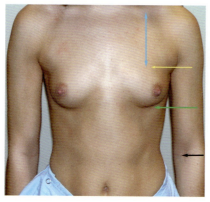
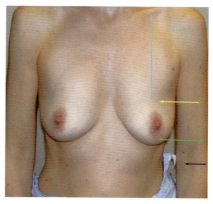

图 2-1　乳房的底盘

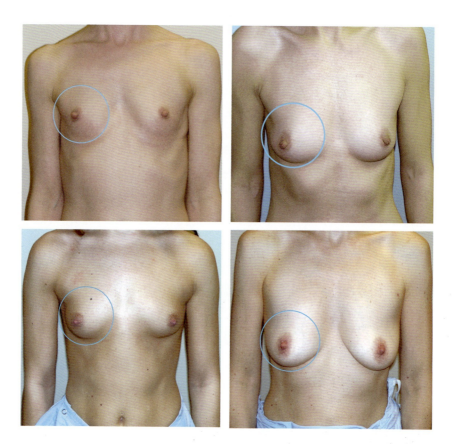

图 2-2　乳房底盘的位置不随手术改变

　　假体隆乳术并不能改变乳头的位置。假体应该以乳头为中心来放置。这就意味着，如果术前患者的乳房底盘较低，那就不要期望隆乳术后乳房底盘可以变得更高。即便在乳房上提＋假体植入术中，乳头的位置和乳房下垂的轮廓都可以被手术改善，但是唯独乳房的底盘位置不会改变。

　　乳房假体应该以乳头为中心设计，其宽度和高度都和乳头位置匹配。图 2-3 示患者的乳头位置靠外，因此乳房假体的放置也应相应靠外。黄色箭头所示为乳房底盘的高度，绿色箭头所示为乳房底盘的宽度。

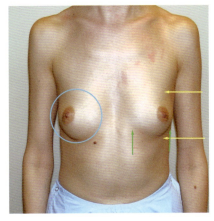

图 2-3　乳房假体应与乳头位置相匹配

　　乳房只是一个外胚层来源的器官，和皮肤的关系更加紧密。它属于胸壁浅层结构被皮肤和筋膜包裹。乳房并非紧紧固定在胸壁上，相反，它和胸壁之间的连接是非常松散的。在乳房的内侧和下方，有致密的皮肤 – 筋膜连接，将其位置固定，但这些结构并非乳房本身的结构。这一点和臀部非常类似，臀部的内侧和下方也有类似的结构。

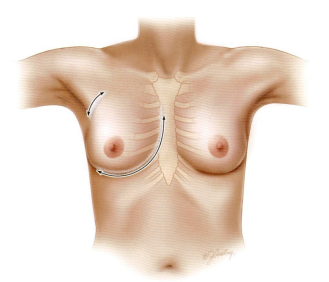
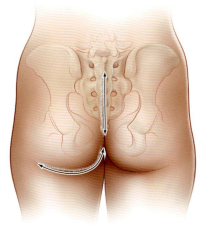

图 2-4　乳房和臀部具有类似的皮肤筋膜连结系统

1.2　乳房三维轮廓

　　评估乳房的轮廓，需要分别评估乳房底盘的二维形状，以及乳房的空间立体结构两个要素。我们前面已经谈到，手术并不能明显改变乳房的底盘位置，但是手术可以改变乳房底盘边界的一些特征。我们只有明确了乳房底盘的边界这个概念，才能清晰了解手术对乳房轮廓的具体改变。

　　外科医生只有明白以下两点，才能在乳房美容外科手术中获得良好、持久、可预测的效果。

■ 首先针对二维平面：手术可以一定程度改变乳房底盘的形状。

■ 然后处理乳房的三维结构：通过对乳腺腺体的塑形，可以改变乳房的形态。

1.2.1 二维平面的处理（乳房底盘）

图 2-5 示乳房底盘的二维平面，包括四个边界。

以下情况显示了通过增加或者去除容量，可以改变乳房底盘的边界。

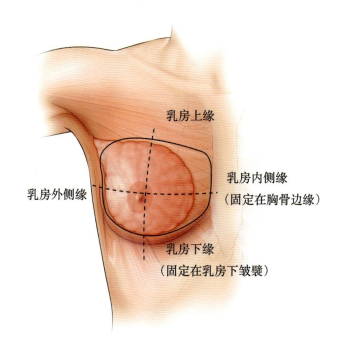

图 2-5 乳房底盘的二维平面

1.2.1.1 乳房上缘

乳房的上缘是胸壁和乳房上极相交的部位。它和乳房下皱襞的结构明显不同，后者具有更明晰的结构。尽管如此，笔者（Hall-Findlay 医生）和 Scott Spear 医生都认为乳房上缘是手术设计时一个较好的标记部位。乳房上缘也是腋前饱满区域向下过渡至乳房上极的交界点。乳房上缘的皮下组织内缺乏皮肤和筋膜间的致密连接，因此该区域皮肤的移动度较大。

植入假体后，乳房上缘必然会上移。如果假体植入在乳腺后层次，和术前相比，乳房上缘将上移 2cm。如果假体植入在胸大肌后层次，则乳房上缘将上移可达 2.5cm。

乳房缩小术不会改变乳房底盘上缘的位置。乳房上提术仅能轻微提高乳房底盘的上缘（图 2-6）。

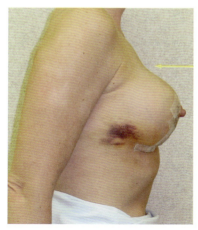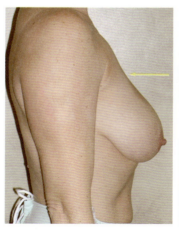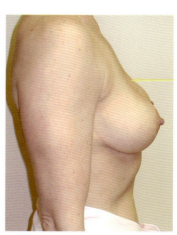

图 2-6　乳房上提术后乳房上缘的位置未改变

在学术会议上经常听到这种说法，将乳腺腺体缝挂在胸大肌筋膜上，会实现乳房悬吊的效果，术后乳房的上极会更加丰满。垂直法乳房缩小术会增加乳房的突度，因此术后乳房上极的饱满度会增加。但是远期来看，乳房上缘的位置并不会发生改变（图 2-6，黄色箭头）。笔者曾经在 77 例手术中做过这种尝试，其中 43 例患者用可吸收线将腺体悬吊在胸肌筋膜上，34 例患者用不可吸收线悬吊。笔者成功地随访了 72 例患者，结果在手术 5 个月后，没有一例患者的乳房上缘发生上移改变（图 2-6，黄色箭头）。如果乳腺组织确实和胸肌筋膜融合生长在一起，患者很可能会因此而感觉到肌肉收缩时的不适，这也是我们通常所说的瘢痕挛缩现象。

1.2.1.2　乳房下缘（乳房下皱襞）

乳房下缘就是乳房下皱襞，它随乳房重量而改变。当乳房重量增加，下皱襞会下移；腺体切除后，下皱襞就会上移。两侧乳房下皱襞的高度并不一定相同。乳房下皱襞的皮肤和筋膜之间存在很多交织的纤维连接，但这并不是解剖学上的韧带结构。

乳房缩小整形术中，如果采用了上蒂技术，手术去除了乳房下极的腺体组织，术后乳房下皱襞通常会上移 1cm。但如果采用了下蒂技术即便乳房的重量有所减轻，下皱襞的位置依然不会有太大变化，仍然停留在原有位置附近。

如果植入乳房假体，术后乳房下皱襞可能会下移 2cm。假体植入层次对于下皱襞下降的影响也不同。乳腺后层次植入假体，下皱襞平均下移 1.7cm；胸大肌后层次植入假体，下皱襞平均下移 2.4cm。

如果在乳房上提术中，同时植入乳房假体，则下皱襞的位置仅会发生轻微改变。这是由于手术中尽管切除了乳房下极的腺体组织，但也增加了假体的重量，二者相互抵消后，重量对于下皱襞的影响可以忽略不计了（图 2-7）。

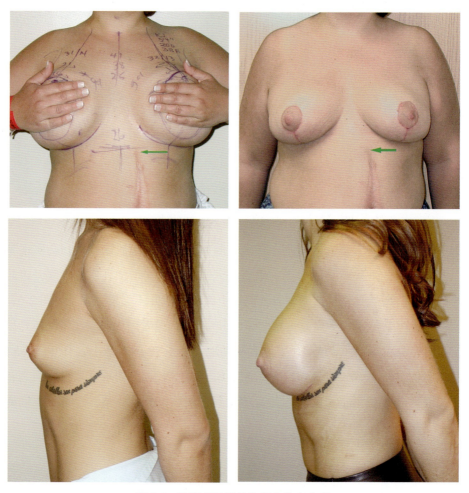

图 2-7　乳房下皱襞的位置会发生改变

　　图 2-7 的患者接受了内侧蒂的垂直法乳房缩小术。术中切除了乳房下极的组织。绿线标记的是腹壁瘢痕的上缘。术后照片显示了乳房减重后，下皱襞上移的程度。术前可见乳房下皱襞位于腹壁瘢痕的上缘水平。但是术后下皱襞的位置明显上移了。这也是为什么在垂直法的设计里，垂直切口的下缘必须高于乳房下皱襞的原因。不这样设计的话，垂直瘢痕将延伸至上腹壁，形成难看的瘢痕。图 2-7 的患者则显示了相反的一种效果：增加重量，会降低下皱襞的位置。手术并未刻意下移下皱襞，但是术后的照片显示假体植入后，乳房下皱襞距离文身更近了。

1.2.1.3　乳房外缘

　　乳房外缘的皮肤也缺乏皮肤 – 筋膜间的致密连接，因此这个部位也是移动度较大。通过改变乳房外侧皮下组织的容量，可以向外或向内移动乳房外缘（图 2-8）。

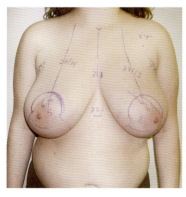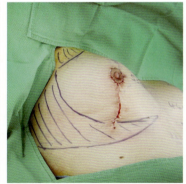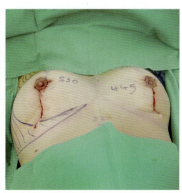

图 2-8　垂直法内侧蒂乳房缩小术内收乳房外缘

通过去除乳房外侧皮下组织的容量（如图 2-8 所示，垂直法内侧蒂乳房缩小术中，通过去除外侧蓝线标识区域的皮下脂肪），可以内收乳房外缘，从而改变乳房的三维形态。当然也可以通过植入乳房假体，实现外扩乳房外缘的目的。

1.2.1.4　乳房内缘

在胸骨区域，存在较多的皮肤 - 筋膜间致密纤维连接，因此乳房内缘的位置相对固定。患者侧卧时，可以看到位于上侧的乳房会垂过同侧胸骨外缘，这时乳房内缘的位置可以清晰显现。乳房内缘的位置，也可以通过去除乳房内侧的组织量，或者植入假体来改变（图 2-9）。

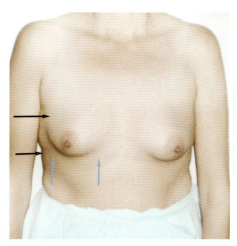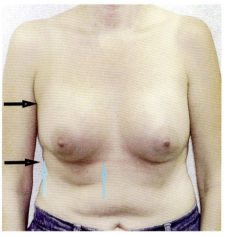

图 2-9　假体植入后，乳房内缘向内扩展

乳房内缘的位置同样可以通过手术方式来改变：植入假体，可以让乳房内缘更加靠近胸骨；去除乳房内侧的组织量，可以增加乳房间距。图 2-9 黑色箭头所示为乳房底盘的垂直高度，植入乳房假体后，该高度可以增加数厘米（乳房上缘会上移、乳房下缘会下移）。蓝

色箭头所示为乳房底盘的宽度，植入乳房假体后乳房的内缘会内移，而乳房的外缘会相应外移。

1.2.2　乳房的三维形态

我们谈论乳房的三维形态，都是基于乳房基底而言的。如果乳房的腺体垂过了乳房下皱襞水平，就是所谓的"腺性下垂"。如果乳头的位置低于乳房突出最高点的水平，就形成了"乳头下垂"，这种情况和乳房下皱襞的位置可以无关。"假性下垂"的概念，仅用在乳房下皱襞因扩张而下移的情况（图 2-10）。

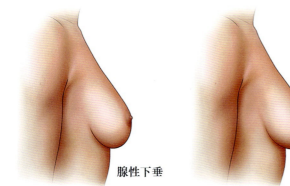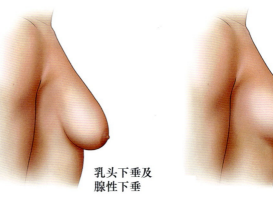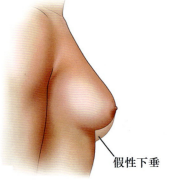

腺性下垂　　　　乳头下垂及　　　　假性下垂
　　　　　　　　腺性下垂

图 2-10　乳房的下垂分类

对于不同的个体，乳房的形态和大小存在较大差异。对乳房美容外科医生而言，一个简单的手术策略就是：组织量缺乏的部位，我们做加法；组织量多的部位，我们可以做减法。

在乳房缩小术中，乳房下方和外侧组织量过多，我们通过手术将多余的组织切除。乳房上提术中，我们通常会切除下极的腺体，因为这部分腺体让乳房下极的皮肤长期牵张后，失去了足够的支撑力，是乳房下垂的罪魁祸首。轻微下垂但容量不够的乳房，我们可以植入乳房假体，恢复乳房体积。但如果乳房的形状已经变形，我们通常会通过乳房上提－假体植入手术，同时矫正乳房的下垂和容积欠缺问题。在乳房上提－假体植入手术中，我们充分应用了"劫富济贫"的原则：在乳房组织量多的下极和外侧，可以切除组织做减法；在乳房上极，需要用假体做加法。

乳房三维形状，是在二维底盘的基础上构建起来的。（图 2-11）。乳房三维形状可以位于乳房底盘之内，如图 2-11A。也可以悬垂于乳房底盘之外，如图 2-11B。悬垂的程度，取决于乳房的大小、形状以及乳房下皱襞的位置。黄色箭头所示为乳房上缘，对乳房的形状具有重要的影响作用。而乳房下皱襞的位置对形状的影响却很轻微。乳房下皱襞可高可低，对于乳房的形状没有太大的影响。

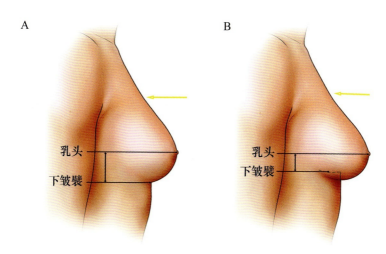

A　　　　　　　　B

乳头
下皱襞

图 2-11　乳房的三维形态和底盘的关系

1.3　乳房缩小术

这个世上并没有适用于所有医生的万能术式。对于任何一个乳房美容外科医生而言，他能发挥得最好的术式即为最佳术式。以下原则仅适用于上蒂技术。对于皮肤质量和弹性俱佳的患者，一些医生用下蒂技术也能获得极佳的效果。但是笔者认为，下蒂技术将宝贵的乳房上极组织切除，而保留了本来就富余的下极组织，可能会产生新的问题。

我们必须认识到，为了获得长期可靠的手术效果，应该切除已经过量堆积的乳腺组织。哪里才是过量堆积的乳腺组织呢？它们就是位于 Wise 切口下方的组织。虽然 Robert 医生的 Wise 切口设计初衷是形成一个皮肤乳罩，但是这个理念同样适用于腺体塑形技术，这个部位的腺体组织切除后，通过腺体断端的缝合，可以改善乳房的形态，并形成没有张力的乳房切口（图 2-12）。

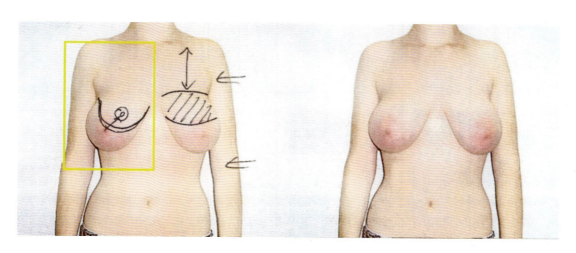

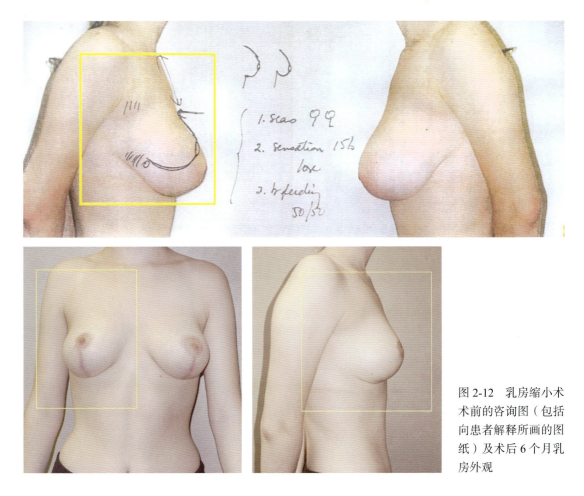

图 2-12　乳房缩小术术前的咨询图（包括向患者解释所画的图纸）及术后 6 个月乳房外观

对于乳房美容外科医生来讲，乳房缩小术中最关键的一点就是要认识到手术并不能改变乳房上缘。手术可以去除乳房下方和外侧富余的组织，可以改善乳房下垂的外观，但是对于乳房底盘的改变却是微乎其微。图 2-12 黄框显示的是术前、术后乳房上缘几乎没有改变。

1.4　乳房上提术

很多医生尝试通过切除乳房皮肤，来收紧乳房的轮廓。"皮肤乳罩"的方法最终都会失败。在乳房上提术中，需要用到乳房缩小术的原理，将乳房下方多余的腺体组织去除（图 2-13、图 2-14）。

乳房上提术中，笔者尝试过很多种腺体塑形的方法。目前认为最佳的方法是 Liacyr Ribeiro 法（图 2-13）。这种方法采用上蒂技术，并将乳房下极腺体瓣转移至乳房上部，以此来矫正乳房下垂。乳头乳晕的血供来源于上蒂，而上蒂则依靠乳房浅层组织供血。乳房下极瓣的血供和下蒂相同，都是来自于肋间动脉的分支。在不损伤腺体瓣基底血供的前提下，可以将下极瓣周围的皮肤和腺体彻底离断。下极瓣和下皱襞之间也可以做充分松解，而不影响组织瓣的血运。

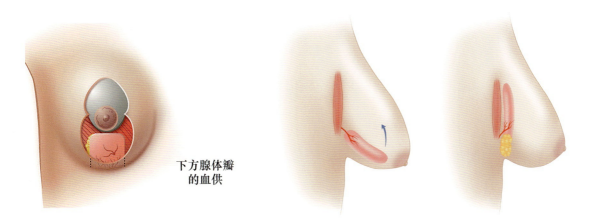

下方腺体瓣
的血供

图 2-13 Liacyr Ribeiro 法手术原理

　　图 2-14 示患者接受了采用 Ribeiro 下极瓣技术的乳房上提术，术中游离了乳房下极瓣，并将其转移至乳房上部。图 2-14 为术后 1 年外观。黑色箭头所示为乳房上缘和肘窝横纹。

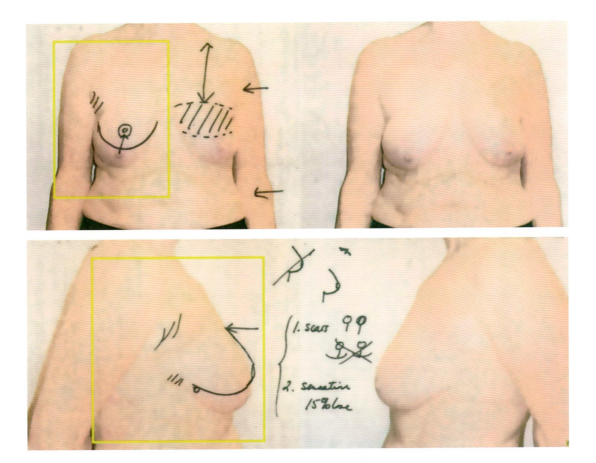

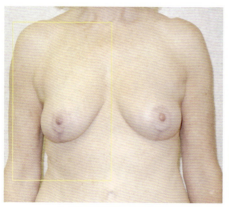
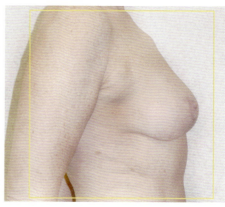

图 2-14　Ribeiro 法乳房上提术

1.5　隆乳术

患者接受了盐水假体隆乳术，图 2-15 A-B 可见术前和术后乳房的形态基本对称。但不幸的是，术后 7 年出现右侧乳房假体渗漏。通过对比可以看到假体对于乳房形态的改变：假体植入后，乳房上缘抬高了 2cm，胸乳线也延长了；乳房因假体植入而出现腺性下垂的外观。注意图 2-15E 中，可见去除假体因素后，乳房形态及位置恢复至术前水平。浅蓝色箭头标记乳房上缘至锁骨的距离；黄色箭头标记乳房的上缘；深蓝色箭头标记乳房最低点，可见左侧乳房因假体植入而显现腺性下垂；粉色箭头为乳头水平。

此患者接受 210g 圆形光面硅凝胶假体植入术后 6 个月。图 2-16A、图 2-16C 为术前，图 2-16B、图 2-16D 为术后。可见和术前相比，术后乳房上缘在上移了 2cm，胸乳线变长，乳房下缘也相应下移。黑色箭头所示为肘窝横纹，黄色箭头为乳房上缘，蓝色箭头为乳房轮廓最低点。

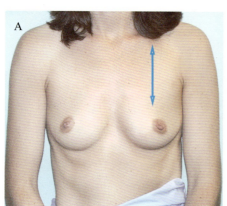
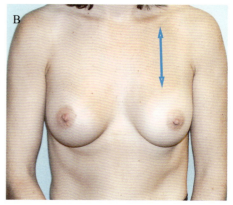

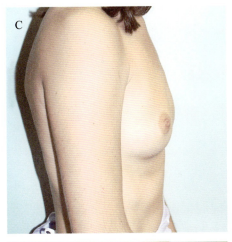

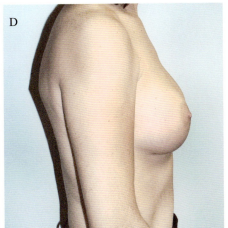

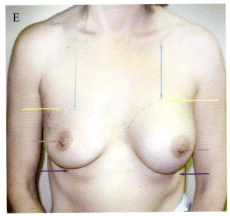

图 2-15　盐水假体隆乳术前、术后对比

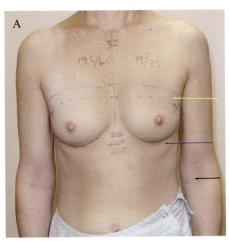

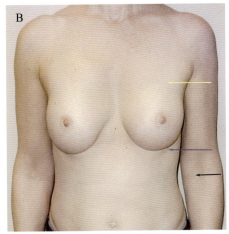

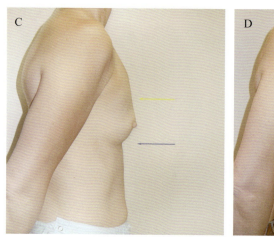
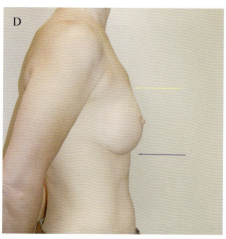

图 2-16　硅凝胶假体植入术前、术后对比

1.6　乳房上提－假体植入术

图 2-17 所示是一例接受乳房上提－假体植入术的患者对比照片。在术前咨询时，我们在侧位照片上用草图模拟了单独应用假体植入和乳房上提－假体植入术两种方法的术后效果。两种式式都会上移乳房的上缘，大约 2cm。如果仅有假体植入，乳房假体植入的位置是以现有乳头位置为中心。如果选择乳房上提－假体植入术式，乳头会一定程度上移，假体将以新乳头为中心植入。

如果选择了乳房上提－假体植入术式，我们必须清楚这种情况下，我们是无法形成下蒂组织瓣的。这是因为假体植入后，所有来源于基底的血供都被破坏了，下蒂组织瓣不可能再形成了。如图 2-18，乳房上缘（黄色箭头）升高，腺性下垂需要切除多余的腺体（加减法）。粉色箭头提示新乳头的理想标记点。医生应当清楚，假体植入后，不仅乳房的上缘会上移，乳头也会相应轻度上移。黑色箭头标记了肘窝横纹的位置。在多数乳房上提－假

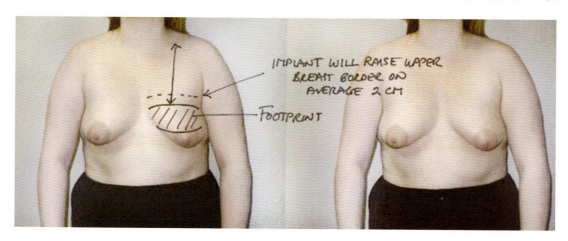

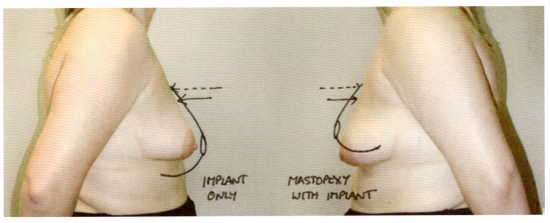

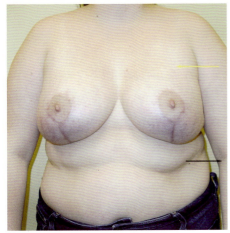

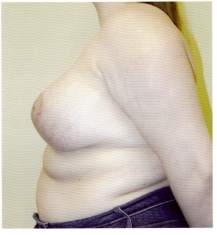

图 2-17　乳房上提 – 假体植入术前、术后对比

体植入术中，乳房的最低点仅会轻度升高。如果没有切除腺性下垂的组织的话，乳房的最低点通常会下降。

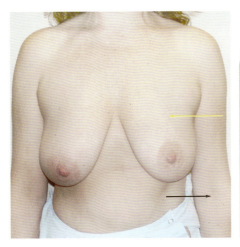

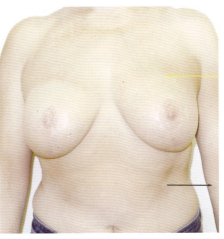

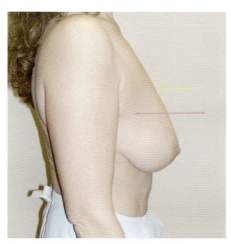
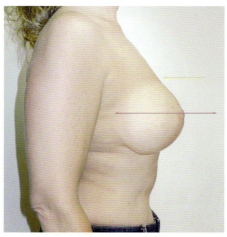

图 2-18　乳房上提－假体植入术前、术后对比

　　这组照片（图 2-19）重点展示术前模拟不同术式的效果。图 2-19C：如果仅有假体植入的术后效果。图 2-19D：如果植入更大的假体，乳房将会更垂。同时这张图也勾勒了同时施行乳房上提术和假体植入术的效果。只有术者清晰明白各种手术的效果，我们才可以有效管理患者的各种手术预期。

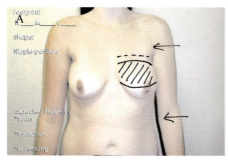
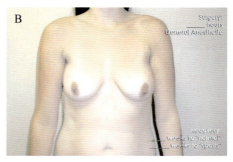
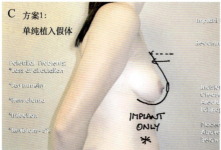
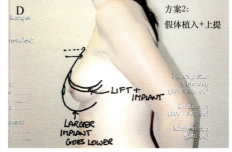

图 2-19　术前沟通时绘制不同术式的效果

2　原则

2.1　重量

乳房美容外科手术的一个简单逻辑就是"劫富济贫"，在希望乳房丰满的部位增加容量，在乳房容量过多的部位则减少容量。只有在外科医生搞清楚重量是如何影响了乳房形态的前提下，乳房美容手术的效果才会变得可以预期和规划。

2.1.1　单纯吸脂的乳房缩小术

该患者仅接受了吸脂术（图 2-20）。没有切除任何皮肤。可以看到，乳房减重后，乳头（粉色箭头）和下皱襞的位置都得以提升。黑色箭头为肘窝横纹的位置。

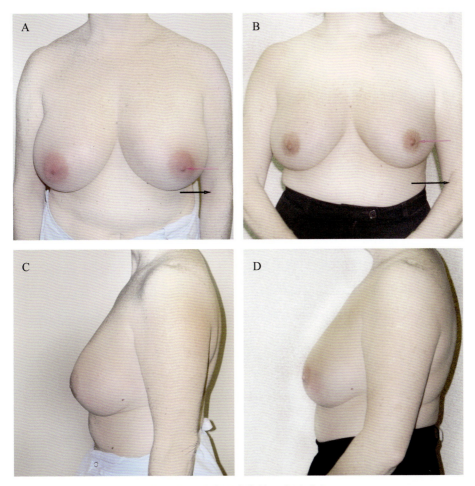

图 2-20　乳房吸脂术前、术后对比

这例患者接受了左侧乳房的吸脂术（图 2-21）。术后照片（图 2-21B）可以看到不仅左乳容积缩小，左侧乳头位置提升（粉色箭头），左侧乳房下垂的外观也明显改善（蓝色箭头）。黑色箭头为肘窝横纹的位置。

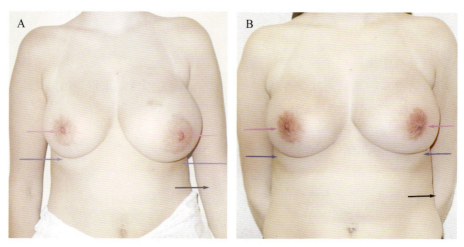

图 2-21　左侧乳房吸脂术前、术后对比

2.1.2　仅切除腺体的乳房缩小术

　　对于图 2-22A、图 2-22C 的这位 17 岁女孩，笔者采用了一种极少采用的技术：通过下皱襞切口，完成了所有的乳腺切除操作，而乳房皮肤没有做任何切除。整个手术在光源拉钩的帮助下完成，手术过程类似乳腺后假体隆乳术。如果将乳腺组织看成是图 2-22E 所示的儿童套圈玩具，那么手术中去除的腺体组织，相当于最下方那两个圆圈。而乳晕后方那部分腺体，就像套圈玩具中央那根柱子一样，是整个结构支撑的主要结构，因此手术中完整地保留了此结构以避免乳头乳晕结构的坍塌。当然这种切除方法其实技术上是非常困难的。术后（图 2-22B、图 2-22D）我们可以看到整个乳房和乳头都得到了明显提升，当然乳房上缘并没有改变。黑色箭头标记了肘窝横纹，粉色箭头标记了乳头的位置，蓝色箭头标记了乳房下缘水平，黄色箭头标记了乳房上缘。

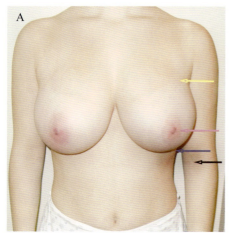 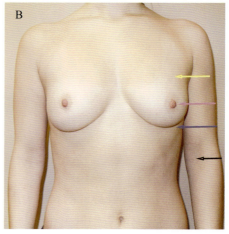

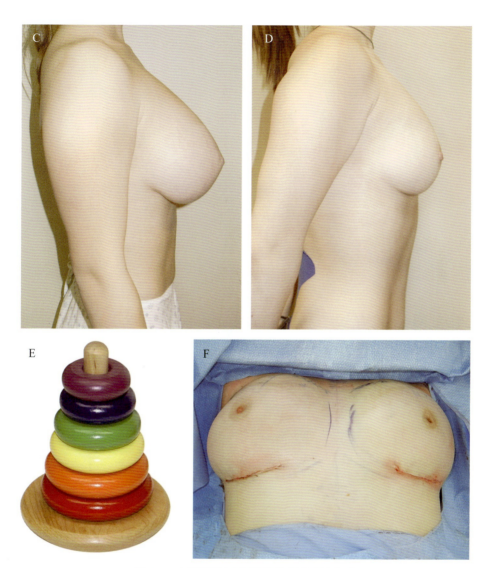

图 2-22　下皱襞切口切除腺体的乳房缩小术

2.1.3　假体的重量

　　这位患者曾接受过环乳晕切口乳房上提及胸大肌后假体植入隆乳术。她对于目前的外形很不满意。由于笔者本人也不清楚她术前究竟会是什么样子，因此建议她先将盐水假体里的水抽出来，看看乳房会是什么样子。图 2-23B 显示假体取出后的乳房外形变形，可以看到乳房下缘（蓝色箭头）和乳头（粉色箭头）都得到了提升，乳房上缘（黄色箭头）也较前下降了。反过来，如果我们只看术前照片（图 2-23A），我们能够准确预测假体植入后乳房会发生什么样的改变吗？

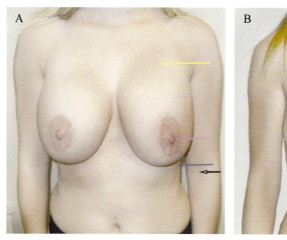
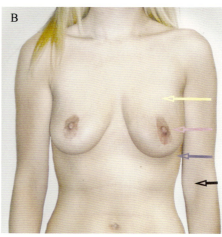

图 2-23　假体取出术前、术后对比

2.1.4　乳房下极的减重

　　乳房下极的减重，一般可以提升乳房下皱襞的高度。这个原理可以用于再次乳房缩小术。

　　这位患者曾经接受了下蒂法乳房缩小术，但现在乳房又出现下垂。鉴于她的情况并不需要提升乳头的位置，笔者采用了单纯去除下极组织的方法（图 2-24）。很多医生可能会积

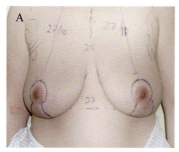
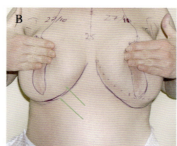
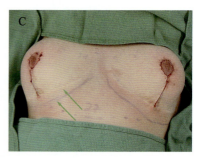
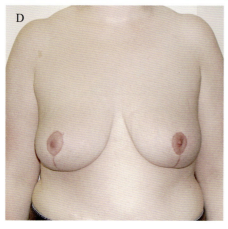
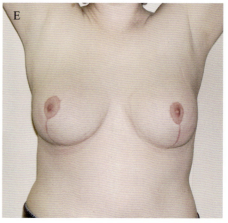

图 2-24　切除下极组织的乳房减重术前、术后对比

极地设计倒 T 形切口处理这个问题，但是 T 形切口反倒会将乳房下皱襞向下牵拉。逻辑是：即便不做乳房下皱襞的水平切口，只要充分切除原有乳房下皱襞瘢痕下方的组织（就前面所提到的乳房假性下垂的概念里，移行到乳房原有下皱襞下方的腺体成分是导致假性下垂的直接原因），减重效应就会让下皱襞重（绿色箭头）新回到原来的位置。这种复位，不需要任何缝线的辅助。当然，如果植入假体则另论。植入假体后，需要在下皱襞处缝合加固，才可以有效避免乳房下极的扩张下移。

　　乳房再次缩小术可以通过切除下极的组织而实现。将第一次手术中的"下蒂"部分切除，可以有效改善腺性下垂，并将乳房下皱襞的位置提升到第一次术后的水平。乳房下皱襞的皮肤不需要做任何切除，图 2-25B 中的乳房下极 AB 段就会自然贴服到胸壁上。这就是在二次乳房缩小术中，单纯减重可以提升乳房下皱襞的神奇力量！

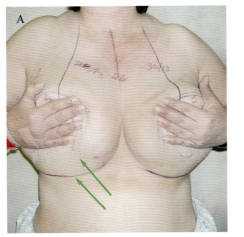
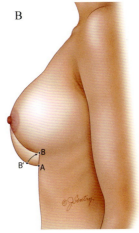

图 2-25　切除下蒂的乳房二次缩小术

　　这例患者是垂直法乳房缩小术后出现了乳房腺性下垂的表现（图 2-26）。当然这是笔者刚开始做垂直法乳房整形术时并不成功的一个案例。针对这例患者，发现下移乳头的位置

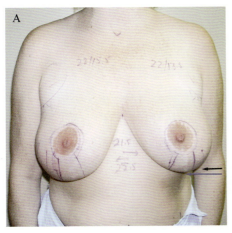
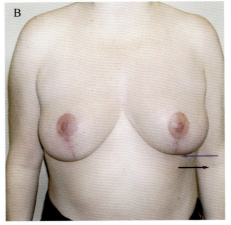

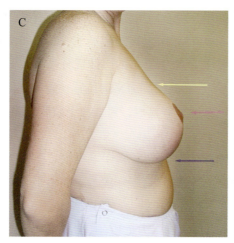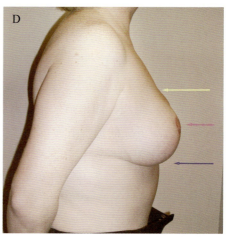

图 2-26　垂直法乳房缩小术后出现乳房腺性下垂

（粉色箭头）非常困难，因此策略是切除更多的乳腺组织，让乳房的轮廓来适应乳头的位置。概念上需要明确，这并不是假性下垂，而是由于腺体切除不够导致的腺性下垂。最终通过切除乳房下极富余的腺体组织，提升乳房下皱襞的位置，改善乳房下极的轮廓，最终让乳头重新回归到乳房中央区域，从而改善了乳房轮廓。

2.2　下垂

我们一提到"下垂"，往往会不自觉想到 Paule Regnault 的下垂分度系统。这是一种依靠乳头和乳房下皱襞相对关系而形成的下垂分类方法。但在实践中，我们发现这种分类方法有其局限性，应该区分乳头和乳腺的下垂，并分别对待。

■　乳头下垂：乳头低于其在乳房轮廓上的理想位置，与是否存在腺性下垂或假性下垂无关。乳头下垂与乳房下皱襞的位置也无关。

■　腺性下垂：乳房下极腺体堆积过多，乳房失去了理想的轮廓。与乳房下皱襞的位置无关。

■　假性下垂：乳房下皱襞发生了扩张下移。通常在乳房下极过重时发生（例如下蒂法乳房缩小术，或者植入较大乳房假体时）。

图 2-27A 的患者存在乳头下垂（粉色箭头），当然她也有腺性下垂。乳房下皱襞的位置对于治疗方案没有任何意义，只需要矫正她这两种下垂。图 2-27B 显示的患者曾接受了皮肤上提术（仅切除了皮肤），但是看起来并没有奏效。从现在的照片来看，她又出现了腺性下垂的表现。这位患者的乳头基本对称，如果仅根据 Regnault 的系统，我们无法制定有意义的手术计划。这例患者的乳头位置其实并不重要，她需要解决腺性下垂的问题。图 2-27C 中的患者则是假性下垂。黄色箭头是乳房上缘。因为下乳房下极的扩张下移，导致乳房的形态变得不美观（绿色箭头为原有下皱襞瘢痕和被扩张下移后新的下皱襞）。

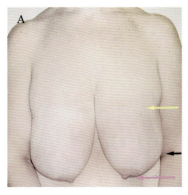
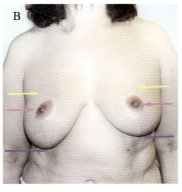
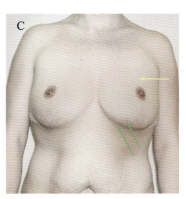

图 2-27　不同类型乳房下垂的表现

图 2-28 所示患者并没有乳头下垂。她的乳头位置偏外，但是和乳房的形状还是非常匹配的。患者希望能拥有一个更小的乳房。手术方案的设计需要考虑到两个因素：乳房腺性下垂和乳房底盘的位置偏低。如果在手术方案里，首先致力于对乳房底盘做出一点改变，然后再将乳头的位置和新的底盘匹配，我们就会获得一个满意的乳房形态。乳房上极位置偏低（黄色箭头），如果单纯通过乳房缩小术并不能实现上移的目的。

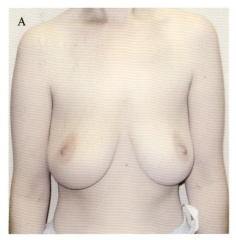
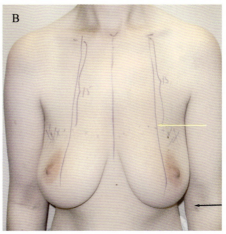

图 2-28　乳房腺性下垂

2.3　皮肤

很多乳房美容外科手术都依赖皮肤的张力来维持乳房的外形。但这种效果，只有在皮肤弹性和质量都俱佳的时候，才会奏效。对于一个乳房肥大而出现腺性下垂的患者，如果她的皮肤弹性非常好，采用下蒂技术可以获得非常漂亮的手术效果。但如果患者的皮肤质量很差，那么这种效果并不会持续多久，在重力作用下乳房还会出现再次下垂。

2.3.1　复发性腺性下垂

这例患者为乳房上提术后 6 年（图 2-29）。右侧乳房采用了下蒂技术，左侧采用了垂直法技术。现在可以看到，右侧乳房尽管采用了真皮瓣固定的技术，但是现在看来是徒劳的，出现了复发性腺性下垂。而左侧乳房采用了垂直法，切除了下极的腺体，手术效果可以维持长久。乳房形态的长期稳定塑形，来自于对腺体的塑形，而非皮肤的塑形。在乳房美容手术中，有些美容外科医生通过去除大量皮肤的方法，让乳房形态变得好看，这种方法其实并不可靠。

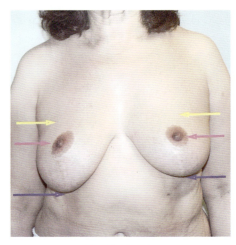

图 2-29　乳房上提术后复发腺性下垂

2.3.2　皮肤的自然塑形

垂直法乳房缩小术中，我们采用上蒂法的一个重要原因就是它可以提供稳定的腺体塑形技术。图 2-30 中画线区域是吸脂区域，这部分的皮肤我们并不需要切除。当腺体塑形完成后，皮肤会自然适应腺体的形状。

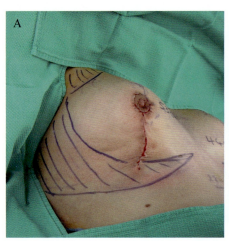 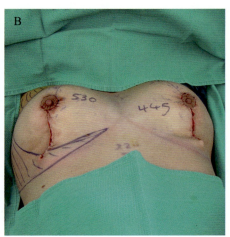

图 2-30　上蒂垂直法乳房缩小术

2.3.3　下极的膨隆往往是皮下组织太多，而不是皮肤太多

很显然，图 2-31A 中这位患者是需要再次手术修复的。瘢痕明显是一个因素（这也是笔者早期不成功的案例之一），但更主要的是双侧乳房外下部位的组织膨隆。很多医生会指出这个患者其实更适合倒 T 形切口。但是看一下修复的效果（图 2-31D），虽然右侧修复术

后仍有些不满意，但是左侧修复的效果还是理想的。左侧的修复仅通过一个皮下 1cm 的切口实现（图 2-31B、图 2-31C）。因为笔者认为形成这个问题的关键是皮下组织太多，而并非皮肤的堆积。

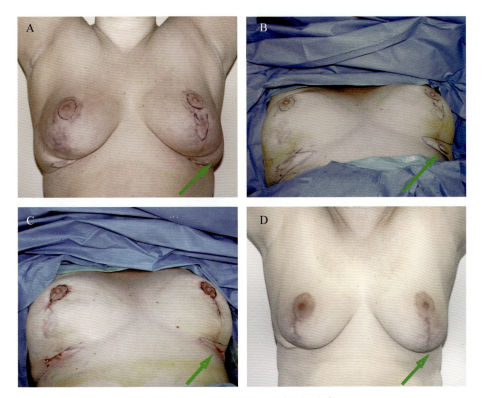

图 2-31　皮下组织堆积导致下极膨隆

2.4　W 形模板

1956 年，Robert Wise 医生发表了一篇文章，提出了皮肤乳罩的概念。他设计的这种乳罩可以在桌面上展平，也可以卷起来形成一个乳房立体形状。这就是后来著名的倒 T 形设计，或者说 W 形设计。他将这种设计理念应用在了乳房缩小术中（但实际上他并没有在下蒂技术中尝试过）。

2.4.1　实际的 Wise 模板设计

实际应用中，我们会用 X 线胶片来制作模板（图 2-32）。根据乳房的实际情况设计左图的模板，然后对拢两个断面，可以形成一个锥体的立体形状。

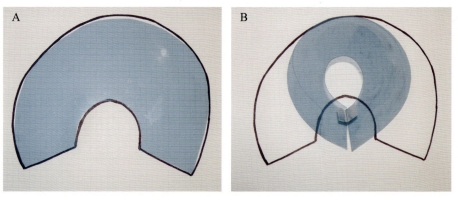

图 2-32　用 X 线胶片设计的 W 形模板

2.4.2　Wise 模板在乳房手术设计中的应用

　　在乳房美容手术的设计时，我们应用 Wise 模板应该着眼于乳腺的塑形效果，而不是皮肤乳罩的设计（图 2-33）。所有 Wise 模板之外区域的腺体和皮下组织都应该去除，这样腺体断端无张力对合后，就会形成一个新的乳房形态。由于我们并没有切除太多皮肤，因此皮肤的张力不会很大。

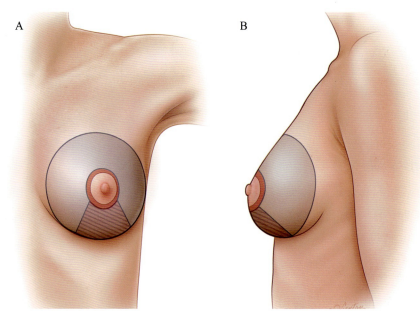

图 2-33　Wise 模板在乳房手术设计中的应用

2.4.3　乳房缩小术中的应用

　　我们并不会像图 2-33 所示一样，在术中使用 Wise 模板。但这组照片可以帮助我们理解这个手术的原理（图 2-34）。在画线区域里，已经将腺体和皮下脂肪切除——在所有 Wise 模板之外的部位，切除了所有多余的组织。

　　Wise 模板真正的含义是指所有需要保留的腺体，而不仅仅是通常所理解的一种皮肤缝合模式。

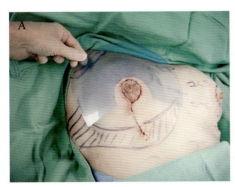
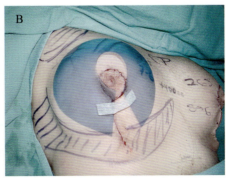

图 2-34　应用 Wise 模板模拟手术效果

2.5　垂直切口的楔形切除原则

　　按照 W 形模板操作，我们很容易遵循垂直切口的楔形切除原则。在乳房缩小术中，我们按照这个方法切除乳房下极楔形腺体；在乳房上提术中，我们可以转移这部分组织；在乳房上提 - 假体同期植入术中，我们通常会选择切除这部分组织。

　　切除乳房下极多余的组织，是控制乳房腺性下垂的一个关键（图 2-35）。

　　如果不切除或者转移乳房下极的腺体组织，乳房下垂很有可能会复发。

　　腺性下垂就是乳房下极组织量过多。它可能和腺体容量有关，但是更直观的表现是乳房下极出现了悬垂的外观。医生可以通过对患者侧位相的

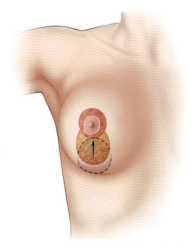

图 2-35　切除乳房下极多余的组织

观察，构思理想的乳房形态及手术策略。一般在腺体塑形完成之后，最后确定乳头的位置（图 2-36）。

　　这是一例乳房缩小手术中分离下方腺体的情况，我们可以看到乳房下方楔形腺体的血供来源（图 2-37）。从第 4 肋间、紧邻第 5 肋上缘，可见胸壁发出穿支血管，大约位于乳房中线内侧的部位进入腺体深面。

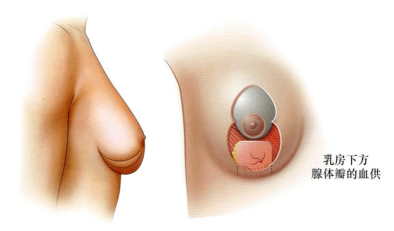

乳房下方
腺体瓣的血供

图 2-36　腺体塑形完成后可确定乳头的位置

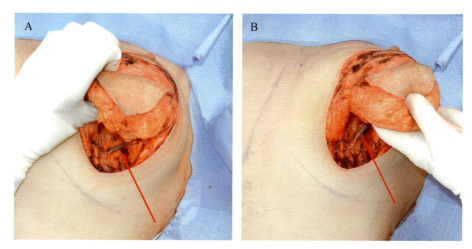

图 2-37　胸壁的穿支血管供应乳房下方腺体

在做自体组织瓣转移时，我们一般不做这种分离。我们会将这部分楔形组织去表皮，游离楔形组织的周缘，将其向上转移填充在上方蒂部的深面。我们会用缝线将其暂时固定在胸肌筋膜上，待组织愈合后，将形成对乳房的填充。

在不同的术式中，我们会灵活处理这部分楔形组织。乳房缩小术中，我们会切除它；乳房上提术中，我们会转移它。如果同时植入假体，不论假体植入在哪个层次，乳房下极的楔形组织瓣的血供将不再可靠，因此此时只能将其切除。

2.6　乳房血管和神经

乳房是一种皮肤器官，在乳头处和皮肤紧密相连。它可以在胸壁上相对自由的移动，仅在乳房下皱襞和胸骨外缘处，有致密的皮肤－筋膜间连接而相对固定。乳房的血供大多数位于皮下浅层（图 2-38）。在第 4 肋间、乳房中线内侧，有穿支血管穿过肋间肌、胸肌筋膜，形成唯一一支穿过腺体实质、支配乳头区域的血管。这支血管的外侧，可能还有一些细小的分支，它们一起被筋膜包裹，形成 Elisabeth Wuringer 中隔。支配乳腺腺体的血供肯定还有其他来源的，但是穿越腺体支配乳头的，仅此一支。这支动脉连同伴行静脉，形成了下蒂、中央蒂、垂直切口楔形组织瓣等共同的血供来源。当然下蒂还可能会有从下皱襞来源的浅表皮下血管。

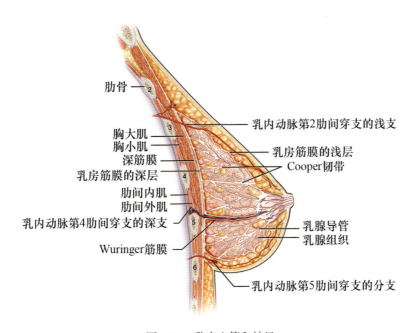

图 2-38　乳房血管和神经

图 2-39 示第 4 肋间、第 5 肋上缘，从肋间肌内发出的动、静脉血管。绿色箭头为乳房下皱襞，粉色箭头为乳头，蓝色箭头为第 5 肋骨，黄色箭头为胸大肌，黑色箭头为肋间肌。

乳房的血供主要来源于胸廓内血管的分支（图 2-40）。上蒂技术里，第 2 肋间穿支的降支成为主要血供。中央蒂技术中，第 4 肋间穿支是主要血供。该血管也是下蒂技术的主要血液供应来源。当然下蒂组织瓣还可获得来源于下皱襞的皮下浅表血供。外侧蒂技术中，胸外侧动脉的分支形成主要血供。

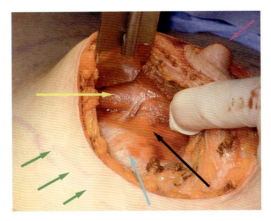

图 1-39　乳房内动静脉第 4 深穿支

内侧蒂技术是依靠第 3 肋的胸廓内动脉穿支供血（图 2-41）。内上蒂技术可以依赖两套血供，分别来自第 2、第 3 肋的胸廓内动脉穿支。

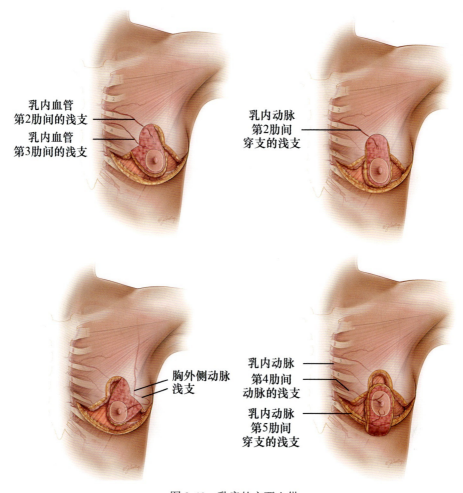

图 2-40　乳房的主要血供

乳内血管
第2肋间的浅支

乳内血管
第3肋间的浅支

乳内动脉
第2肋间
穿支的浅支

胸外侧动脉
浅支

乳内动脉
第4肋间
动脉的浅支

乳内动脉
第5肋间
穿支的浅支

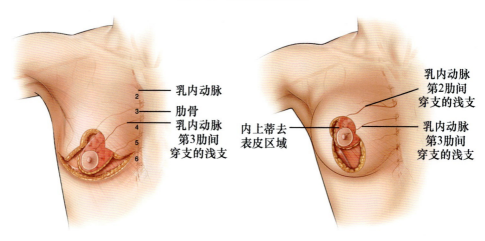

乳内动脉

肋骨

乳内动脉
第3肋间
穿支的浅支

乳内动脉
第2肋间
穿支的浅支

内上蒂去
表皮区域

乳内动脉
第3肋间
穿支的浅支

图 2-41　内侧蒂的血供来源

　　笔者最早提出了内侧蒂技术，这种技术后来被一些医生描述为内上蒂技术，因为蒂部设计在站立位时，显得来自乳房的内上方。当操作内侧蒂乳房缩小术时，笔者往往会离断来自第 2 肋间的血管，如图中血管钳钳夹的血管（图 2-42）。这个血管的血供非常充沛，因此现在经常会保留它。要明确的是，内侧蒂技术的血供来源于第 3 肋间；而内上蒂技术的血供来源于第 2 和第 3 肋间两组血管。

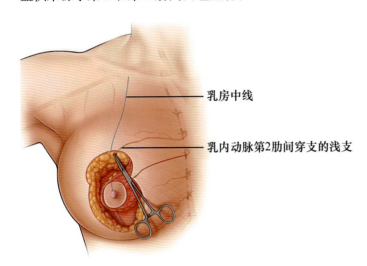

乳房中线

乳内动脉第2肋间穿支的浅支

图 1-42　第 2 肋间穿支的血供
根据乳房内侧蒂法缩小术的经验，在乳房中线附近，外科医生经常会离断来自第 2 肋间乳内动脉穿支血管的降支，该血管断端会喷涌出血，提示其血供非常充沛。

如果在内上蒂技术中，乳头乳晕瓣的旋转存在困难，我们也可以修薄乳头乳晕深面的腺体，因为在这个部位并没有血管从腺体里进入到乳头。

这个巨乳患者两侧胸乳线分别为 42cm、43cm，每侧切除了大约 2kg 的腺体。笔者设计了一个很长的内上蒂，图 2-43 中可以看到笔者将内上蒂修剪很薄，这是因为蒂部的动脉血供一般距离皮肤不会超过 2cm。最后一张图里展示了这个薄蒂，乳头乳晕的血供没有任何影响。

乳头乳晕的神经支配主要来自第 4 肋间神经的外侧分支，但是内侧也可以提供良好的神经支配（表 2-1）。

表 2-1　不同蒂部乳房上提技术术后乳头感觉完全恢复的情况

蒂部类型	单侧乳房随访数量	远期乳头乳晕感觉恢复正常率
上蒂	58	67%
外侧蒂	147	75%
内侧蒂	1206	85%

在笔者的经验里，接受内侧蒂技术的患者，大约 85% 最终都可以恢复满意的乳头乳晕感觉，这一点让我非常意外；外侧蒂技术中，这个数字大约为 75%。上蒂技术术后乳头乳晕感觉恢复的满意情况是最差的。

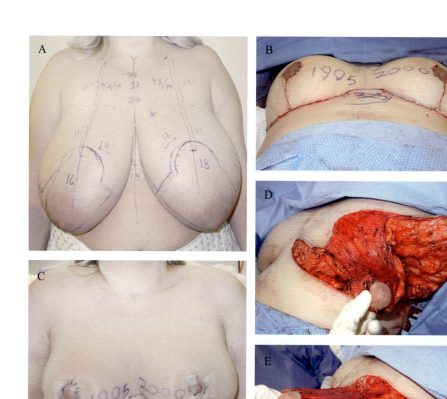

图 2-43　内上蒂乳房缩小术

3　乳头的位置和乳房底盘

　　理想的乳头位置当然和患者的体形特点相关。但对于中等身材的女性，新乳头的位置也可以标定为乳房上缘下 8~10cm，同时也距离胸骨中线 8~10cm（直线距离，而非曲线距离）。图 2-44 示左侧腺性下垂的乳房，虚线以下部分乳腺组织需要切除或者转移。

　　当看到本图中术前照片时（图 2-45），很明显这位患者的乳房底盘位置很低。黄色箭头为乳房上缘，红色为理想的乳头定位点。很多医生认为他们可以将乳房"推挤"到胸壁上部，因此可以将乳头的位置设计得更高，但其实这是不可能的。从患者术后照片看来，乳房的上缘其实并未发生改变。这位患者的乳头位置设计和术后的形态非常匹配。

　　这个患者情况则相反，术前这位患者的乳房底盘位置非常高（图 2-46），她术后的效果显得非常好。我们可以看到，术后她的乳房上缘位置并未发生改变。手术并未能改变乳房底盘的位置。

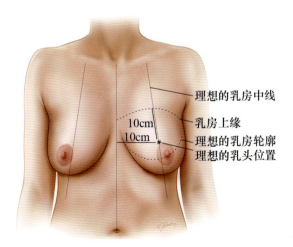

理想的乳房中线

乳房上缘

理想的乳房轮廓

理想的乳头位置

10cm
10cm

图 2-44 理想的乳头位置

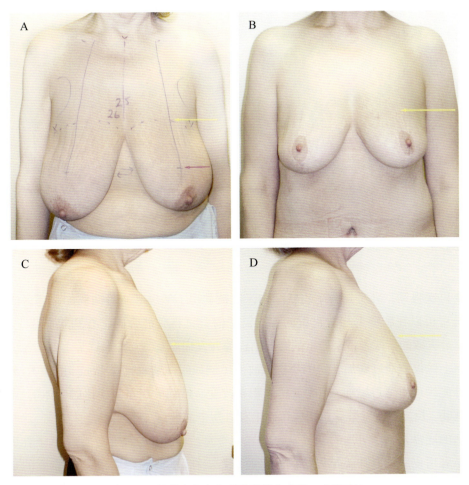

图 2-45 低乳房底盘患者乳房缩小术前、术后对比

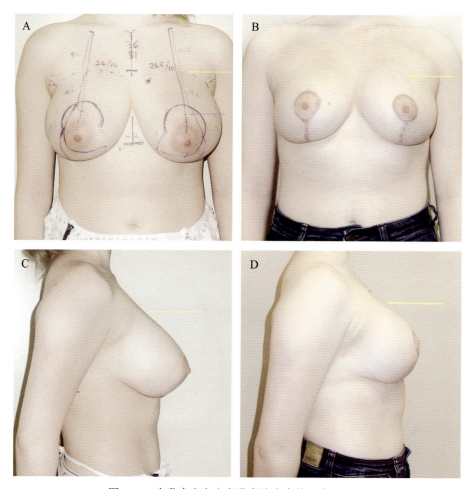

图 2-46　高乳房底盘患者乳房缩小术前、术后对比

4　小结

　　需要再次强调，乳房是一个皮肤结构，它被乳房下皱襞和胸骨两侧的粘连区固定在胸壁上。乳房可以在胸壁上相对自由的移动，任何尝试将其缝合固定在胸肌筋膜上的尝试，都将注定是失败的，或者带来严重的瘢痕粘连等并发症。

　　乳房上缘仅能通过增加乳房的容积来改变（例如假体植入或者脂肪移植等）。乳房内侧缘或者外侧缘可以通过增加／减少乳房体积来改变。增加乳房重量（比如假体），可以下移乳房下皱襞。反之，去除乳腺组织，可以上移乳房下皱襞。

　　乳房的底盘是构建乳房容积最重要的二维考量。而乳房三维形态则是基于乳房底盘来构建的。乳房皮肤本身并不足以维持乳房的形态。在乳房塑形手术中，更重要的是对乳腺腺体本身进行处理，增加乳房容积或者去除多余的乳腺组织。腺性下垂通常需要切除下极多余的组织，或者将其转移至容积缺乏的部位。

乳房美容手术还需要了解乳房的血供。唯一穿过乳腺实质抵达乳头的血管，来源于第4肋间隙。乳头其他的血供来源，来自乳晕周围的皮下组织，这些血管分布在乳腺腺体的周围。动脉和静脉通常不结伴而行，静脉通常走行于真皮之下，而动脉则位于皮下 1 ~ 2cm深度。

乳房美容外科医生只有熟悉以上原则，才能获得可靠、持久、安全的乳房整形效果。

Elizabeth J. Hall-Findlay　著

曾　昂　译

参考文献

[1] Hall-Findlay E J. The three breast dimensions: analysis and effecting change［J］. Plastic & Reconstructive Surgery, 2011, 125(6): 1632-1642.

[2] Elisa B, Ciara M, Elizabeth H F. Aesthetic Breast Surgery: What Do the Measurements Reveal?［J］. Aesthetic Surgery Journal, 2019, 7: 7.

[3] Hall-Findlay E J, Evans G R D. Aesthetic and reconstructive surgery of the breast［M］. Edinburgh: Saunders Elsevier, 2010.

[4] WISE, Robert J. A preliminary report on a method of planning the mammaplasty［J］. Plastic & Reconstructive Surgery, 1956, 17(5): 367.

[5] Ribeiro L, Accorsi A, Buss A, et al. Creation and evolution of 30 years of the inferior pedicle in reduction mammaplasties［J］. Plastic & Reconstructive Surgery, 2002, 110(3): 960.

[6] Regnault P, Daniel R K, Tirkanits B. The minus-plus mastopexy［J］. Clinics in Plastic Surgery, 1988, 15(4): 595-600.

[7] Mistry R M, MacLennan S E, Hall-Findlay E J. Principles of Breast Re-Reduction: A Reappraisal［J］. Plast Reconstr Surg, 2017, 139(6): 1313-1322.

[8] Regnault P. Breast ptosis. Definition and treatment［J］. Clinics in plastic surgery, 1976, 3(2): 193-203.

[9] Würinger E, Mader N, Posch E, et al. Nerve and Vessel Supplying Ligamentous Suspension of the Mammary Gland［J］. Plastic and reconstructive surgery (1963), 1998, 101(6): 1486-1493.

[10] Hall-Findlay E J. Discussion: The Blood Supply of the Breast Revisited［J］. Plast Reconstr Surg, 2016, 137(5): 1398-1400.

第3章

乳房的测量和假体的选择

1 乳房的测量

1.1 乳房测量的意义

通过乳房测量的数据决定假体的选择，形成一个基于乳房组织特点的手术决策体系，可以保证手术质量，避免武断的决策，降低近期、远期手术并发症发生率。这个体系可以有效避免不恰当的假体选择而导致远期不可逆的组织损伤，如假体边缘可见，波纹征等。

乳房测量的数据也是客观评估手术效果的重要依据，并进行科学研究，持续提高术者技术的重要指标。

乳房测量的过程还提供了一个和患者充分沟通的机会。在测量的过程中，发现并向患者告知乳房存在的缺陷，告知患者哪些缺陷可以通过隆乳手术改善，哪些无法改善。正如有国外学者所言，手术风险的术前告知，患者会视医生为预言家；而术后发生了风险才予以告知，患者会认为医生是在狡辩。另外，鼓励患者面对更衣镜表述对其乳房不满意的具体原因，可以降低术前沟通误解的发生。乳房测量也是一个向患者宣教的机会，根据测量组织的条件，讲解假体选择的原则，使患者对假体选择有充分的认识，可以合理调整患者期望值，避免其对手术效果有不切实际的预期。通过严格的测量过程，向患者展示医生的专业素养，可以争取到患者的信任，提高术前、术后医嘱的依从性，提高手术治疗的质量，降低医患纠纷的发生率。

1.2 乳房测量的基本指标和方法

1.2.1 乳房基底径（base width，BW）和腋前线到胸骨旁线距离（PS-AA）

乳房基底径是内、外侧乳房边缘之间的直线距离（图3-1），这是一个非常重要的参数，很大程度上决定了假体的选择，原则上假体宽度不应超过乳房基底径，但是对于部分东亚女性，乳房比较小，为了整体美观，也可以选择大于乳房基底径的乳房宽度，这时候胸骨旁线到腋前线的距离就是一个很重要的参数，假体直径不应该超过腋前线到胸骨旁线距离。

如果选择假体直径超过乳房基底径，为了远期的良好组织覆盖，那么需要谨慎地选择一个更深的假体植入层次，如双平面或胸大肌后，也同时需要向患者解释其组织特点可能使假体边缘更容易被触及或看见。

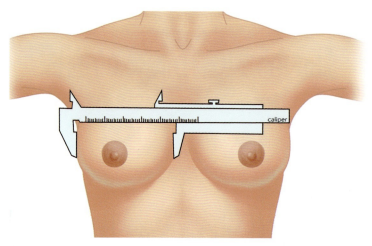

图 3-1　用游标卡尺测量乳房的基底径

1.2.2　上极夹捏厚度（soft tissue thickness pinch up pole，STPTUP），下皱襞夹捏厚度（soft tissue thickness inferior mammary fold，STPTIMF）

　　乳房上极、下皱襞夹捏厚度对于假体植入层次的选择具有较大的临床意义，上极、下皱襞夹捏厚度的一般相当于该处的组织厚度 2 倍（图 3-2A、图 3-2B）。Tebbetts 认为上极夹捏厚度小于 2cm，则不建议采用乳腺后或筋膜后层次，否则可能会出现假体边缘可及或波纹征。经过多年实践，Adams 把该值修改为 3cm。下皱襞夹捏厚度小于 0.5cm，不建议在原有下皱襞水平处离断胸大肌形成双平面，否则会导致下极可触及假体。这时候应该选择胸大肌后平面。

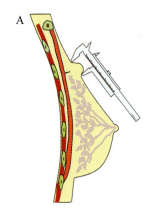 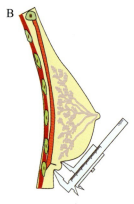

图 3-2A　测量乳房上极的软组织厚度，对于选择假体的植入层次有重要参考意义　　图 3-2B　测量乳房下皱襞处的软组织厚度，对于是否选择双平面技术有重要参考意义

1.2.3　乳房腺体厚度（breast thickness，BT）

乳房腺体厚度不太容易准确测量，在精确的下皱襞定位体系中，乳房腺体厚度是影响结果重要指标，但是其精确测量有一定难度，既往有采用夹捏方法测量，即夹捏厚度的一半为腺体厚度，该方法具有一定的误差。可以直接测量乳房最突处垂直投影点到下皱襞处胸壁的距离作为乳房的厚度（图 3-3）。

乳房最突点的垂线，到乳房下皱襞之间的最短距离，反映了乳房腺体及软组织的厚度。

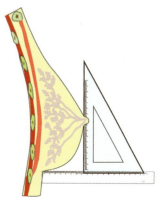

图 3-3　乳房突度的测量

1.2.4　向前牵拉距离（anterior pull skin stretch，APSS）

测量是采用类似于前述乳房厚度测量方法，在患者可耐受范围之内，检查者向前用力牵拉患者乳头。测量静态和最大前拉乳头时乳房厚度，两者之差即为乳头向前牵拉距离（图 3-4）。APSS 反映了乳腺组织的松弛程度。哺乳后乳腺萎缩、减肥后、假体取出术后等情况下，乳房内容物容积明显变小，APSS 就会增加。该数值越大，说明需要填充的假体体积也越大，需要更高突度的假体。APSS 大于 4cm，建议进行乳房下垂矫正手术。

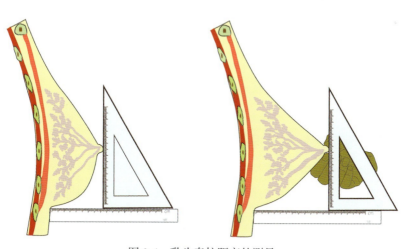

图 3-4　乳头牵拉距离的测量

最大牵拉张力下，乳房厚度值的差值。该值反映了乳房松弛程度。

1.2.5　乳头到下皱襞最大张力距离（nipple to inferior mammary fold under maximal stretch，N-IMF max str）和乳头到下皱襞自然距离（nipple to inferior mammary fold under nature，N-IMF nat）

在患者可耐受范围内，向上牵拉乳头，最大程度延展乳房下极皮肤，测量此时乳头到下皱襞 6 点位置之间的距离即为乳头到下皱襞最大张力距离（图 3-5）。身材高大、乳房下垂时，该距离常常较长。在筒状乳房、乳房下极紧缩乳房等情况下，该距离常常较小。根据植入假体尺寸及现有腺体的厚度，可以推算出最佳的乳头到下皱襞距离，若计算所得距离大于 N-IMF max str，则需要下移下皱襞。若计算距离小于 N-IMF max str，说明有假体难以矫正的乳房松垂，或该假体选择未达到最佳填充体积。该值大于 10cm 建议选择乳房下垂矫正手术。乳头到下皱襞最大张力距离和乳头到下皱襞自然距离之间的差值反映了乳房下极皮肤延展性，两者直接差值超过 3cm 时，有学者建议选着高突度假体，以获得最佳填充（body logic™ 体型逻辑系统）。

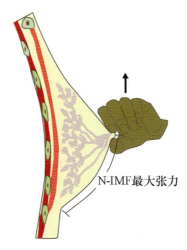

图 3-5　乳头到下皱襞最大张力距离

向上牵拉乳头，最大程度延展乳房下极皮肤，测量乳头至下皱襞之间的距离即为乳头到下皱襞最大张力距离。

1.2.6　内侧夹捏厚度、外侧夹捏厚度

对假体宽度的选择有一定的临床意义，内侧夹捏厚度和外侧夹捏厚度的一半分别为内、外侧组织厚度。一个谨慎而安全的方法是，假体宽度应该为乳房基底宽度基础上减去内外侧的组织厚度。

1.2.7　胸骨切迹到乳头距离（sternal notch to nipple，SN-N）和乳头间距（nipple to nipple，N-N）

胸骨切迹到乳头距离通常在 18～24cm 之间。胸骨切迹到乳头距离，这个参数的意义在于记录乳头在躯干的位置（图 3-6）。乳房下垂时，该距离会增加。SN-N 是一个评估乳头位置对称性良好指标。两侧 SN-N 差异超过 1.5cm 需要做乳头乳晕复合体的重新定位手术。植入假体的隆乳手术无法使该距离缩短，假体可以通过向前推移乳房腺体和乳头，使乳头的位置相对于躯干有所提升。胸骨切迹到乳头距离和乳头间距的相对关系，对于假体的高度

选择有一定的参考意义。

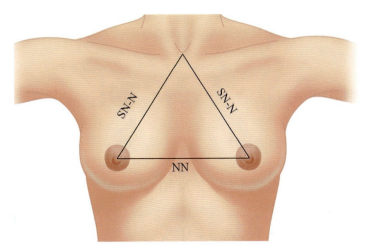

图 3-6　胸骨切迹到乳头距离

胸骨切迹到乳头连线，以及乳头间连线共同形成一个三角形。可以反映两侧的不对称性。

1.2.8　乳晕直径（areola width，AW）

应该在乳晕皮肤紧绷的状态下测量，测量前避免刺激乳头乳晕（图 3-7）。乳晕直径的可以影响手术切口选择。当乳晕直接小于 3.5cm，且皮肤弹性较差时，不建议乳晕切口植入硅凝胶假体。强行植入硅凝胶假体，会破坏假体内部凝胶结构，假体在体内无法维持形态稳定，远期破裂风险提高。应该向患者提醒，植入假体会使乳晕进一步增大，当乳晕较大直径大于 5cm 时，可能需要选择乳晕缩小手术，避免术后乳晕过大。

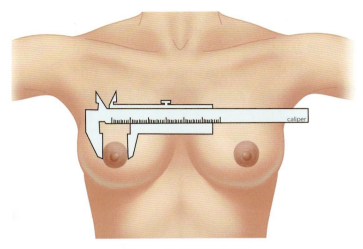

图 3-7　乳晕直径的测量

乳晕直径应当在皮肤绷紧的状态下测量。乳晕直径小于 3.5cm 时，乳晕入路较为困难。

1.2.9 乳房间距（intermammary distance，IMD）

该值测量时把两侧乳房轻微内推，测量两乳房内侧隆起处之间距离。乳房间距过大不利于形成乳沟形成，需要向患者详细沟通。假体隆乳时，可在乳房内侧填充脂肪，从而改善乳房间距过大的缺陷。

1.2.10 乳头到中线距离（nipple to midline，N-M）

双乳对称时，乳头到中线距离等于乳头间距的一半，当两侧乳房出现不同程度的外扩时，乳头到中线距离也会存在相应差异。

1.2.11 乳头胸围和下皱襞胸围（CC-N 和 CC-IMF）

这是评估术前、术后效果的指标，通常在躯干前倾 45° 的情况下进行测量。该值测量常受到呼吸运动的影响，为提高测量的可重复性，嘱保持平静呼吸，迅速完成测量，测量 3 次，取平均值。该值是和患者交流是常用的重要指标，两者之差决定了乳房内衣的选择。其中 A 罩杯两者差值为小于 10cm，B 罩杯两者位置为 10～12.5cm，C 罩杯两者差值为 12.5～15cm，D 罩杯两者差值为 15～17.5cm，E 罩杯两者差值为 17.5～20cm。在隆乳时，每增加 140ml 体积，会增加一个罩杯。

1.3 小结

乳房的测量是为了建立以组织特点为基础的临床决策体系，相对既往医生和患者的主观决策，有很大的进步。但是目前的乳房测量依然有一定的主观性，比如测量最大下皱襞最大张力距离时，医生的对乳头施加的力度和患者的耐受度，都对结果产生一定的影响，这很大程度上影响了结果的可重复性，未来还需要建立更加客观测量方法。另外目前的临床决策度量是以客观测量长度为依据的，比如乳头到下皱襞最大张力距离大于 10cm，建议选择乳房悬吊手术，然而患者身高、体重、胸围往往个体差异很大，统一使用该参考标准，无疑给临床决策带来一定困难。未来的测量方法需要建立一个参考系，比如以腋前线到胸骨旁线距离或乳房基底径作为参考基础，如以乳头到下皱襞最大张力距离和乳房基底径的比值作为参考和决策依据。通过建立统一参考基础，有利于提高临床决策的精准性，避免了个体差异带来的临床决策失误。

2 假体选择

2.1 原则

假体的选择应该在组织测量的基础上完成，同时还需兼顾患者的审美需求、经济能力等因素。当患者个人选择倾向严重背离以组织测量为基础的假体选择结果时，应该给予患者充分的术前教育并告知其选择可能导致的风险。为了降低再手术率，应该选择可以达到患者美学需求的最小假体。体积越小，假体对乳腺组织的远期影响越小，可以降低远期不可矫治乳房畸形的风险，如波纹征、假体边缘可见等。最安全且对乳房组织损伤最小的选择是假体宽度小于乳房宽度、突度小于 APSS。事实上由于患者的组织特点千差万别，临床上实现这一点仍有难度。

2.2　选择假体类型

近年来，高交联度解剖型假体受到越来越多的整形外科医生青睐。解剖型假体相比于圆型假体有诸多优势。由于解剖型假体上斜面较为平坦，可以获得更为自然的乳房外观。高交联度解剖型假体在体内，可以避免假体上极的塌陷，维持上极的形态，隆乳的结果更具有可预测性。高交联度解剖型假体在外壳不易折叠，假体破裂率更低，降低了隆乳术后再手术率。解剖型假体的硬度较高，提供了更强大的对抗包膜挛缩的力量。但高交联度解剖型假体对腔穴剥离的准确度要求也更高，提高了对外科医生的技术要求。由于修复性隆乳手术假体植入腔穴大小常有不可控制的风险，植入解剖型假体常有旋转的风险。有关解剖形和圆型假体选择参见表 3-1。

表 3-1　解剖型和圆型假体的选择

	解剖型假体	圆型假体
患者需求	自然的外观	饱满的上极
适用情况	软组织薄弱，管状乳房，乳房轻度下垂，下极皮肤松弛，下皱襞紧缩，乳房宽度较窄但希望获得丰满乳房	有充分的软组织覆盖，基础条件良好
修复性手术	不建议	特别适合于乳房植入腔隙大小难以控制，如注射物取出术后等。既往发生解剖型假体旋转的患者也适合圆型假体

假体依据表面处理，还分为毛面和光面。毛面是采用盐颗粒或聚氨酯泡沫在假体表面制造的纹理。其主要目的是为了降低包膜挛缩率的发生，但是目前毛面假体是否能够真正的降低包膜挛缩发生率尚有争议，目前普遍认为在胸大肌后层次，两种假体包膜挛缩发生率差别不大，乳腺后层次，毛面假体具有一定的优势。毛面可以增加假体和组织之间的摩擦力，降低假体旋转的发生率。因毛面假体摩擦力大，植入更为困难，需要适当增加切口设计长度。

2.3　选择假体的大小

确定了选择假体的类型，接下来就是根据组织条件选择假体宽度、高度、突度（圆型假体高度等于宽度）。

2.3.1 假体的宽度

假体的宽度应该是乳房基底宽度或者胸骨旁线到腋前线距离减去内外侧组织厚度。当乳房基底宽度和胸骨旁线到腋前线距离差距不大时，选择乳房基底宽度减去内外侧组织厚度，可以达到较好的效果，可避免诸如假体边缘可及等并发症。当乳房比较小时，如果选择假体宽度，超过乳房基底宽度，应该向患者解释假体边缘可见，边缘可触及的风险。如选择假体过大，可造成植入时内侧腔穴分离过大，有损伤内侧穿支血管风险；外侧腔穴分离过大，有损伤第4肋间神经导致乳头感觉减退可能。

$$假体宽度 = 乳房基底宽度（胸骨旁线到腋前线距离）-$$
$$0.5 \times （内侧夹捏厚度 + 外侧夹捏厚度）$$

2.3.2 假体的突度

应该根据乳房松弛程度（APSS）选择组织可以容纳的假体突度。通常而言，乳房越松弛，需要填充的假体突度越大（表3-2）。比较松弛的乳房植入较高突度的假体，可以获得比较好的近期美学效果。但是比较松弛的乳房，恰恰是因为其内部韧带和皮肤无力支撑一个坚挺的乳房形态，植入高突度的假体，其重量也比较大，这会进一步增加乳房支撑结构的压力，造成乳房下极支撑结构和皮肤进一步萎缩，远期导致乳房下垂进一步加重。所以对于乳房比较松弛假体选择，需要和患者详细沟通，综合平衡近期和远期手术效果后做出选择。

表3-2　假体突度的选择

APSS	乳腺组织松弛度	选择方案
小于2cm	紧	低突或中突
2～3cm	正常	中突
3～4cm	松弛	中突或高突
大于4cm	严重松弛	乳房下垂矫正手术

注：不同厂家假体突度不同，表格中推荐以曼托假体为例。

2.3.3 假体的高度

尽管不同的厂家表示高度的名称不同，但一般依据高低不同分为3个类别，在本章节中，3种类型分别命名为低高，中高，全高。以常用强生公司曼托品牌基底为12cm的假体为例，其中低高和全高假体之间的高度差值为1.6～1.9cm，其体积差值为60ml，体积差值达 20%。以另一国外品牌为例，基底为 12cm 解剖型假体，其低高和全高假体之间的高度差值为 2.4cm，体积差值为 40 ～ 70ml，其中超高突假体中的体积差值达 70ml，体积差值达到 24%。可见乳房假体高度的比较小的变化，可以带来体积的可观变化。由于乳房上极平缓且界限相对模糊，低高和全高假体之间差值仅 1.6 ～ 2.4cm，因此乳房高度选择是一个相对自由的变量，可以借高度的变化，调节植入假体的体积。结合高黏滞度解剖型假体上极的稳定性，乳房假体高度的相对自由选择是一个调整上极形态的有力武器。对于上极组织萎缩或下移明显导致的上极空虚，选择全高假体，可以有效提高上极充盈度。另外可以根据乳头和胸骨切迹之间的相对位置也对假体高度的选择有一定的参考意义（表 3-3）。

表 3-3　假体高度的选择

SN-N 减 N-N	假体形状
小于 0	低高
0 ～ 2cm	中高
> 2cm	高高

2.4　小结

假体的选择首要原则是以组织特点为基础，乳房的美学和假体的远期组织覆盖是假体选择的首要考虑因素。避免单方面根据医生或者患者的主观愿望随意选择。应该避免假体选择不当造成永久性的组织损伤。高黏滞度解剖型假体具有形态稳定，包膜挛缩率低的特点，可以由医生更好地控制乳房形态，尤其是上极的形态，未来将得到更广泛的应用。

刘清亮　著 / 绘图

参考文献

［1］Randquist C, Gribbe r. Highly Cohesive Textured Form Stable Gel Implants［M］. Elsevier Inc., 2010. 339-355.

［2］Tebbetts J B. Augmentation mammaplasty with DVD: Redefining the patient and surgeon experience［J］. Augmentation Mammaplasty with DVD: Redefining the Patient and Surgeon Experience, 2009, 1-601.

［3］Adams W P. The High Five Process: tissue-based planning for breast augmentation［J］. Plastic Surgical Nursing Official Journal of the American Society of Plastic & Reconstructive Surgical Nurses, 2007, 27(4): 197-201.

［4］Hedén P. Form Stable Shaped High Cohesive Gel Implants［J］. Aesthetic and Reconstructive Surgery of the Breast, 2010, 357-386.

［5］中华医学会整形外科学分会乳房专业学组. 硅胶乳房假体隆乳术临床技术指南［J］. 中华整形外科杂志，2013, 29(1): 1-4.

［6］Hedén P, Montemurro P, Adams W P, et al. Anatomical and Round Breast Implants: How to Select and Indications for Use［J］. Plastic & Reconstructive Surgery, 2015, 136(2): 263-272.

第 4 章

假体隆乳术的风险及知情同意

假体隆乳术已成为目前最主要和最普遍的隆乳手术方式，被越来越多的女性所接受。由于媒体不当和夸大宣传，容易使求美者对手术效果产生不切实际的过高期望，而对手术风险置若罔闻。求美者甚至会误认为："假体隆乳术是一种简单，毫无风险的美容操作。"因此假体隆乳术的术前教育尤为重要。

对求美者的术前教育应贯穿术前每一个环节，从第一次就诊咨询到术前谈话签字，需要分阶段、重复多次进行沟通宣教，因为"求美者知道得越多越好！"，求美者对手术信息认识得越多，越有利于手术的顺利实施和术后满意效果的获得。我们认为术前教育应全面详实、真实客观，应包括以下内容：

■ 提供假体选择的专业意见，并与求美者共同决定假体大小及类型。

■ 简要介绍手术原理，帮助求美者选择合适的手术入路。

■ 说明隆乳术的局限性，只能在一定程度上增大乳房体积。隆乳术不会改善中、重度乳房下垂、乳房不对称等问题。

■ 告知隆乳术的风险及术后恢复过程。

■ 合理预期手术效果，说明术后乳房的形状、位置和手感受多种因素影响无法准确预测。

■ 告知大致的手术费用，美容手术的患者总是对费用敏感的，他们需要知道这部分的信息。还需要告诉他们将来修复手术或者假体更换手术可能会产生额外的费用等，而且这部分费用是不包括在初次手术费里的。

下文将重点阐述求美者术前教育中的"假体隆乳术的风险"。

1 假体隆乳术的总体风险

总体而言，假体隆乳术是目前临床上成熟和安全的隆乳手术方式。自 1962 年问世以来，硅胶乳房假体在带来现代乳房重建术革命性发展的同时，其自身的安全性问题也引发了诸多争议，求美者可能会表现出各种担忧和疑虑。根据美国食品药品监督管理局（Food and Drug Administration，FDA）和美国国家科学院医学研究所（the Institute of Medicne，IOM）的调查结果显示：没有足够的证据证明硅胶乳房假体会诱发自身免疫性疾病；不会增加罹患乳腺癌的风险，不会对以后的哺乳构成影响；也不会对未出生的胎儿造成任何危害。我们在与求美者讨论硅胶乳房假体的安全性时可以作如下表述：乳房假体植入手术总体而言是安全的。尽管如此，假体隆乳术后假体相关的并发症并不少见，而且高达 1/3 的再次手术率也不容忽视。

2 假体隆乳术的局部并发症

必须使每一位求美者认识到任何一种手术都会存在并发症风险，我们只能通过术前充分评估，术中规范操作，术后妥善处理将并发症风险降至最低或并发症导致的后果降至最小。假体隆乳术的局部并发症总体发生率受到多种因素影响，难以准确统计，但可以明确的是并发症风险会随假体植入的时间延长而逐渐累积。影响并发症发生的因素包括：求美者因素如年龄、吸烟、肥胖、合并症以及依从性等，手术因素如假体类型、假体大小、假体植入层次、手术入路等，还有其他治疗因素如放疗、激素治疗等。我们把假体隆乳术的并发症大致分为 4 大类：①手术本身固有且通常是所有外科操作都可能发生的共性并发症；②隆乳手术相关的乳房及胸壁软组织并发症；③假体相关的并发症；④假体与软组织相互作用导致的并发症。

2.1 外科手术的共性并发症

2.1.1 出血和血肿

假体隆乳术后血肿的发病率总体很低，约 1% ~ 3%。通常在术后 12 ~ 24 小时出现，少数情况下也可发生于术后数日或数周。受累乳房一般表现为体积增大，张力增高，局部有压痛，皮肤表面可能出现瘀斑，经引流管引流出或经切口渗出血性液体（图 4-1）。血肿通常易于识别，但有时症状较隐匿，如果求美者表示在没有一侧乳房疼痛的情况下无法外展同侧上臂，要高度警惕血肿形成，需进一步完善超声明确诊断。术后血肿的发生主要与术中操作有关，如腔穴层次剥离不清楚、损伤穿支血管、止血不彻底。术中直视下精确剥离腔穴和充分止血可有效预防术后血肿，而放置引流、乳房加压并不能降低血肿发生率。另外，求美者自身的凝血功能障碍、血小板异常，也会导致术中止血困难或术后再次出血，因此术前应注意评估求美者的凝血和血小板功能，并详细询问近期用药史。未经引流的血肿与感染、包膜挛缩等并发症的发生有关，对于乳房下皱襞切口，血肿积聚于乳房最低处可能会影响切口愈合。术后血肿的治疗取决于血肿量和位置，少量的血肿可尝试保守治疗，中等程度及以上的假体周围血肿一旦明确，应首选手术探查、清除血肿、持续引流。

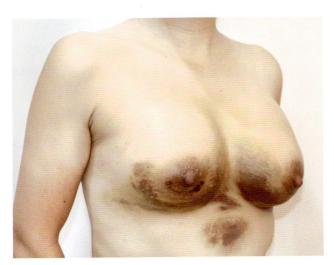

图 4-1　假体隆乳术后血肿

乳晕切口假体隆乳术后血肿，双侧乳房下方瘀青、肿胀明显。

2.1.2　血清肿

假体隆乳术后血清肿是指假体周围腔穴内积液。早期血清肿相对常见，多于拔除引流管后发生，通常会表现为受累侧乳房肿大，很少出现明显疼痛，查体可触及乳房波动感。早期血清肿形成可能与假体位移增加有关。因追求较大的假体或选择腋窝入路致使腔穴剥离范围增大，以及术后求美者上肢活动量过度增加，均会导致假体位移增加。使用脱细胞异体真皮基质（acellular dermal matrix，ADM）也可能增加血清肿的发生率。早期血清肿的治疗，首选上肢制动、使用弹性约束带等保守疗法，多可促进积液自行吸收。大量或持续血清肿可导致假体移位、感染等风险增加，应考虑穿刺或置管引流。晚期血清肿较为罕见，其病因尚未完全明确。如随访过程发现晚期血清肿，首先要除外感染和肿瘤因素。术后 1年以上出现的血清肿，应行积液细胞学检查，以除外乳房植入物相关性间变性大细胞淋巴瘤（breast implant-associated anaplastic large cell lymphoma，BIA-ALCL）。另有观点认为晚期血清肿最常见于某些特定的毛面假体（Biocell 毛面假体），由于毛面假体的粗糙表面与纤维包膜之间的反复机械性摩擦所导致。

2.1.3　感染

假体植入术后感染并不常见，与乳房切除后假体重建术相比，单纯隆乳术的术后感染发生率更低，约 1%～4%。一般认为感染与手术切口位置、假体类型和植入层次无关，也有研究表明采用乳晕切口或使用 ADM 可能会增加感染风险，但目前与感染有关的危险因素仍未在长期随访中得到充分确认。假体隆乳术后感染通常有两种表现形式：急性感染（术后6 周内）和迟发性感染（超过术后 6 个月）。急性感染主要来源于皮肤表面定植菌的侵入和乳腺导管内源性菌群的移位，常表现为乳房红肿热痛、切口部位的脓性渗液或脓性引流液，有时伴有全身表现如发热、畏寒及白细胞计数增多。迟发性感染少见，通常由身体其他部位感染或侵入性操作导致的继发性菌血症引起，有时仅仅表现为乳房增大或假体周围积液。引起术后感染的常见病原菌有金黄色葡萄球菌、表皮葡萄球菌、链球菌属、假单胞菌属。需要警惕非结核分枝杆菌引起的感染，其局部体征往往不典型，表现为一期切口不愈合、切口早期部分裂开以及无味的浆液性或浆液脓性渗液，常规细菌培养为阴性，需要抗酸染色并培养确诊。如感染已累及假体或伴脓肿形成、切口渗液，需要立即手术干预取出假体，同时静脉输注抗生素治疗。感染在假体包膜挛缩发生中的作用尚未得到证实，但挛缩包膜的细菌培养检出率较高提示两者可能存在关联。预防假体隆乳术后感染的关键是术中操作严格无菌，大多数整形外科医生选择术中使用抗生素溶液浸泡假体或灌洗腔穴，但目前仅有有限的前瞻性研究支持这一做法，而关于围手术期是否需要常规全身使用抗生素仍然存在争议。

2.1.4 切口愈合问题与瘢痕形成

假体隆乳术后切口愈合问题可表现为切口延迟愈合、切口不愈合、切口裂开、皮肤坏死、脂肪液化坏死、皮下积液、窦道形成等。引起切口愈合问题的常见危险因素包括：感染、吸烟、年龄、营养不良、肥胖、长期卧床制动、免疫抑制治疗（化疗、放疗、激素治疗等）、糖尿病、血管病、水肿等。其中感染与切口愈合问题可以互为因果，相互影响，切口愈合问题未及时处理可能进一步发展为切口感染，如深部进展累及假体，将引发灾难性后果。但不可否认，切口愈合问题有时与切口缝合有关，例如胸壁 Scarpa 筋膜、腺体等乳房深层组织缝合不到位，假体偏大引起缝合张力过大等因素。我们推荐从胸壁 Scarpa 筋膜至皮肤逐层缝合，关闭切口，具体详见乳晕入路隆乳及下皱襞入路隆乳术章节。

切口瘢痕是引发求美者术后不满意的原因之一，也是中国女性选择切口的主要考虑因素，过去传统观点认为乳房下皱襞切口比乳晕切口和腋窝切口更容易出现瘢痕，近年来有国内研究发现，上述 3 种切口瘢痕均会随时间逐渐消退，从术后远期效果来看，3 种切口瘢痕评分及瘢痕外观的满意度评分均无显著差异。此外，求美者体质、假体偏大引起的较大张力、追求小切口导致的皮缘损伤、缝合技术以及感染均与切口瘢痕形成有关。求美者术后可以采取预防性治疗措施，包括使用抗瘢痕敷料及制剂等来防治瘢痕增生，改善瘢痕外观。

2.2 隆乳手术相关的乳房及胸壁软组织并发症

2.2.1 Mondor 病

Mondor 病即腹壁静脉浅表性血栓性静脉炎，总体少见，发病率约 0.6%，在采用乳房下皱襞切口时较多见（1%～2%），可能与切口破坏了胸壁纵行浅静脉，导致的静脉壁损伤有关。该病通常在术后 1 个月内出现，多表现为从前腹壁延伸至乳房下皱襞的一条质硬或痛性条索。采用腋窝切口时也可出现于上臂内侧（图 4-2）。该病具有自限性，大多于 4～6 周内自行缓解，治疗主要是对症支持。

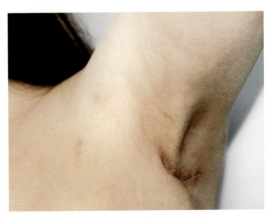

图 4-2　上臂内侧 Mondor 病

2.2.2　积乳囊肿与溢乳

假体隆乳术后出现乳汁分泌增加，从乳头或切口处排出，形成溢乳现象，如果乳汁排出不畅，则局部淤积形成积乳囊肿。溢乳主要由于体内泌乳素升高所致，而手术操作、植入假体通过刺激神经末梢，向下丘脑和垂体发送信号，则引起泌乳素分泌增加。乳晕切口、经腺体入路、腺体后植入假体、同期行乳房上提术被认为可能增加这一并发症风险。大量积乳囊肿形成可继发急性乳腺炎，应采取穿刺抽吸或手术引流。溴隐亭和卡麦角林可抑制泌乳素分泌，有助于术后溢乳的治疗。

2.2.3　乳头乳晕感觉障碍或异常

约 40% 的求美者术后会出现不同程度的乳头乳晕区麻木。乳头乳晕的感觉支配主要来源于第 4 肋间神经的外侧皮支，术后出现乳头乳晕麻木、感觉减退或消失，严重时无法勃起，多由于术中切断神经所致。个别求美者还可能出现乳头乳晕感觉过敏、触痛，是由于神经受到牵拉引起，常见于假体偏大引起较大张力的情况。不论何种入路，我们都提倡直视下分离，术中识别和保护第 4 肋间神经的外侧皮支，可降低乳头乳晕感觉障碍的风险。大多数情况下，乳头乳晕感觉障碍或异常是暂时的，一般可于术后 3 月左右逐步恢复。

2.2.4　气胸

术中术后出现气胸的情况非常罕见。体型消瘦、严重营养不良求美者的胸大肌菲薄，在肋间分离假体腔穴时存在损伤胸膜、进入胸腔的风险，从而出现气胸。其他可能的原因包括：局麻注射时针刺伤、原有的肺大疱破裂和气管插管引发的气压伤。如求美者术中或术后出现血氧下降、胸痛、呼吸困难，应警惕气胸。

2.2.5　乳房持续性疼痛

因为组织水肿、手术损伤等因素，求美者术后即刻会感到乳房区域轻度疼痛，活动上肢时明显，大多可耐受，经过 2 周左右的恢复，逐渐减轻。对于超出围术期病程的乳房疼痛，需要寻找潜在的原因，如血肿、感染、切口愈合异常、包膜挛缩等。如排除上述原因，乳房持续性疼痛考虑可能与术中神经损伤有关。术后如果有护理支持团队的加入，早期开展术后康复锻炼，有助于减轻术后疼痛感。

2.3　假体相关的并发症

2.3.1　包膜挛缩

包膜挛缩是假体隆乳术后最常见的并发症，是假体隆乳术后再次手术的最常见原因之一。FDA 报告显示，初次假体隆乳术的包膜挛缩发生率为 2%～15%，而再次手术的包膜挛缩发生率则增加至 5%～22%。假体植入时间越长，发生包膜挛缩的累积风险就越高。在乳房假体植入后，假体周围不可避免会形成一个纤维组织包膜，这是机体对异物的一种自然反应。通常情况下包膜薄而柔软，不会引起任何症状。但在某些因素影响下，机体的异物反应过度，包膜就可能增厚、钙化、挛缩，导致乳房变硬、疼痛、假体位置改变、出现不自然的球形外观（图 4-3）。尽管目前认为光面假体、腋窝切口、腺体下植入、手套滑石粉、假体渗漏破裂、血肿、血清肿、感染、吸烟、放疗等危险因素可能与包膜挛缩有关，但确切病因仍不得而知。近年来，有学者将包膜挛缩的原因归结为假体的亚临床感染，即由假体表面的细菌生物膜所致，但仍需更多的临床证据来证实这一观点。事实上，整形外科医生无法预测和阻止包膜挛缩的发生，只能不断改进手术技术，尽最大努力减少上述诱发因素的影响来降低包膜挛缩的发生。包膜挛缩按照 Baker 分级分为 Ⅰ～Ⅳ级，随着分级越高，挛缩的程度越显著、影响越严重。Baker Ⅲ级和Ⅳ级包膜挛缩的乳房需要手术干预，治疗措施包括移除或更换假体、包膜切开或切除、改变假体植入层次。对于更换假体的求美者需要告知术后再次发生包膜挛缩的可能。

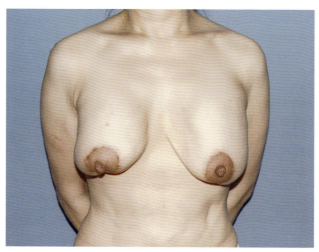

图 4-3　双侧乳房假体Ⅳ级包膜挛缩

可见假体上移、严重变形，触诊可及假体质地坚硬，患者伴有疼痛感。

2.3.2　假体破裂

假体破裂是指假体外壳由于老化、外力、医源性损伤或不均匀的应力（表面褶皱起纹）发生磨损或破坏，而导致填充物外流的情况（图 4-4）。盐水假体破裂时，由于乳房体积明显缩小易于发现。相比而言，硅胶假体破裂很难发现，这是因为即使假体破裂，溢出的硅凝胶通常仍滞留在包膜内（即包膜内破裂），维持原有乳房外形，许多求美者感觉不到任何异常，直到行乳腺钼靶或 MRI 检查时才发现，或是由于其他原因取假体时在术中诊断（图 4-5）；只有当溢出的硅凝胶扩散到假体包膜以外（即包膜外破裂），累及腺体、肌肉、皮下组织时，才会出现明显症状，表现为乳房外形改变、肉芽肿形成和软组织、淋

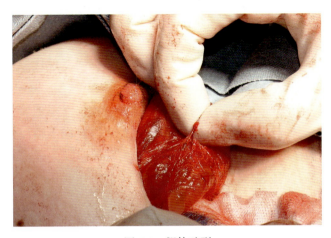

图 4-4　假体破裂

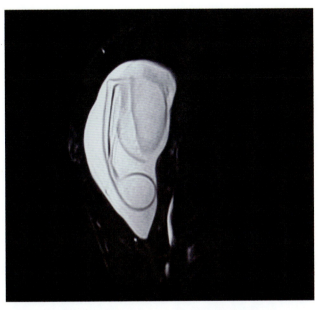

图 4-5　假体破裂在 MRI 上的典型表现

巴结的炎症反应（硅胶性乳腺炎、硅胶性淋巴结病）。各种研究报道的假体破裂率差异很大（4%~63%），但可以确定的是，假体植入的时间越长，破裂的风险就越大。任何情况下一旦诊断假体破裂，应积极手术干预。囊内破裂的处理与包膜挛缩相同。囊外破裂不仅要求取出假体，切除包膜，还需要尽可能切除被硅胶浸润的周围炎症组织，尽量减少硅胶的残留。

图 4-4 中患者的 MRI 显示右侧乳房矢状位可见假体腔内"面条症"表现（图 4-5），这是磁共振上典型的假体破裂征象。

2.3.3 硅胶假体渗漏

假体渗漏区别于假体破裂在于前者的外壳完整。硅胶假体术后渗漏与假体的外壳、填充物材料和制作工艺密切相关，在老一代假体中较为常见，其内填充的低聚非交联硅凝胶和较多游离的小分子物质可以通过较薄的外壳缓慢渗出。现代假体多采用高聚硅凝胶填充，由于硅凝胶的高交联特性使其更不易渗漏，但手感会随之偏硬，需向求美者解释若过度追求手感柔软，就会导致假体渗漏的风险增加。硅胶渗漏通常是无症状的，有时可以通过乳腺钼靶识别，原本清晰锐利的假体边界会变得模糊不清。但绝大多数假体渗漏是由于其他原因取假体时在术中诊断的，部分求美者的包膜内表面还可见蛋壳样的钙化灶。术中发现假体渗漏的处理与包膜挛缩相同。

2.3.4 假体外露

假体外露意味着隆乳手术的失败，是非常严重的局部并发症。假体外露之前，通常会表现为乳房下极皮肤局部变蓝，薄如蝉翼，皮肤一旦破溃，即形成假体外露。假体可以从乳房组织薄弱处突破、外露，也可以从切口处暴露。腔穴内类固醇的使用会引起假体表面覆盖的软组织萎缩，容易导致外露。术后血肿、大量血清肿、感染、切口裂开、皮肤坏死、外源性压迫也会增加假体外露的风险。应尽量防止或去除上述危险因素，如果有必要，可使用 ADM 加强切口区域的薄弱组织。不管是乳房局部组织受压变得菲薄，还是假体已经外露，都需要手术干预，根据病情严重程度可选择局部组织加固或取出假体。

2.3.5 乳房不对称与假体位置异常

术后乳房是否对称是许多求美者评价手术效果的重要指标，但追求完全对称是不现实的。术前必须让求美者认识到没有双侧完全对称的乳房，也没有任何手术方法能够使两侧乳房完全对称。实际上，多数求美者术前双侧乳房的体积、形状和乳头－乳晕复合体就存在一定程度的不对称，整形外科医生在进行查体、测量时应向求美者明确指出。引起隆乳术后乳房不对称最常见的原因是假体位置异常。假体位置异常发生率为 2.7%~6.8%，可能在术后早期发生，也可能发生于数年之后，表现为向外侧、内侧、上方、下方移位甚至旋转移位。

　　术后早期假体位置异常多为手术原因。乳房下皱襞分离过度或不足可导致假体向下或向上移位，从而引起一侧下皱襞位置偏低或偏高（图 4-6）。使用弹性约束带下压乳房上极、穿塑形胸衣压迫乳房下皱襞 6 周有时有助于假体回到恰当位置，如果保守治疗无效，不对称持续存在，则需要通过手术来进一步矫正。当假体置于胸大肌后方时，受到胸大肌收缩产生的牵拉作用，早期向上移位比较常见，但随着皮肤和软组织肿胀及牵拉的缓解，假体位置可能下移。假体外侧移位常由于过度分离外侧腔穴，胸大肌长期向外牵拉假体，或假体底盘过宽所致，表现为乳房外扩畸形。假体内侧移位主要见于过度分离内侧腔穴，假体过宽及多次隆乳术后等情况，当一侧或双侧假体越过正中线，导致双侧乳房内侧边界融合、乳沟消失即诊断为并乳畸形（图 4-7）。不管是假体外移导致的乳房外扩畸形还是假体内移导致的并乳畸形，保守治疗通常无效，首选手术矫正。假体旋转移位一般仅针对解剖型假体而言，因为使用解剖型假体时，由于假体形状不对称，发生旋转移位时会引起乳房形态改变，表现为假体突出极所在位置的乳房更加饱满。随着手术技术的进步、器械的改良以及双平面隆乳的推广应用，这种情况已越来越少见。术中准确分离腔穴是防止术后早期假体位置不正的最佳方法。假体数年以后发生的自发性位置异常（排除外力作用）引起的乳房不对称可能是包膜挛缩的结果。包膜挛缩通常引起假体向上移位，此时治疗的重点应切除包膜，解决包膜挛缩的问题。

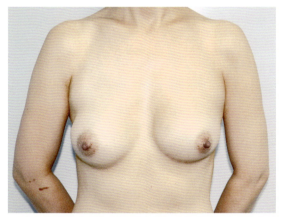

图 4-6　乳房下皱襞不对称

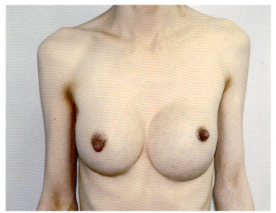

图 4-7　并乳畸形

2.3.6　假体边缘感和波纹征

　　假体边缘感取决于假体植入的层次和假体表面覆盖的组织量。对于腺体量少、皮下脂肪薄的求美者如选择腺体后植入层次，或选择尺寸超过乳房基底径的假体，则术后更容易发生假体可触及的情况，因此这类求美者更适合选择胸肌后层次植入假体。尽管如此，在乳房的外下方仍可能触及假体，因为这部分假体表面缺乏肌肉覆盖。盐水假体的边缘感多是由于充盈度不足所致，注入更多盐水可显著改善。

另一种常见的问题是假体表面的皱褶和波纹症。常见于在乳房的外下方，在多次隆乳或包膜切除术后、体型偏瘦、假体过大的求美者中更为明显。研究显示，使用盐水假体植入腺体后及使用毛面假体发生褶皱和波纹的风险增加。改变假体植入层次、更换假体类型固然是一种解决方法，近年来，越来越多的整形外科医生选择植入假体的同时辅以自体脂肪移植，或在假体腔穴的薄弱都位置植入 ADM，可改善波纹症，使乳房外观呈现更加自然的效果。

2.3.7 干扰乳腺钼靶检查

不管是盐水还是硅胶假体，X 线都无法穿透，导致钼靶上约 20% ~ 80% 的乳腺组织被遮挡。理论上假体投射的阴影可能会掩盖具有诊断意义的小病灶如小结节、微钙化，进而影响早期乳腺癌的检出。但目前并无确凿的证据表明假体隆乳会妨碍乳腺癌的及时诊断。事实上，最近公布的数据显示，假体隆乳求美者与非假体隆乳人群诊断的乳腺癌分期相同，复发率与生存率也无明显差异。尽管如此，术前仍需要向求美者说明假体对乳腺钼靶准确性的潜在影响，这一影响会因发生包膜挛缩或选择腺体后层次而更明显。

2.3.8 乳房假体相关症候群病（breast implant illness，BⅡ）

报道显示极个别求美者在假体隆乳术后出现了乏力、皮疹、肌肉痉挛疼痛、关节肿痛、脱发等全身系统性症状，有研究提出"乳房假体相关症候群病"的概念，泛指假体隆乳术后出现的各种全身症状。部分求美者取出假体后症状消失。但目前缺乏足够证据显示乳房假体和这些全身症状之间存在关联，需要进一步数据明确。该诊断目前还未被 WHO 明确为一种疾病，仅仅是一种临床症状描述，但值得临床医生关注。

2.4 假体与软组织相互作用导致的并发症

2.4.1 双泡畸形

"双泡畸形"表现为乳房新的下皱襞上方出现一条横跨乳房下部的折痕，使乳房形成"双层"外观（图 4-8）。这种畸形往往是术中向下过度分离，假体下缘超过原下皱襞位置，而原下皱襞结构又没有被充分松解所致。个别求美者如术前就存在原乳房下皱襞韧带较紧、乳头至下皱襞距离较短、筒状乳房的情况，则更容易出现"双泡畸形"。矫正方法主要包括：充分松解原乳房下皱襞韧带、确定适当的新的下皱襞位置、分离形成新的下皱襞操作等。

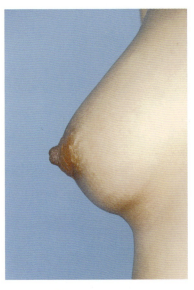

图 4-8 双泡畸形

2.4.2　瀑布效应

瀑布效应是用于形容乳腺实质在假体表面向下滑动产生的下垂表现。因为瀑布效应发生的必要条件是假体位置相对固定，因此通常出现于远期包膜形成以后。包膜挛缩时，假体上移，形成球形外观，表面的乳房软组织更容易滑动，从而产生典型的瀑布效应。此外，一些其他因素也可能增加其发生风险，手术因素有假体植入胸大肌后方和假体位置过高，患者因素则包括：术前已存在乳房下垂，解剖上存在胸壁纵轴方向的向量呈正向、乳晕至下皱襞的距离较短且具有足够乳腺实质的情况以及其他骨骼肌肉畸形导致的胸廓异常。虽然腔穴过大可以使假体移动度增加，减少瀑布效应，但可能增加血清肿、假体移位等并发症风险，故临床上不予推荐。因为瀑布效应只有在裸露乳房站立时才明显，大多数情况无须手术纠正。对于要求手术改善的求美者，可采用自体脂肪移植、乳房下垂矫正术或更换假体。

2.4.3　胸大肌收缩动态畸形

如假体植入双平面时，早期乳房形态非常满意，远期假体包膜形成后可能出现与胸大肌收缩相关的动态畸形，具体表现为静止状态时乳房外观正常，当胸大肌收缩时，乳房形态可能变得扁平或扭曲，位置上抬，感觉像被悬吊起来一样，部分求美者可能会出现类似于"双泡畸形"的外观，不同于传统意义上的"双泡畸形"，此时的折痕是由于腺体后残留的肌肉纤维附着于假体包膜表面，收缩时牵拉产生的。当假体完全位于胸大肌后方时，胸大肌收缩可能引起乳房外移，出现外扩畸形。上述畸形的严重程度取决于多种因素，如术中胸大肌起点分离的程度、肌肉发育程度、乳房下垂程度以及假体表面乳房组织的多少。大多数求美者正常穿衣情况下，这种畸形并不明显，只有当裸露乳房或穿贴身内衣时才会凸显。如求美者被胸大肌收缩带来的畸形改变困扰，可以将假体从胸肌后转入腺体后层次，并重新固定胸大肌可纠正该问题。

2.4.4　乳房植入物相关的间变性大细胞淋巴瘤（BIA-ALCL）

FDA 在 2011 年、2016 年和 2017 年发布的报告称，乳房假体与 ALCL 之间存在罕见关联。ALCL 是一种外周 T 细胞淋巴瘤，在成人非霍奇金淋巴瘤中约占 2%。ALCL 于 1997 年首次在乳房假体包膜上被发现，2016 年 WHO 将与乳房假体相关的 ALCL 划归为一种新的疾病类型，即乳房植入物相关的间变性大细胞淋巴瘤（BIA-ALCL）。BIA-ALCL 的侵袭性相对较弱，大多局限于包膜内表面和包膜内的积液中，很少侵犯到包膜外（图 4-9）。截至 2019 年 7 月，全球范围内共报道确诊 BIA-ALCL 573 例，死亡 33 例，国内尚无病例报道。多项研究发现使用毛面假体的人群，发生 ALCL 的风险有所增加，但总体患病风险仍然极低，比较公认的终身患病风险为 3.3/10 万。由于 BIA-ALCL 极其罕见，尚无法确定其他危险因素，我们强调术前对所有接受假体植入的隆乳求美者充分交代 ALCL 的风险，并且明确指出基于目前的证据，Biocell 毛面假体的风险最高，还没有证据显示仅植入光面假体可以发生此病。这些信息可以作为医生和求美者选择假体类型时的参考因素。BIA-ALCL 一般发病于术后 7 ~ 10 年，60% ~ 70% 的病例表现为假体周围血清肿，17% ~ 30% 的病例表现为邻近假体的肿块，单纯表现为包膜挛缩的病例很少见。如果求美者术后 1 年以后出现假体周围血清肿、肿块，乳房肿胀疼痛或皮肤异常改变应进一步检查以除外 ALCL。如来源于假体周围积液或包膜组织中，发现具有丰富胞质及多形核的典型间变大淋巴细胞，流式细胞学显示 T 细胞群克隆扩增，免疫组化证实强阳性表达 CD30，不表达 ALK，即可确诊 BIA-ALCL。BIA-ALCL 一般预后良好，NCCN 最新指南推荐及时诊断和完整切除肿瘤、假体和周围包膜是最佳治疗方案。肿块、包膜外侵犯和双侧受累提示预后不良。

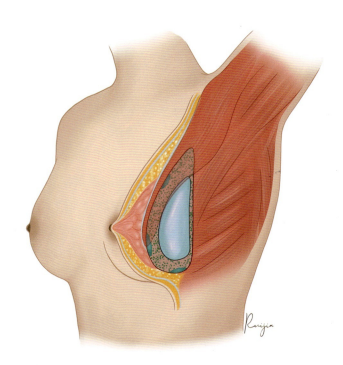

图 4-9　BIA-ALCL 模式图

肿瘤细胞一般分布于假体周围的血清肿内。少数情况下，肿瘤细胞可形成结节，侵犯包膜或者邻近的组织、淋巴结等。

夏泽楠　曾昂　著

董芮嘉　绘图

参考文献

［1］ Adams, William P, Jr. Breast Augmentation Video Atlas, 2nd ［M］. New York: Thieme Medical Publishers, 2019: 11-19.

［2］ 中华医学会整形外科学分会乳房专业学组. 硅胶乳房假体隆乳术临床技术指南［J］. 中华整形外科杂志. 2013，29(1): 1-4.

［3］ Maurice N. Implant-based breast reconstruction and augmentation ［EB/OL］. (2020-01-13)［2021-05-30］. https://www.uptodate.cn/contents/zh-Hans/implant-based-breast-reconstruction-and-augmentation?search=implant-based-breast-reconstruction-and%20augmentation&source=topic_page&selectedTitle=1~150.

［4］ Maurice N, Karol AG. Complications of reconstructive and aesthetic breast surgery ［EB/OL］. (2020-03-09)［2021-05-30］. https://www.uptodate.com/contents/complications-of-reconstructive-and-aesthetic-breast-surgery?search=complications-of-reconstructive-and-aesthetic-breastsurgery&source=search_result&selectedTitle=1~150&usage_type=default&display_rank=1.

［5］ Handal N. Managing Complications of Augmentation Mammaplasty ［M］. Philadelphia: Lippincott Williams & Wilkins, 2012: 1147-1472.

［6］ Swanson, Eric. Evidence-Based Cosmetic Breast Surgery ［M］. Cham: Springer International Publishing, 2017:75-106.

［7］ 乔群，孙家明. 乳房整形美容外科学 ［M］. 郑州：郑州大学出版社，2004：112-114.

［8］ Mugea T T. Aesthetic Surgery of the Breast ［M］. Berlin: Springer, 2015: 425-512.

［9］ Tahaniyat L, Michael R Z, Daniel J S. Breast implant infections ［EB/OL］. (2020-09-09)［2021-05-30］. https://www.uptodate.com/contents/breast-implant-infections?search=breast-implant%20infections&source=search_result&selectedTitle=1~7&usage_type=default&display_rank=1.

［10］ Jones, Glyn E. Bostwick's Plastic & Reconstructive Breast Surgery, 4thE ［M］. New York: Thieme Medical Publishers, 2020: 456-486.

［11］ 孙晶晶，栾杰，穆大力，等. 中国女性假体隆乳术不同切口瘢痕的前瞻性对比研究［J］. 中华整形外科杂志，2018，34(002): 101-109.

［12］ The U.S. Food and Drug Administration. Risks and Complications of Breast Implants［EB/OL］. (2020-09-28). https://www.fda.gov/medical-devices/breast-implants/risks-and-complications-breast-implants.

［13］ 高建华，廖云君，曾昭卫. 乳房假体的安全性问题［J］. 中华整形外科杂志, 2015, 31(2): 150-154.

［14］ Frame J. The waterfall effect in breast augmentation ［J］. Gland Surg, 2017, 6(2): 193-202.

［15］ The U.S. Food and Drug Administration Questions and Answers about Breast Implant-Associated Anaplastic Large Cell Lymphoma (BIA-ALCL)［EB/OL］. (2019-10-23). https://www.fda.gov/medical-devices/breast-implants/questions-and-answers-about-breast-implant-associated-anaplastic-large-cell-lymphoma-bia-alcl.

［16］ Mark W C, Eric J. Breast implant-associated anaplastic large cell lymphoma ［EB/OL］. (2020-10-26)［2021-05-30］. https://www.uptodate.cn/contents/breast-implant-associated-anaplastic-large-cell-lymphoma?search=breast%20implant&source=search_result&selectedTitle=4~54&usage_type=default&display_rank=4.

［17］The U.S. Food and Drug Administration. Medical Device Reports of Breast Implant-Associated Anaplastic Large Cell Lymphoma［EB/OL］. (2020-08-26). https://www.fda.gov/medical-devices/breast-implants/medical-device-reports-breast-implant-associated-anaplastic-large-cell-lymphoma.

第 5 章

腋窝入路假体隆乳术

1 概述

腋窝入路是隆乳术的传统术式，很多整形外科医生学习隆乳术都是从此入路开始的。1973 年，Hoelhler 第一次报道了应用腋窝入路隆乳的技术，当时假体植入的层次是乳腺后层次，采用的是钝性分离的方法。由于切口部位隐蔽，这种技术迅速得到更多医生的认可和推广。1978 年，Raynon 改进了腋窝入路隆乳术的一些细节，但仍然采用了乳腺后的植入层次。随后，Watanabe 提出将腋窝入路和胸大肌下层次植入假体相结合的技术，认为可以获得更好的形态效果，但是发现不能直视止血是该术式的一个弊端。前述的这些传统盲视下剥离方法，尽管历经技术改良，仍有根本上的缺陷，比如不能实现精准分离，假体放置的位置不能精确控制等。1993 年，Ho 第一次报道了应用内窥镜辅助的腋窝入路隆乳术，首次提出了在腋窝入路直视下分离的概念。Ho 的方法借鉴的是泌尿外科腔镜手术的经验，整个手术需要腋窝和胸外侧两个切口完成。Tebbetts 进一步发展了内窥镜隆乳技术，并提出"自由式"内镜隆乳手术的概念，将内窥镜的拉钩和镜身分离后，可以获得更大的操作自由度。内窥镜隆乳技术从 2010 年前后开始在国内盛行，并逐渐取代传统腋窝盲视剥离技术。

2 术前设计

术前设计须在术前站立位完成。设计包括腋窝和乳房两个不同的区域（图 5-1）。

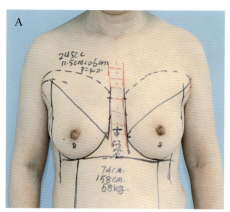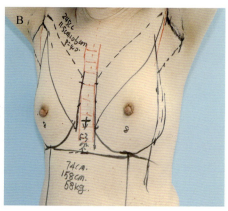

图 5-1　乳房区域的术前标记

腋窝入路患者术前设计正面双手下垂位（A）与正面双手上抬位（B），注意标记中央的非触碰区、假体剥离腔穴的内缘、外缘和下缘。

2.1　腋窝切口的设计

　　腋窝切口可选择靠近腋窝顶部设计，按照腋窝皱襞的方向设计为直线。腋窝切口前缘不超过胸大肌外侧缘。直线切口一般设计为 4cm，必要时可以往后延伸，但一般都设计在腋毛区域。腋窝入路并不建议采用太短的切口，不仅会妨碍内窥镜拉钩的置入和操作，也不便于假体的植入，并可能加重皮缘的损伤。腋窝切口愈合的瘢痕一般都不明显，因此手术中，医生应该在必要时果断地延长切口。

2.2　乳房剥离区域的设计

　　乳房区域的标记内容包括如下：中央的非触碰区（胸骨表面区域）、腋前线、新乳房下皱襞等重要界限。此外，对于初学者还可标记数个重要的边界定位点，便于术中用套管针定位，明确剥离的范围。这些重要的定位点包括：①乳房新下皱襞和胸骨的交点，这一点也是内镜下离断胸大肌起点的最内侧点，是最重要的定位点；②乳房新下皱襞的内下点，这一点分离不到位往往影响乳房内下的饱满度；③乳房新下皱襞的最下点，该点确定了假体放置的高度；④乳房新下皱襞的外下点；⑤乳房剥离范围最外侧点，通常设计在腋前线上。这些点位适合初学者术中确定剥离的边界和胸大肌离断的点位，对于技术熟练的医生而言可以不用（图 5-2）。

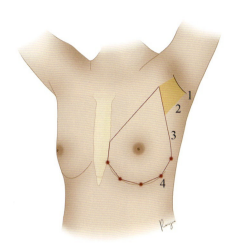

图 5-2　术前双手上抬斜位示意图

示意图显示重要的术前标记线，包括如下：1 腋窝皱襞的切口（红色标记）；2 皮下隧道分离范围（黄色标记），从腋窝分离至胸大肌外侧缘；3 红色区域为剥离范围；4 红色标记点位术中套管针的定位点，从内往外依次为：新乳房下皱襞和胸骨外侧缘的交点、乳房新下皱襞内下点、乳房新下皱襞最下点、乳房新下皱襞外下点、乳房剥离范围最外侧点。

3　内窥镜器械和设备

内镜辅助的假体隆乳术主要依赖内窥镜手术器械、内镜及主机系统。一般内窥镜选择直径 10mm、30 度视角的直型内镜（图 5-3）。内镜主机系统包括光源系统和成像系统，此外还需配置高清显示屏和高频电刀主机系统（图 5-4）。内窥镜手术器械（图 5-5）主要是指内镜下手术操作所用，包括内镜拉钩和电钩。在修复性手术中，也需要用到抓持钳。乳房剥离子在假体植入后，可以用来做轻微的腔穴调整。内镜下拉钩分为两种，一种是联体式内镜拉钩，有卡扣可以将内镜镜体固定，其优点在于可以单人操作；另一种是分体式拉钩，内镜镜体不和拉钩固定，因此视角可以自由移动，灵活性是其最大优点。

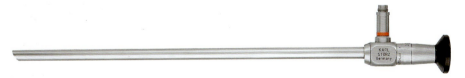

图 5-3　直径为 10mm、镜头角度为 30 度的内窥镜

（德国 Storz 提供图片）

内镜下分离最常应用电外科工具，包括电钩、电铲、电钳等。末端为 L 形的电钩末端结构变化多，应用更为灵活，更为术者所喜爱。L 形电钩的末端表面积最小，类似于针式电刀头，适合最为锐性的分离；L 末端的横臂为扁平结构，适合于推进式电分离操作；L 形的拐角处及短臂为圆柱结构，适合用作预防性止血和钝性分离等操作（图 5-6、图 5-7）。

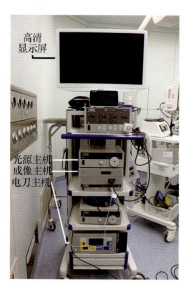

图 5-4　内窥镜隆乳手术配备的主机系统

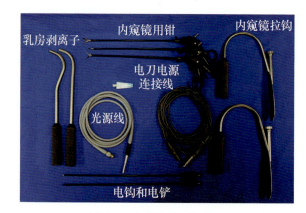

图 5-5　内窥镜隆乳用器械

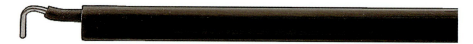

图 5-6　L 形电钩

L 形电钩是内窥镜隆乳最常用的剥离工具（德国 Storz 提供图片），其末端分为点状、片状和柱状三种结构，分别适合于锐性、推进和钝性分离。

　　此外，还有一种具有吸烟装置的电钩，末端可连接负压吸引器，在手术电分离的同时，可将分离产生的烟雾同时抽吸干净，这样很方便能维持视野清晰，深受术者的喜爱。

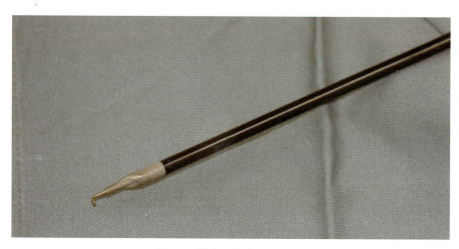

图 5-7　带有吸烟装置的电钩

腔穴内吸烟效率高，也是一种备受欢迎的分离工具。

近来还有医生应用超声刀来取代电钩，完成内镜下的电分离。超声刀的原理是通过超声频率发生器使金属刀头以 55.5kHz 的超声频率进行机械振荡，使组织内的水分子汽化、蛋白质氢键断裂、细胞崩解、组织被切开或者凝固，血管闭合。超声刀对周围组织的损伤远小于电刀，整个分离过程中，形成的烟雾和焦痂明显少于电刀，术中不形成人体内电流，减少了并发症的发生。应用超声刀技术的内镜下隆乳术在后边章节有详细介绍。

4 手术的体位及固定

内窥镜隆乳术术前的体位调整非常重要。由于手术术中需要将患者调整为半坐位，麻醉前应在清醒状态下，让患者调整自己在手术床的位置，为舒适的半坐位。注意患者的身体不要歪斜。然后将体位调整为平卧位，确定双侧托手板的位置，应以双上肢外展 90°为宜。过大的角度容易造成术后臂丛神经损伤，应予以避免。麻醉后，需妥善固定患者头部，以防术中因头部摆动而导致气管插管脱落。我们通常在用眼贴保护眼睛后，在额部垫上棉垫，用束缚带将头部轻固定在正中位。为防止头部左右转动，在头的两侧垫上布卷或者棉垫。碘伏消毒 2 遍后，将双上肢用束缚带固定于托手板上。髋部应用束缚带固定于手术床上（图 5-8）。

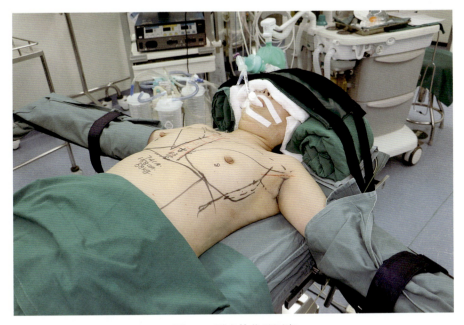

图 5-8　手术体位及固定

患者的体位应能随时调整为半坐位；身体不能歪斜；头部需妥善固定，防止气管插管的脱落；双手应固定于两侧托手板上。

5　消毒和准备

常规碘伏消毒术区2遍，上方达到舌骨水平，下方到脐。注意内镜操作位于腋窝区，因此消毒范围应当包括背部，否则术中容易污染。手术铺巾应当将腋窝后方及背部铺上无菌中单及小单。铺巾完毕，应当在双侧乳头贴上透明的输液贴，避免术中乳头溢出物的污染。

6　入路的分离

腋窝切口切开后，切口上唇（腋窝侧）皮下不需要分离，分离切口下唇（前胸侧）的脂肪浅层即可。应当注意切口深面的腋窝脂肪垫里有重要的神经血管结构（包括肋间臂神经、上臂内侧皮神经等），不应该破坏脂肪垫的完整性（图5-9）。切口下唇皮下分离1～2cm后，朝向前方的胸大肌方向皮下分离，用电刀或者组织剪分离都可以。在胸大肌外缘的深面皮下，偶可遇到胸外侧静脉的穿支，直径大约2mm，需提前予以灼烧后离断。分离至胸大肌筋膜表面后，打开筋膜，显露深面的锁胸筋膜，用手指进入胸大肌后方，略做分离，用S拉钩将胸大肌拉起，直视下分离胸大肌后腔穴的头侧端。

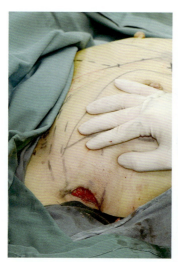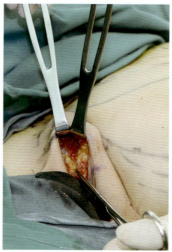

图5-9　皮下隧道的分离

腋窝切口切开后，在腋窝脂肪垫的浅面朝向胸大肌外侧缘潜行分离。图中可见腋窝切口深面的脂肪垫结构保留完整，这样可以避免损伤其内走行的肋间臂神经和上臂内侧皮神经。

7　内镜下胸大肌后腔穴的分离

胸大肌后层次的分离，每个医生都有自己熟悉的顺序和方法。笔者的顺序是：先分离层次清晰的区域，后分离需离断组织的区域；先分离出血不多的部位，后分离穿支较多的部位；先显露整个胸大肌后腔穴，最后离断肌肉形成双平面（图 5-10）。

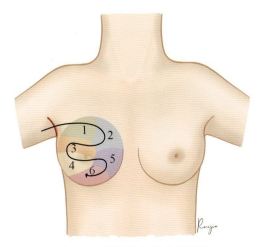

图 5-10　假体腔穴的分离顺序

首先分离胸大肌后方及腔穴的内上方，这个区域没有明显血管（1 区和 2 区）；然后转向分离胸大肌外缘上方（3 区），并向下在胸大肌后分离至胸小肌起点（4 区）；向内分离腔穴的内侧至羽状肌（5 区），最后在定位针的引导下，将腔穴的下缘精准分离（6 区）。

　　■　入口附近的分离。进入胸大肌后间隙后，首先直视下分离隧道。在视野的外下方，偶可见胸内侧神经的分支，或者第 2 肋间的血管穿支，如果妨碍假体植入通道的形成，可予以离断（图 5-11）。

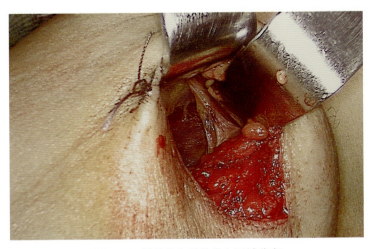

图 5-11　假体腔穴的乳房上区域分离

胸大肌深面的外下方、距离腋窝隧道比较近的区域，有时可以见到来源肋间的神经血管穿支，如果妨碍假体植入的话，应予以电凝后离断。

■ 此时可以用手指略做钝性分离，形成一定空间，置入内镜拉钩，开始内窥镜直视下分离（图 5-12）。首先将腔穴外侧的筋膜切开，让隧道入口内径足够宽大，既便于操作，也便于假体的植入。

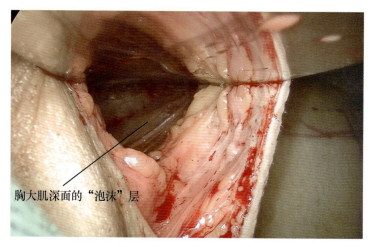

胸大肌深面的"泡沫"层

图 5-12　内窥镜直视下分离

充分打开胸大肌外侧筋膜后，腔穴内略做分离，即可置入乳房拉钩，开始全程直视下电刀分离。图示拉钩的深面即为胸大肌和胸小肌之间的疏松结缔组织（泡沫层）。

■ 将乳房拉钩向第二胸肋关节方向推进，扩大分离至腔穴的内上方。向内一般需分离至锁骨中线附近（图 5-13）。这部分腔穴是假体从腋窝切口植入后首先盘踞的空间，不宜太小。

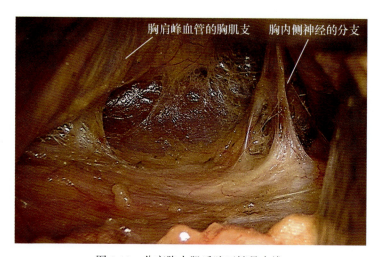

胸肩峰血管的胸肌支　　胸内侧神经的分支

图 5-13　分离胸大肌后腔至锁骨中线

可见拉钩的深面有胸内侧神经的分支，进入到胸大肌的中上部，如果妨碍假体的植入，可以离断。视野左上为胸大肌肌内的胸肩峰动脉胸肌支，应避免损伤。

■　紧贴胸大肌深面，沿泡沫层向乳头方向分离，调整内窥镜的视角，可以清晰显示深面的胸小肌，这是内镜下分离腔穴非常重要的一个解剖结构（图 5-14）。在胸小肌的表面分离显露至其最下缘的肋骨起点处。此路径基本无出血，可快速完成。

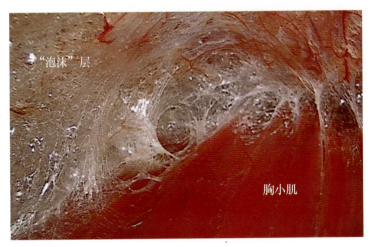

"泡沫"层

胸小肌

图 5-14　显露胸小肌

基底为胸小肌，可见到其肋骨起点的最下缘。胸小肌的浅面为泡沫层，左侧及上方为胸大肌的深面，右侧黄色的组织为外侧胸壁的皮下脂肪。

■　助手将拉钩向外侧牵拉，完成乳房后间隙上部区域外侧的分离（图 5-15）。

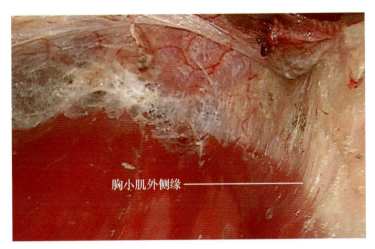

胸小肌外侧缘————————

图 5-15　胸小肌外侧

拉钩将乳头水平处乳房外侧皮肤拉起后，调整视角，显示胸小肌的外侧区域，图示右侧可见黄色脂肪和红色的胸小肌交界，可以用电刀锐性分离至腋前线水平，一般位于胸小肌外侧缘即可。

■　然后将拉钩向内平移，显露胸小肌的内侧，分离假体腔穴的内上方（图 5-16）。

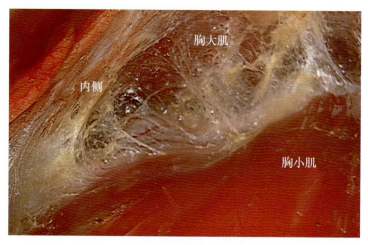

图 5-16　胸小肌内侧

可见基底右侧为胸小肌纤维，基底前方可见肋软骨及肋骨。此部位胸大肌和肋骨间无明显穿支血管，出血很少。

■　胸小肌的外侧和内侧分离完毕后，向下沿泡沫层推进，分离胸大肌后腔穴（图 5-17 ~ 图 5-24 ）。

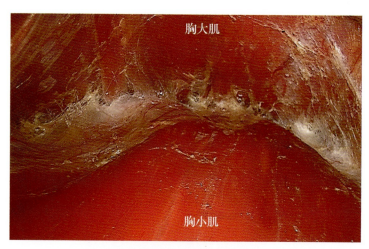

图 5-17　胸大肌肋骨的起点

拉钩将乳房中部拉起后，显露胸小肌的起点结构和胸大肌后层次。图 5-17 示胸小肌自第 4、第 5 肋骨发出，胸大肌位于视野的左上、上、右上的大部分。

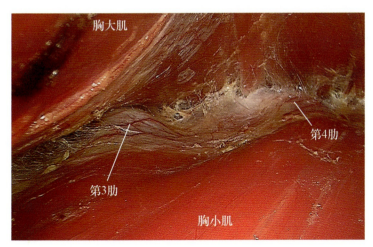

图 5-18　腔穴内侧、胸大肌第 3、第 4 肋软骨起点

视野转向胸小肌内侧，可见第 3、第 4 肋骨及部分在第 4 肋软骨上的胸大肌起点。

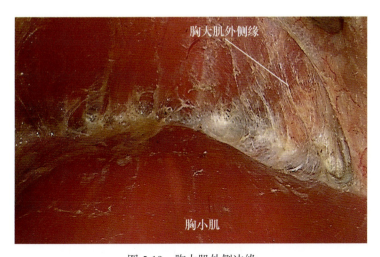

图 5-19　胸大肌外侧边缘

视野转向胸小肌的外侧，可以清晰地看到顶部胸大肌的肌肉纤维条索及胸大肌外侧的边缘所在（红色和黄色的交界）。

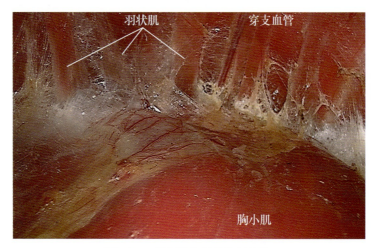

图 5-20　进入胸大肌的肋间血管

胸小肌起点的内下，可见到从第 4、第 5 肋骨表面的羽状肌及第 4、第 5 肋间血管的穿支。

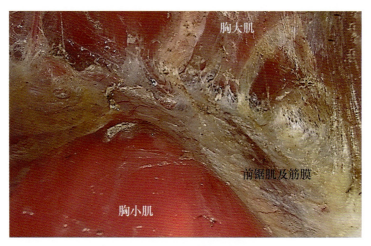

图 5-21　前锯肌表面的分离

胸小肌起点的外下方，可见基底为前锯肌筋膜。胸大肌部分起点和前锯肌筋膜有重叠。

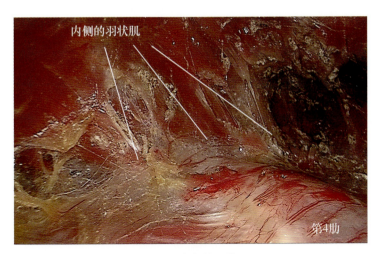

图 5-22　内侧的羽状肌

视野推向内侧，第 4、第 5 肋软骨表面胸大肌的羽状肌。用电刀从骨膜表面将羽状肌予以离断，注意肋骨骨膜不要破坏，否则容易导致出血或者术后疼痛。

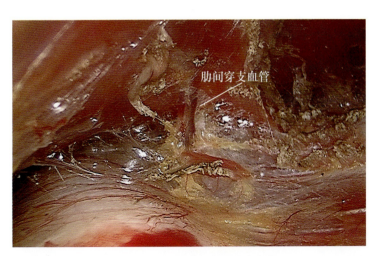

图 5-23　腔穴内下的肋间动脉穿支

在乳房内下区域，在第 4、第 5 肋间隙，通常可以发现有肋间血管穿支从肋骨的下缘穿出，支配浅面的胸大肌。

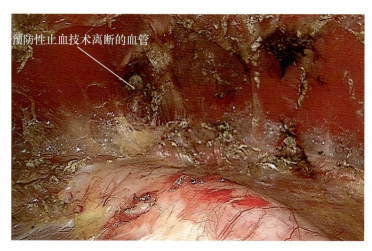

图 5-24 肋间穿支的预止血

血管用 L 形电凝头预止血后，予以离断，最大限度减少术中出血，始终保持视野清晰可辨。本图可见胸大肌深面电凝烧灼的暗黑色结痂，穿支血管已经离断。

■ 分离完胸大肌后腔穴后，离断胸大肌起点，形成双平面（图 5-25 ~ 图 5-27）。

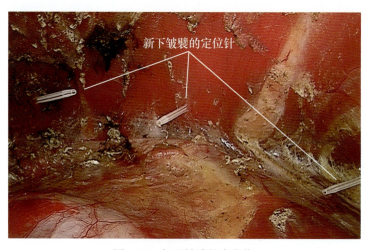

图 5-25 新下皱襞的内定位

按照术前标记的定位点，详见图 5-2，刺入套管针，将针芯拔除后，留下非金属的套管，予以标记定位。图 5-25 示从左至右依次为乳房内下、乳房下皱襞中点、乳房下皱襞外下 3 处定位点。还有下皱襞和胸骨外侧缘的交点及乳房外侧区域的定位点未显示。

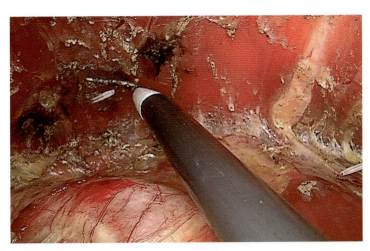

图 5-26　离断全层胸大肌

根据定位点的套管标识，可以明确胸大肌离断的位置和范围。电刀从标记套管针的上方开始，从胸大肌外侧缘、经下皱襞的下方标记点，至下皱襞和胸骨外侧缘的交点，在新下皱襞水平离断胸大肌全层。

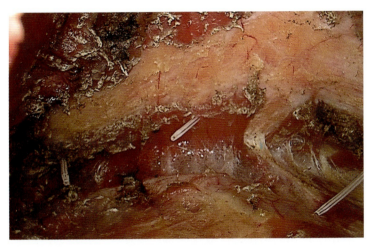

图 5-27　Ⅰ 形双平面的形成

胸大肌全层离断后，可见黄色的脂肪组织显露。注意肌肉的离断不需要紧贴起点，而是距离起点有大约 1cm 的距离。胸大肌起点离断后，肌肉回缩，部分显露腺体组织，形成 Ⅰ 形双平面。完成手术腔穴的分离。

■ 假体腔穴的冲洗和止血

常规应用抗生素盐水冲洗腔穴，冲洗液应为清亮液体。如果冲洗液为红色淡血性，应重新置入内窥镜检查是否有活动性出血。

8　假体植入

假体植入参见乳晕入路假体隆乳章节，建议应用假体递送袋完成，避免假体和皮肤的直接接触。假体植入后，常规坐立位观察位置是否对称、假体是否达到理想的位置。关闭切口前，需再要用内窥镜再次进入假体腔穴，明确假体的位置是否恰当，观察是否有活动性出血（图 5-28）。

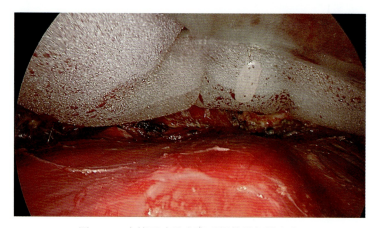

图 5-28　内镜下确认水滴型假体的摆放方向

假体植入后，内镜检查水滴型假体是否放置合适。可见水滴型假体下方的标记点朝向下皱襞中点方向，假体没有卷曲，视野无积血，视为可以结束手术。

9　腋窝伤口缝合

■　腋窝放置闭式引流管，引流管末端一般置于乳房腔穴的外下方，引流管开口一般位于切口外下、腋毛区内，距离切口大约 1cm 处。

■　缝合胸大肌外侧筋膜。助手用甲状腺拉钩将切口拉起后，术者用 3-0 薇乔线将胸大肌外侧筋膜缝合 2 ~ 3 针，避免肌肉的裸露。

■　皮下缝合。由于拉钩的牵拉，一般皮缘都已变形，尤其是远离腋窝侧皮缘。明显损伤的皮缘可以用小剪刀去除。此时伤口不容易准确对位，可以用皮勾将切口顶部勾起，将切口拉长后，可实现对位缝合。皮下可用 4-0 薇乔缝合真皮深层，形成皮嵴。

■　6-0 单丝尼龙线间断缝合皮肤。

10　术后护理

■　一般需要术后压迫乳房上极，防止假体移位。可用弹力绷带轻加压乳房上极，也可以用束胸带轻加压。注意加压不宜压力过大，避免形成水疱或者上臂的水肿麻木等。

■　术后鼓励患者练习做摸头的动作，可以缓解肌肉的不适或者疼痛。

■　术后引流管一般 72 小时内拔除，或引流量少于 30ml/d 可拔除。

■ 术后 7 日拆线。

■ 术后 1 个月、3 个月、6 个月复查。

11 典型病例（图 5-29）

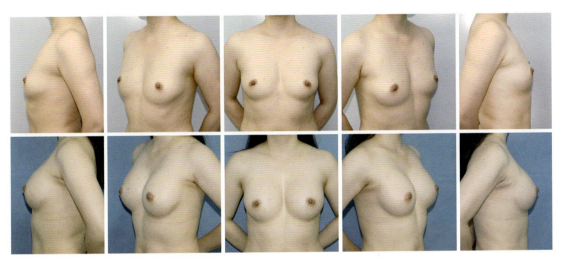

图 5-29 腋窝入路假体植入术前后

28 岁女性，诊断为哺乳后乳房萎缩。经腋窝入路，植入傲诺拉 300ml 圆型假体，植入层次为 I 型双平面。上排图为术前，下排图为术后半年。

12 小结

腋窝入路是国内整形美容外科医生最熟悉的隆乳手术入路。和传统的盲视下剥离方法相比，现代腋窝入路假体隆乳术更推崇用内窥镜来辅助，其最大优点为：全程可视，减少出血，分离精准，避免不必要的损伤。通过标准化流程的建立，内窥镜辅助的假体隆乳术已经成为一种可以程序式复制的美容手术。训练得当的话，腋窝入路隆乳手术可以实现和其他入路一样的手术效果。

但也应认识到，内窥镜辅助的腋窝入路假体隆乳术仍有局限性，内窥镜辅助手术只是腋窝入路的一种方式。对于一些复杂的修复性手术，单独依靠腋窝手术很难获得满意的效果，还需要借助其他入路才能实现较为理想的修复目标。因此，乳房整形外科医生也需要用一种务实的心态来看待腋窝入路和内窥镜辅助技术，甄别适应证，将技术用在适合的临床场景下，以确保临床效果达到预期。

曾 昂 著

董芮嘉 绘图

参考文献

［1］Hoehler H. Breast augmentation: the axillary approach［J］. Br J Plast Surg, 1973, 26(4): 373-376.

［2］Raynor A C, Klein A W, Habal M B. Cosmetic advantages of augmenting the hypoplastic breast via the transaxillary route［J］. Aesthetic Plast Surg, 1976, 1(1): 391-407.

［3］Watanabe K, Tsurukiyi K, Fugii Y. Subpectoral-transaxillary method of breast augmentation in orientals［J］. Aesthetic Plast Surg, 1982, 6(4): 231-236.

［4］Niechajev I. Improvements in transaxillary breast augmentation［J］. Aesthetic Plast Surg, 2010, 34(3): 322-329.

［5］Ho L C. Endoscopic assisted transaxillary augmentation mammaplasty［J］. Br J Plast Surg, 1993, 46(4): 332-336.

［6］Tebbetts J B. Achieving a predictable 24-hour return to normal activities after breast augmentation: Part II. Patient preparation, refined surgical techniques, and instrumentation［J］. Plast Reconstr Surg, 2002, 109(1): 293-305; discussion 306-297.

第6章

超声刀辅助的腋窝入路假体隆乳术

应用内窥镜辅助的腋窝入路假体隆乳术，相对于其他入路而言，具有明显的优势。内窥镜的使用可以减少术中出血、腔穴分离更加精准、胸大肌离断的位置更加准确。腋窝切口的瘢痕位于腋窝顶部，可以更加隐蔽。我们同时使用超声刀（图6-1）进行分离，具有以下优点：无电流刺激组织，热损伤小，可安全处理5mm及以下血管，出血少、手术视野清晰。我们采用腋窝"Z"形切口，避免直线瘢痕，术后瘢痕增生的风险变得更低；腋窝入路其他的优势包括避免腺体破坏，保证乳腺实质的完整性；保留腋窝淋巴结及腋窝脂肪垫的完好无损等。

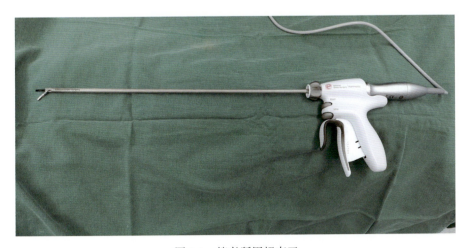

图 6-1　笔者所用超声刀

1　隆乳术的适应证

■ 乳房发育不良或乳房在分娩后萎缩。

■ 体重骤减后乳房萎缩。

■ 单纯乳腺切除或乳癌术后的乳房缺损。

■ 乳房形态不佳者。

■ 两侧乳房大小不对称、轻度下垂等。

2 隆乳术的禁忌证

■ 乳房组织有炎症或切口附近有皮肤炎症者。

■ 机体其他部位有感染病灶，或心、肝、肾等重要脏器有病变者。

■ 瘢痕或者过敏体质者。

■ 要求隆乳术者心理准备不足，或有不切合实际的要求的手术者。

■ 患有精神分裂症或者精神异常者。

■ 患有免疫系统或者造血系统疾病者。

■ 乳腺癌术后复发或者有转移倾向者。

3 术前测量

手术测量前，需要确认患者身体直立、没有弯曲。可用水平尺确认患者的两肩等高，然后在同一体位用水平尺观察两侧乳头、乳房下皱襞是否等高（图 6-2）。术前需要测量乳房的宽度、胸骨上凹到乳头的距离（SN-N）、乳房上极软组织厚度、乳房下极软组织厚度、乳头至乳房下皱襞的距离、乳头向前的牵拉度等参数（图 6-3 ~ 图 6-5）。根据 SN-N 的距离，可以选择不同高度的假体。SN-N 值小于 16cm，笔者会选择低高假体；SN-N 值如果大于 20cm，笔者会选择全高假体；如果 SN-N 值介于二者之间，可以选择中高假体。根据乳头向前的牵拉度，可选择不同突度的假体。笔者的习惯是：如果乳头牵拉度小于 2cm，选择全突假体；大于 4cm，选择低突假体；介于二者之间，笔者会选择中突假体。

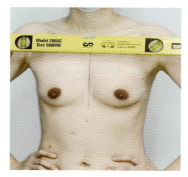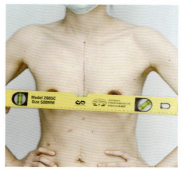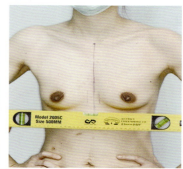

图 6-2　术前测量两侧肩部是否等高，评价双侧乳头和下皱襞的位置

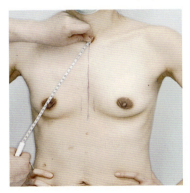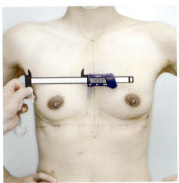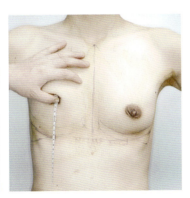

图 6-3　术前测量 SN-N 线、乳房基底宽度、N-IMF 距离

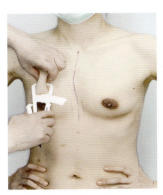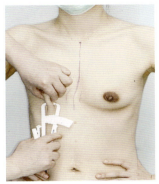

图 6-4　术前测量乳房上极和乳房下极的软组织厚度

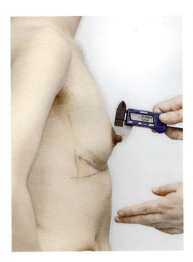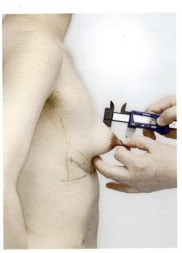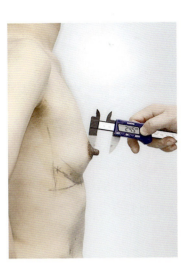

图 6-5　测量乳头牵拉移动度

4 腋窝切口及胸大肌外缘的分离

患者平卧上臂外展90°，腋窝顶部设计Z形切口，长约2.5cm。局部浸润麻醉后，切开皮肤至皮下5~10mm，勿打开腋窝脂肪垫，皮下潜行分离至胸大肌外缘，切开胸大肌筋膜，紧贴胸大肌纤维的后间隙向内下进去胸大肌后层次（图6-6）。在胸大肌和胸小肌之间，进入"泡沫层"。注意勿使用暴力。此间隙入口处可能有胸外侧血管的分支，如果暴力操作有可能滑入胸小肌内或者胸小肌后，使解剖层次出错，造成出血、第2肋间臂神经损伤等并发症。

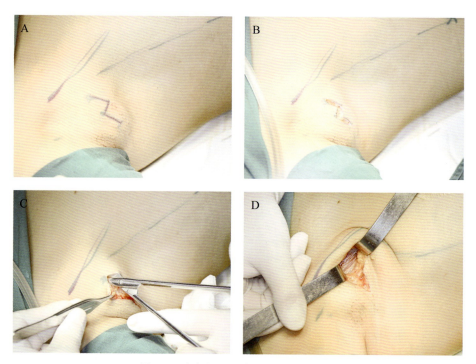

图6-6 腋窝切口及胸大肌外缘的分离

A：腋窝设计Z形切口；B：切开皮下脂肪浅层；C：组织剪皮下分离至胸大肌外缘；D：打开胸大肌纤维，显露胸大肌下缘。

用小"S"拉钩拉开腋窝隧道，在入路的外下部位直视下用超声刀止血、分离，直视下大的血管分支建议缝合结扎（图6-7）。

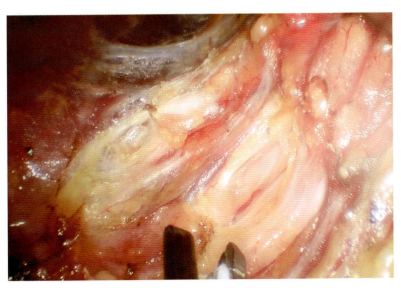

图 6-7　在胸大肌外缘和胸小肌之间的分离

用超声刀分离，血管予以止血后离断。

5　胸大肌、胸小肌之间的分离

置入内镜拉钩后，显露胸大肌胸小肌之间的"泡沫层"。该层次组织疏松，可钝性分离，偶尔也会遇到小的血管穿支，用双极电凝或超声刀解剖分离（图 6-8）。此层次最重要的部位是腔穴外侧、靠近腋前线附近，内镜 30° 视角略为局限，显露不理想，需要小心操作，以电凝为主。此区域分离不充分，会造成假体植入困难。

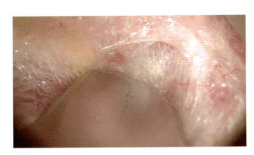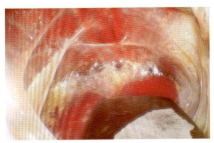

图 6-8　泡沫层可以剥离子钝性分离

6　假体腔穴的分离

胸大肌的解剖分离在直视下完成。有血管穿支的部位，以凝血模式为主，无血管区域以切开模式为主。分离的顺序宜先易后难，先安全区后危险区（图 6-9）。乳头乳晕投影区相对安全，可首先钝性分离。然后向胸大肌外缘分离，至腋前线附近，显露前锯肌，前锯肌表面分离，此处要特别小心胸外侧血管的分支。分离至腋前线与新下皱襞线交叉点，针刺定位后，再由外向内分离至胸骨线与新下皱襞线的交叉点处为止，准确分离腔隙下缘。最后一步离断胸骨旁线附近的"羽状"附着点（图6-10～图6-12）。此步骤中要特别注意，勿损伤胸廓内动脉的穿支。

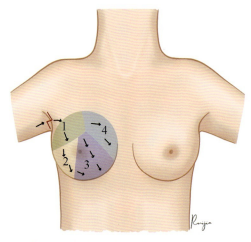

图 6-9　胸大肌后用超声刀分离的顺序

遵循先易后难，先外侧后内侧的顺序依次分离。

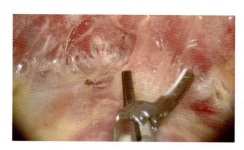
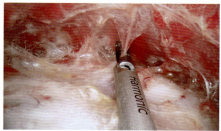

图 6-10　用超声刀分离肋骨表面的胸大肌起点

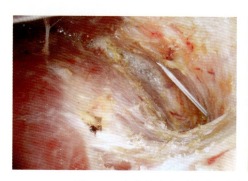
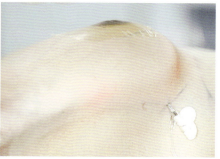

图 6-11　定位针确定下皱襞最外侧点，此点为腔穴分离的最外缘

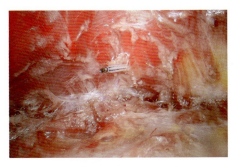
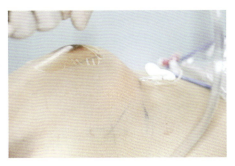

图 6-12　定位针确定下皱襞最下点，此点为腔穴分离的最远端

7　胸大肌的离断及内镜下双平面技术

以胸骨旁线与新下皱襞交叉点处上方 1.5～2.0cm 为起点，并从内向外离断肌肉（图 6-13）。并使胸大肌断端向上退缩约 2～3cm，形成 I 型双平面（图 6-14）。如果需要形成 II 型双平面，可以让胸大肌断端退至乳头乳晕复合体下边缘。胸大肌如果退缩更多，至乳晕上缘，则形成 III 型双平面（图 6-15）。

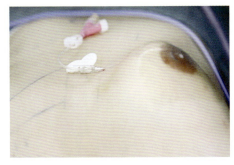

图 6-13　胸大肌内侧离断点

胸骨旁线和新下皱襞交叉点上方 1.5cm 处，为胸大肌离断的最内侧点。

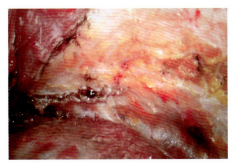

图 6-14　I 型双平面技术

用超声刀将胸大肌按照计划离断，形成 I 型双平面技术。

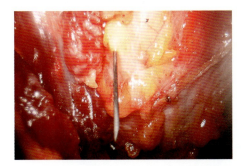
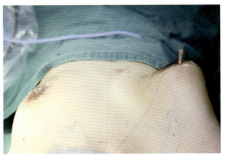

图 6-15　III 型双平面技术

将定位针在乳晕上缘刺入，用超声刀分离胸大肌，使其断端退缩至乳晕上缘水平，形成 III 型双平面技术。

8　放置假体及引流管

假体腔穴分离后，仔细检查有无出血点，大量庆大要素盐水冲洗腔穴，观察无出血后植入乳房假体。假体植入后，可再次置入内窥镜检查无出血后，放置硅胶引流管，依次缝合切口，由于伤口为Z形，总长度仅为2.5cm（图6-16）。

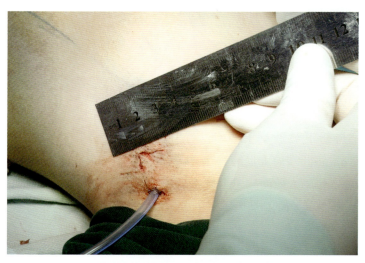

图6-16　最终伤口缝合完毕，直尺测量伤口跨度为2.5cm

9　术后护理

■　术后乳房四周垫棉垫，弹力绷带适当加压包扎（图6-17）。

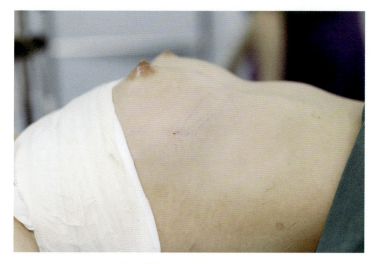

图6-17　用弹力绷带压迫乳房上极，适当加压包扎

■　密闭负压引流 3 日左右，如每日引流量少于 30ml，乳房周围无皮下瘀青，可考虑拔除引流管。

■　换药拔除引流管后，乳腺上方佩戴束乳带（平第 2 肋水平）2 ~ 3 周。

■　术后常规应用广谱抗生素 3 天，酌情使用止血药。

■　术后 7 日拆线。

■　嘱受术者 1 月内勿剧烈运动，术后 7 日、15 日、1 个月复诊。

■　20 ~ 30 日后可每天趴床半小时。

10　典型病例（图 6-18）

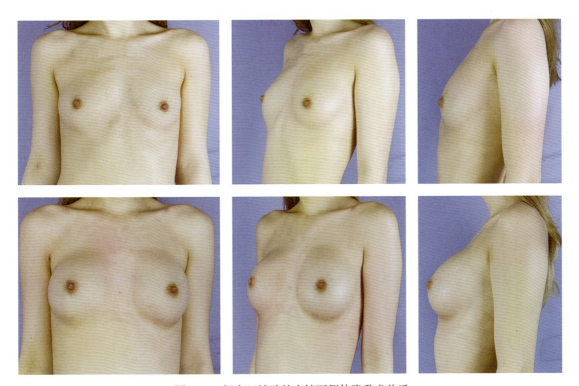

图 6-18　超声刀辅助的内镜下假体隆乳术前后

上排图为术前正位、斜位和侧位。下排图为应用超声刀辅助的内镜下假体隆乳术后 1 年半，手术植入 270ml 水滴形硅凝胶乳房假体。

11　小结

超声刀辅助的内镜下假体隆乳术术前需要准确设计剥离腔穴，我们常规会用水平尺确定两侧乳房下皱襞的剥离高度，并在术中反复对比，观察假体植入后形态的对称性。术中的分离应当注意内侧勿超过胸骨旁线，外侧不要逾越腋前线。在离断胸大肌远端时，要小心勿损伤下皱襞的皮肤。术中要严格无菌操作，包括用抗生素盐水浸泡假体、术者接触假体前更换无菌无粉手套等。假体植入后需再次确认假体在腔穴内充分舒展，以及腔穴内无活动性出血等。术后常规放置引流管，束乳带加压2周。

我们改良了腋窝切口，发现Z形切口可明显缩短腋窝切口的长度。我们采用超声刀代替传统的电刀进行内镜下分离。由于超声刀的分离原理不同于电刀的热损伤，因此患者术后引流会明显减少，患者恢复期可以明显缩短。我们还可以根据手术分离的不同要求，形成腋窝入路Ⅱ/Ⅱ型双平面技术。通过这些手术细节的改进，腋窝入路假体隆乳术的损伤可以更小，适应证也更加广泛。

李高峰　著

董芮嘉　绘图

参考文献

［1］Ho W S, Ying S Y, Chan A C. Endoscopic-assisted subcutaneous mastectomy and axillary dissection with immediate mammary prosthesis reconstruction for early breast cancer［J］. Surg Endosc, 2002, 16(2): 302-306.

［2］Kim K J, Chung J H, Lee H C, et al. Comparison of Harmonic scalpel and monopolar cautery for capsulectomy at the second stage of expander/implant breast reconstruction［J］. Arch Plast Surg, 2020, 47(2): 140-145.

［3］Ferri E, Armato E, Spinato G, et al. Harmonic scalpel versus conventional haemostasis in neck dissection: a prospective randomized study［J］. Int J Surg Oncol, 2013, 2013(369345).

第 7 章

不用内窥镜辅助的腋窝入路假体隆乳术

1 概述

假体隆乳术已经风靡全球，成为整形手术量最大的手术种类之一。大约 60 年前，世界上第 1 例假体隆乳术成功完成。此后，假体制造工艺和手术技术持续改进。现在，假体隆乳术已经成为一项安全、可靠的整形外科手术，被越来越多的女性患者选择和接受。

本章介绍了我们应用腋窝入路、不需要内窥镜辅助的假体隆乳技术。这项技术可以获得持续可靠的临床效果，而并发症发生率也能控制在满意范围之内。

2 适应证和禁忌证

整形外科手术选择适当的患者，是获得良好临床效果最重要的前提。术前需要询问患者详尽的病史、完备查体和各项检查。术前沟通也非常重要，术者应当向患者介绍术后恢复的过程以及手术可能的风险。术者应当和患者深入讨论手术的期望和可能的效果。

在诊所，我们向患者提供 3 种入路：乳房下皱襞入路、经乳晕入路和经腋窝入路。如果选择经腋窝入路，理想的患者应当是具有正常乳房解剖结构的女性。对以下情况，我们不建议选择经腋窝入路假体隆乳术：乳房下垂、假性下垂或者筒状乳房等情况。如果患者的乳房下皱襞紧致，或者乳房下极发育不良，乳头至乳房下皱襞的距离小于 5cm，这些情况亦不适合选择经腋窝入路。患者如果伴有以下情况，也不适合选择经腋窝入路假体隆乳术：体重波动明显、糖尿病患者如果糖化血红蛋白值大于 7.0%、严重吸烟、免疫功能受损、其他心肺疾患等。

3 手术计划

3.1 术前评估

术前评估应当着重考虑以下因素：乳房下垂的程度、现存乳房腺体的容量、已有乳房下皱襞的特征、乳头至乳房下皱襞的距离等。

术前还需要评估双侧不对称的程度。术者应当谨慎地尝试用假体去矫正双侧不对称，尤其是在选择盐水假体的情况下。双侧乳房的容积差异可以在以下 3 个体位评估：站立位、平卧位和前倾位（图 7-1）。术者如果计划用不同的假体来调整乳房不对称的情况，可以在患者站立位时，在其佩戴的文胸内放置不同的假体，然后观察双侧矫正的情况（图 7-2）。

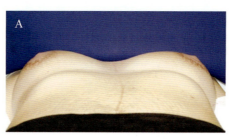

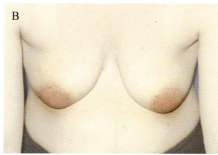
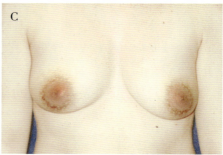

图 7-1　术前在 3 个体位评估此 36 岁女性患者的乳房容积差异

A：平卧位，会让人形成右侧乳房更大的一种错觉。这是由于右侧乳头的位置更高、右侧乳房内侧的轮廓更加饱满的原因。而实际上，左侧乳房的基底更宽；B：在前倾位时，可以看到左侧乳房容积更大；C：站立位时，也可以显示左侧乳房的容积更大。

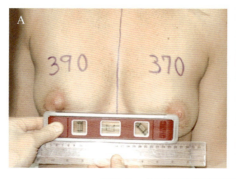
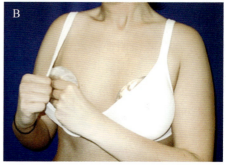

图 7-2　术前使用测量和试戴的方法选择合适的假体

A：女性患者更倾向于盐水假体。选择假体前，我们会用水平尺和直尺明确双侧乳头和下皱襞的差异。然后再根据之前观察的结果，右侧选择更大的假体；B：如果患者选择硅凝胶假体，可以用试戴的方式，判断不同大小的硅凝胶假体是否能矫正双侧的不对称。根据试戴结果，最终患者选择了盐水假体，右侧大小为 390ml，左侧为 370ml。

乳房假体的选择应基于患者的意愿和其胸壁的解剖结构特点。术者可以根据自己的选择方法，向患者建议某一型号的假体，比如某一具体的假体基底宽度和容积等数值。此时，医生也应当鼓励患者，提供她们期望达到术后效果的照片，以明确她们的预期值。如果患者的期望和术者选择的假体存在较大差异，双方应当深入地沟通和交流，最终应达成一致意见。

3.2 术前准备

术前，患者应当接收到清晰明确的医嘱，比如明确告知其避免服用抗凝剂和严禁吸烟（包括电子烟和含尼古丁的口香糖）等。医生应当建议患者科学的服用避孕药物，以减少对手术的影响。所有的患者术前应告知假体手术的相关风险。鉴于细菌膜和包膜挛缩可能存在相关性，术前应要求患者从术前 1 日晚上至次日早晨，用含葡萄糖酸氯己定的抗菌皂洗澡共 3 次，每次至少间隔 1 小时。这样可以减少皮肤上携带细菌的数量，从而降低假体术中被污染的风险。

3.3 经腋窝入路假体隆乳术

在有陪护的前提下，医生给患者完成术前标识，包括腋窝和胸部手术标识以及假体型号。术前，每位患者静脉输入 1.5g 头孢呋辛。这种抗生素抗菌谱覆盖了表皮金葡菌，因此适合假体术前使用。手术在全麻下施行。用 ChloraPrep 消毒液（含 2% 葡萄糖酸氯己定和异丙醇）术区消毒，然后铺无菌巾。用 3M 抗菌透明辅料覆盖乳晕区域，以杜绝术中乳头溢液的污染。术者在手术初始可佩戴 4 副无菌无粉手套：第 1 副为比正常型号大半号的手套，第 2 副为正常型号手套，第 3 副和第 4 副手套比第 2 副大半号到 1 号。这样术中每次处理假体前都可以去掉外层手套，保证接触假体的手套都是新手套。术中仅主刀医生可以接触假体。

腋窝切口设计在腋窝顶部下方大约 1cm 处、腋窝自然皱襞处，长约 5cm，位于腋毛区域。如果是硅凝胶假体，切口可根据假体大小适当延长。一般而言，盐水假体设计的切口长度可以为 2.5cm，硅凝胶假体切口长度约为 4~5cm。因为腋窝皮肤延展性很好，因此切口长度不需要太长。

切开皮肤后，用弯剪尖端皮下分离。偶尔会遇到淋巴结结构，应注意避免损伤。组织剪尖端朝前，指向胸大肌外侧缘。由于分离层次较浅，肋间臂神经和腋窝的淋巴管都在深层，可以避免损伤。用组织剪分离时，应避免分离过深。分离不需要完全暴露胸大肌外侧缘，仅组织剪尖端触及即可。此时，组织剪尖端还可触及深面的锁胸筋膜。用组织剪尖端轻轻分离，部分破坏该筋膜层或者完全穿透此筋膜层。用示指指尖穿过筋膜破损处，进入胸大肌后方，在胸小肌的浅面，轻轻滑动分离。整个腔穴的上部可以用示指钝性分离完成。然后将雷诺乳房剥离子或 Penn 乳房剥离子用抗生素盐水中蘸湿后，置入剥离腔穴，钝性分离腔穴的其他部分。乳房剥离子远端的平头应紧贴胸大肌后方剥离，避免对肋骨的钝性损伤。剥离操作应在阻力最小的情况下完成，这样可以有效完成对组织羁绊的拉伸或者撕扯。乳房的下方剥离范围应略超过标记的乳房下皱襞位置。乳房的内侧应充分分离，外侧分离要保守，否则容易发生术后假体向外下移位的风险。如果剥离过程有障碍，或者遇到出血，也可以用内窥镜辅助处理。但是我们的临床经验中从未用到内窥镜。

腔穴剥离一旦完成，可以用乳房剥离子将乳腺向上挑起，这样腔穴内会灌满空气，然后用手将切口闭合。这样，可以清晰地显示乳房腔穴的边界，避免了使用扩张器来观察腔穴是否剥离充分。通过充气模拟试验，也可以观察到剥离腔穴边缘是否平整，是否需要进一步调整。腔穴剥离充分后，用三联抗生素盐水冲洗（含 5 万单位杆菌肽；1g 头孢唑啉；80mg 庆大霉素）。

此时需用到非接触式技术：术者将外层手套脱掉，助手打开假体内包装外壳，用三联抗生素盐水浸泡假体。术者将假体取出后，准备经腋窝切口植入假体。

此时助手用理查森外科拉钩拉开腋窝切口。这个拉钩的宽度为 4cm，正好适合硅凝胶假体的植入。当术者刚开始塞入硅凝胶假体时，助手略微用力将拉钩向上牵拉。当假体完全进入切口后，助手应用力快速向上提拉拉钩，以形成腔内负压，有助于假体的进入。如果此时可听到有气体抽吸的声音，提示操作是正确的。植入大容量假体时，如果已经充分打开锁胸筋膜，植入过程会更加容易。如植入盐水假体，可以用曼托假体的盐水充注系统更加方便。

假体植入腔穴后，可用剥离子适当调整腔隙。腔穴内如存在有气体，应沿假体边缘将其挤压干净，这样假体的边缘就可以清晰可见了。评价假体的位置是否得当，应当从两个体位（平卧位和坐立位）、多个角度来评价。坐立位评价时，应当将患者上半身置于 90°，这个体位可以真实反映患者直立位时乳房的形态，更容易发现双侧不对称、边缘不平整等现象。此时也可以拿出患者术前期望达到的乳房形态的照片，将其与术中坐立位的形态比较，重点观察乳房内侧 / 外侧、上极 / 下极的轮廓。最后，术者可以用"睡衣试验"来观察乳房上极的对称性：用手术单平放在乳头水平，观察露出的乳房上极是否对称。最后，在坐立位时，术者将含肾上腺素（1∶200 000）的 0.25% 布比卡因溶液用细导管滴入假体腔穴内，可以减轻患者术后疼痛。

用 3-0 单乔缝线分别缝合锁胸筋膜和真皮层。皮肤最后一层用 4-0 可吸收线连续皮内缝合，也可用 4-0 尼龙线间断加固。伤口表面涂抹乳香胶，待胶水干后，再贴上 3M 免缝胶布。多数患者术后伤口的敷料仅此而已，不需要额外的包扎，甚至连文胸都不需要佩戴。少数情况下，如果发现患者假体位置偏高，可以嘱患者佩戴一个乳房上极的束胸带压迫即可。术后鼓励患者尝试一种"波浪式"运动，将上臂上抬（图 7-3）。

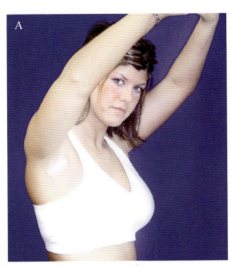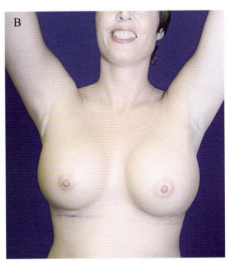

图 7-3　经腋窝入路假体隆乳术后 24 小时

A：21 岁女性，5.7 英尺高（170cm），体重 135 磅（61kg），图示为经腋窝入路假体隆乳术后 24 小时情况，假体为 350ml 盐水假体。患者并没有感觉明显疼痛，也不需要口服镇痛药。为了快速恢复，通常鼓励患者术后数小时即开始"波浪式"上臂上抬运动。

B：33 岁女性，5.9 英尺高（170cm），体重 160 磅（72.5kg）。经腋窝入路假体隆乳术后 24 小时，假体为 420ml 盐水假体。患者并无明显疼痛，未服用镇痛药，图示为患者正在做上臂上抬运动。

4　典型病例

只要适应证合适，经腋窝入路假体隆乳术是乳房整形美容外科手术中一个强大的技术工具。图 7-4 显示一位 24 岁女性术前术后对比照片。

术后下皱襞的形态有时会不理想，此时我们会采用一种简单的"鞋带"矫正技术来改善下皱襞的形态。鞋带矫正技术的应用可以改善下皱襞处轻微的轮廓不平整、假体下移和双泡畸形（图 7-5）。

上文介绍的经腋窝入路假体隆乳术适用于硅凝胶和盐水两种假体。此例显示该技术对于乳腺轻度下垂的患者也可以取得良好的效果（图 7-6）。

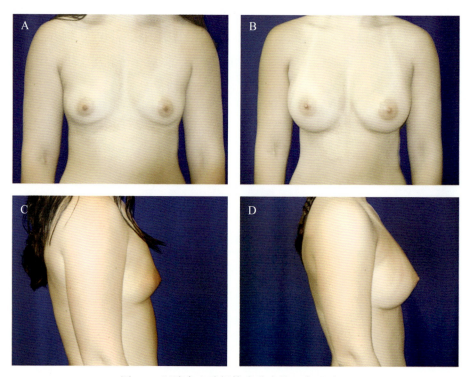

图 7-4　经腋窝入路假体隆乳术前、术后对比

24 岁女性，身高 5.6 英尺（170cm），体重 140 磅（63.5kg），经腋窝入路假体隆乳术植入 400ml 中突硅凝胶假体。A、C 为术前正位和侧位，此时文胸型号为 34 B；B、D 为术后 1 年对应体位，此时文胸型号增大为 34 D。

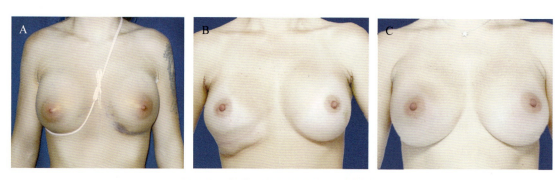

图 7-5　"鞋带"矫正术改善下皱襞形态

A：30 岁女性，术后右侧乳房下皱襞轻度下移，用"鞋带"矫正技术可以改善；B：24 岁女性，腋窝入路修复性假体手术术后 1 周，可见假体下移明显，此为应用"鞋带"矫正技术之前照片；C：应用"鞋带"矫正技术治疗 3 个月后，可以观察乳房轮廓已经明显改善。（感谢 Daniel Mills 医生提供照片，他是加州洛马林达大学整形外科临床助理教授。）

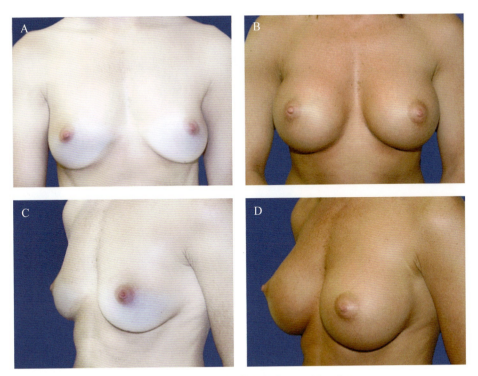

图 7-6　经腋窝入路假体隆乳术前、术后对比

25 岁女性，身高 5.4 英尺（约 165cm），体重 132 磅（60kg），经腋窝入路假体隆乳术植入 390ml 中突盐水假体。A、C 为术前正位和斜位照片，此时文胸型号为 34 B，可见双侧乳房轻度腺性假性下垂；B、D 为术后两年半相应体位，文胸型号增大至 34 D。

5　并发症

经腋窝入路假体隆乳术的并发症同其他入路的假体相关手术，包括包膜挛缩、假体破裂、血肿和感染等。但是由于腋窝入路的切口相对较远，也有一些特有的并发症值得讨论。

我们 20 年手术的经验里，平均假体植入大小为 354.3 ± 51.5ml，我们的并发症发生率如下：包膜挛缩 0.07%；血肿 0.12%；假体异位 1.2%；因大小不满意而二次手术 1.3%；感染 < 1%；假体破裂 3.6% 等。

有时因为剥离不充分，导致假体位置过高，经验不足的医生就可能会误认为发生了术后包膜挛缩。鉴别假体位置过高和包膜挛缩的一种途径，就是手法左右推挤假体，判断其软硬度和移动度。如果假体只是位置过高，应该是柔软、易于移动的。术中充分评估乳房下极的剥离范围和假体植入后的形态，可以有效避免误判这种"假性包膜挛缩"的现象。发生假体位置过高的现象后，可以嘱患者 24 小时佩戴弹力束胸带，持续 1～3 个月，通常可以明显改善。

6 小结

经腋窝入路假体隆乳术是所有乳房整形外科医生都应熟悉的一种技术。对于经验丰富的医生而言，这种技术可以在不需要内窥镜辅助的情况下获得良好的临床效果。

Karan Chopra,

Joseph M. Gryskiewicz　著

曾　昂　董岩岩　译

参考文献

［1］ Joe G, Robert L D. Transaxillary Nonendoscopic Subpectoral Augmentation Mammaplasty: A 10-Year Experience With Gel vs Saline in 2000 Patients—With Long-Term Patient Satisfaction Measured by the BREAST-Q［J］. Aesthetic Surgery Journal, 5: 696-713.

［2］ Huang G J, Wichmann J L, Mills D C. Transaxillary subpectoral augmentation mammaplasty: a single surgeon's 20-year experience［J］. Aesthetic Surgery Journal, 7: 781.

［3］ John B, Eves F F, Foad N. Endoscopic Breast Augmentation［J］. Aesthetic Surgery Journal, 1: 11-12.

［4］ Joe G. Dual-Plane Breast Augmentation for Minimal Ptosis Pseudoptosis (the "In-Between" Patient)［J］. Aesthetic Surgery Journal, 2013, 1: 1.

［5］ Momeni A, Padron N T, Föhn M, et al. Safety, complications, and satisfaction of patients undergoing submuscular breast augmentation via the inframammary and endoscopic transaxillary approach［J］. Aesthetic Plastic Surgery, 2005, 29(6): 558-564.

第 8 章

经乳晕入路假体隆乳术

1 概述

从世界范围而言，隆乳术采用最多的是下皱襞切口入路。从中国的情况来看，国内应用最多、推广最多的是腋窝入路。但是笔者认为，乳晕入路也是隆乳手术一个很好的选择，它可以兼具腋窝切口的隐蔽性、下皱襞切口的高度可控性两个优点。乳晕入路最大的好处在于，它的切口位于整个乳房的中央区域，距离每个象限的边缘都不远，显露充分，几乎适合所有的复杂修复性手术。乳晕切口对于初次隆乳也具有明显的技术性优势，尤其是对于分离多种类型双平面技术而言，具有和下皱襞入路一样的便利性。乳晕切口还具有术式更加灵活的优点，可以同期行乳晕缩小、轻度的乳房上提术等。对于乳晕入路隆乳术，有些医生会顾虑对乳腺功能的损伤，但是近年来一些研究数据证实，乳晕切口并不会对术后哺乳功能造成明显的影响。目前乳晕入路已经成为笔者主要隆乳手术选择的主要入路之一。

2 适应证

一般而言，哺乳后乳房萎缩的求美者适合此切口。小乳症者，如果乳晕直径较大，也可以选择此入路。评价是否能选择乳晕切口，并不是看乳晕直径静态测量结果，因为乳晕直径并不是一个固定的数值，它会受交感－副交感神经的影响，在紧张、寒冷等情况下收缩，从而产生误判。最大牵拉后的乳晕直径是选择乳晕切口的一个标准。根据笔者的经验，牵拉后乳晕最大直径达到 3.5cm 者，可考虑乳晕入路。

选择乳晕切口，需要术前告知乳晕切口的位置、对乳腺的损伤程度，以及隆乳术常规的术前告知事项，获得患者的书面知情同意。对于一些未婚的年轻女性，她们可能会因为顾虑乳晕切口对哺乳功能的潜在影响，而放弃这种入路。医生应该告知客观的情况，并尊重她们的选择。和其他入路相比，乳晕入路对于哺乳功能的影响几乎可以忽略不计，也不会增加乳头乳晕感觉障碍的风险。

3 乳晕入路隆乳术的切口设计

3.1 乳晕上半缘切口

该切口相对下缘切口更加明显，因此并不是常规隆乳手术切口。一般因同期切除乳房上方的肿物时，才采用此切口（图8-1）。偶有同时希望轻微乳头上移时，可以设计乳晕上方的新月形切口，最后切口缝合为乳晕上缘切口。该入路优势在于对乳房上极的显露非常好；缺点包括距离乳房下皱襞远，对乳房下极的处理略显不便。

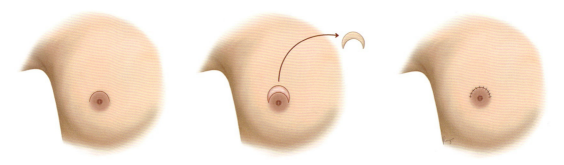

图 8-1 乳晕上半缘切口

从乳晕缘的9点起，经12点后止于3点。该切口适合需要同期取乳房上方肿物，或者轻微乳头乳晕上提的情况。如果是后者，可以做月牙形切口，这也是轻度乳房上提手术的一种。

3.2 乳晕内侧缘切口

该切口最大的优点在于避开损伤支配乳头乳晕感觉的第4肋间神经外侧分支，理论上对于保留乳头乳晕的感觉功能较为理想。但也存在视野局限，对于腔穴外侧的控制略有不便。笔者不常规采用此切口，仅在修复类手术原切口是乳晕内侧缘时才采用（图8-2）。

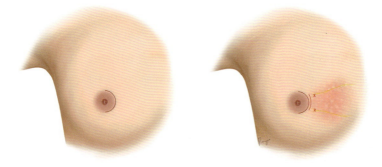

图 8-2 乳晕内侧缘切口

从乳晕缘12点起，经乳晕缘的3点，止于乳晕缘的6点。该切口需要离断乳腺腺体，有可能损伤来自于乳房内侧的感觉神经。

3.3　欧米伽切口

根据切口长轴的方向，分为3种类型：垂直欧米伽、水平欧米伽、45°欧米伽。不管哪种入路，都是横跨乳晕、绕行乳头根部的切口。图示为垂直欧米伽（图8-3）。这种切口的优点在于打破了直线瘢痕，部分患者愈合后非常隐蔽，但是部分患者会出现脱色素瘢痕、乳头歪斜畸形等，而且距离乳头太紧，有损伤乳腺导管的风险，因此笔者基本弃用。此切口一般也需要劈开腺体，对乳腺损伤略大。

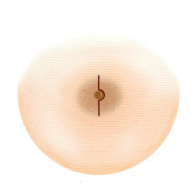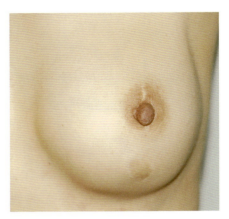

图 8-3　垂直欧米伽切口

从乳晕最上缘点垂直向下，绕经乳头的根部，止于乳晕的最下缘。该切口完全位于乳晕内，因此瘢痕可能造成脱色素改变，形成明显的贯穿乳晕的手术痕迹。

3.4　乳晕下半缘切口

这是笔者最常用的术式（图8-4）。由于切口位于乳晕下半缘，如果患者乳晕颜色较深，一般位于深、浅颜色交界处。因此对于乳房下极的显露更加充分，而该区域也是手术处理最重要的一个区域。经该切口的隆乳术式变化多，应用非常灵活。

A

B

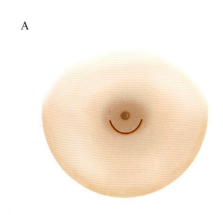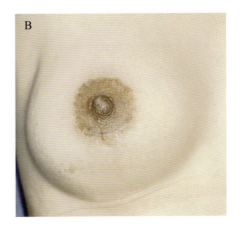

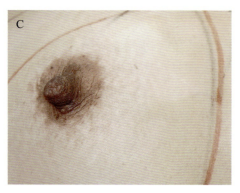
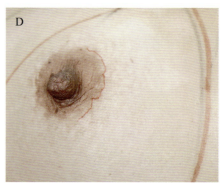

图 8-4　乳晕下半缘切口

A：乳晕下半缘切口的设计，通常为规则的半圆弧；B：半圆弧切口愈合半年后，可见瘢痕非常隐蔽；C：多数情况下，乳晕边缘色素分布并非规则的圆弧形；D：根据乳晕边缘色素分布的形状，可以将切口设计为 W 形或者不规则形，这样切口愈合后会更加自然。

4　入路

切口仅仅是皮肤的入口，并不同于深层组织的分离通道。就好像腋窝入路的切口位于腋窝顶部，但是通道却是朝向内下的隧道内。本部分介绍的入路，都是基于乳晕下缘切口。虽然切口相同，但是不同的入路经过不同的路径进入乳房后腔穴，因此对于组织的损伤、手术显露等特点都各有不同。

4.1　垂直入路

最简单，在乳晕切口深面，垂直向下劈开腺体，直接进入乳房后或者胸肌后的腔穴（图 8-5）。笔者在修复性手术多用此切口，初次隆乳手术因考虑到腺体的损伤等因素，较少应用此切口。

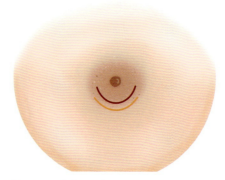

图 8-5　乳晕下半缘切口的垂直入路正面观

红线是乳晕皮肤切口，黄线是腺体离断的位置。可以看到，二者距离很近，皮肤和腺体的切口几乎在同一垂直通道。这种入路一般多用于修复类手术，此时腺体通常比较菲薄，不适合做广泛的皮下分离。

4.2　阶梯状入路

属于横行劈开腺体技术的一种，较前一种入路略复杂，需要皮下潜行分离一端后切开腺体，显露较前一种方法略差，但是也可以满足手术需要（图 8-6）。

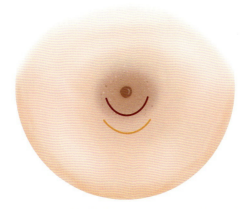

图 8-6　乳晕下半缘切口的阶梯状入路正面观

和上一种入路相比，这种入路将腺体的离断位置远离了乳晕切口。这样造成切口错位，一定程度减轻了乳晕切口愈合不良的问题。

虽然垂直入路和阶梯状入路都是横行切开腺体，从矢状位图上可以看到二者的主要差别在于是否避免了入路的直线路径（图 8-7）。

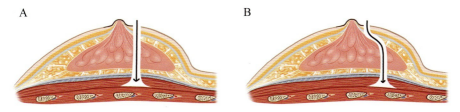

图 8-7　两种入路的侧位观

A：可以看到垂直入路乳晕切口和腺体离断的伤口距离很近，几乎重叠；B：阶梯状入路，乳腺腺体的创面和皮肤的创面不在同一直线上，形成台阶状外观。伤口错位对合，有助于减少术后伤口愈合不良的风险。

4.3　乳房下缘入路

这种入路力图避免腺体的损伤，采用从乳房下缘绕过腺体组织而进入乳腺后层次（图 8-8）。其对乳房组织的损伤小，但是显露并不理想，路径长。

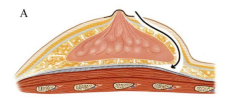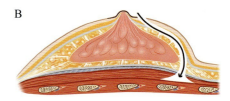

图 8-8　乳房下缘入路

这种入路首先在皮下分离，至乳房下缘后，再绕过乳房下极，进入至腺体后层次（A）或胸大肌后层次（B）。这种入路是乳晕切口对乳腺组织损伤最小的一种入路。由于分离距离远，显露并不充分，而且对乳房下极的形态把控难度大，目前已经不是笔者的主要入路。但是对于筒状乳房畸形的患者，可以采用此入路，彻底松解乳房下极缩窄的腺体。

4.4　矢状入路技术

这种技术在乳晕下缘切开后，皮下潜行分离一段距离，然后将乳腺腺体沿垂直方向劈开，进入乳房后腔穴。这种方法暴露充分，对乳腺腺体及导管的损伤理论上很小，路径短，损伤小，是笔者目前主要采用的方法（图 8-9）。适用于绝大多数的初次和修复性手术。

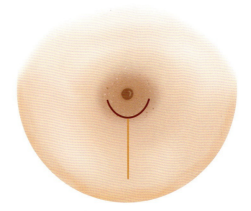

图 8-9　乳晕下半缘切口的矢状入路

红线皮肤切口，黄线代表腺体的矢状劈开位置。这种入路沿乳腺导管的方向劈开腺体，理论上对乳腺导管和实质的损伤很小。这种入路可适合绝大多数初次隆乳及部分修复性假体手术。

5　手术技术

本节介绍乳晕下半缘切口的矢状入路技术。

■　切口设计（图 8-10）。

手术台上需要重新标记切口位置，切口位于乳晕边缘，根据乳晕色素区域的边缘形状，设计为不规则弧形或者光滑的半圆形设计。

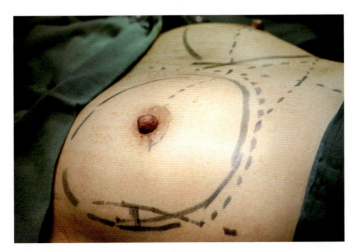

图 8-10　重新标记乳晕切口

消毒完毕，乳晕切口重新标记。一般乳晕较小的，切口设计为 1/2 乳晕周长。乳晕较大的，切口可酌情缩小，设计在乳晕下缘，长度 4～5cm 即可。

■　局部浸润麻醉（图 8-11）。

乳房手术一般不需要肿胀麻醉。仅皮肤及皮下浸润麻醉即可。麻药中可适当加入长效麻醉药（比如罗哌卡因等），达到术后早期止痛的效果。

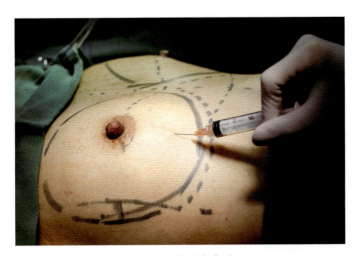

图 8-11　切口的浸润麻醉

乳晕入路一般不需要大量的肿胀麻醉，仅在切口及远离乳头侧皮下分离区域做 5ml 局部浸润麻醉（0.5% 利多卡因含 1：10 万肾上腺素）。过多的麻醉液会影响电刀的分离效果，而且对于止血的帮助并不大。

■　切开切口（图 8-12）。

麻药浸润 5 分钟后，用 15# 刀片垂直切开皮肤及皮下，注意深度适宜，太深会损伤腺体，太浅不利于伤口愈合。

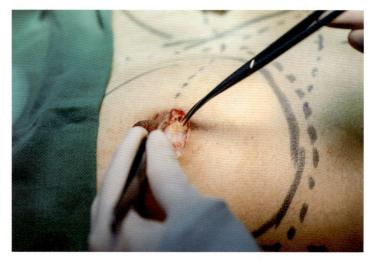

图 8-12　显露腺体表面

切开皮肤和皮下后，用组织剪在乳房浅层筋膜表面分离。皮下有些静脉比较粗大，需要双极止血彻底。在皮下寻找白色的腺体组织，然后沿腺体表面分离。

■　潜行分离腺体（图 8-13）。

在乳腺表面，往乳房下皱襞方向分离，暴露矢状入路切开的入口。

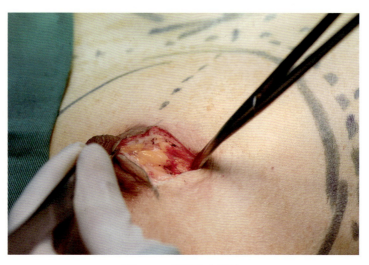

图 8-13　锐性分离腺体

组织剪沿腺体表面向下皱襞侧分离 3 ~ 4cm，暴露腺体的矢状切开部位。整个过程可以电刀，或者组织剪都可以。

■　劈开腺体（图 8-14、图 8-15）。

锐性分离腺体，进入乳房后间隙。

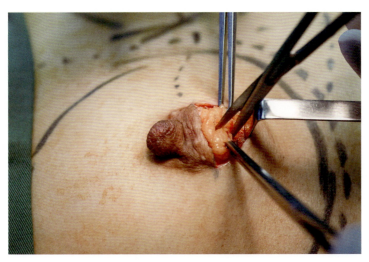

图 8-14　固定两侧的腺体

用 Allis 钳夹住矢状切口两侧的腺体，用组织剪直接剖开腺体，进入乳腺后。此过程也可以用电刀完成。

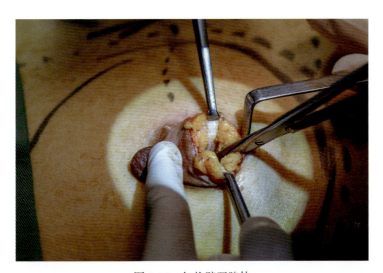

图 8-15　矢状劈开腺体

图示矢状通道已经打开，显露两侧白色的乳腺腺体。矢状通道上方至乳晕下缘，长度 4～5cm。

■ 显露胸大肌外缘（图 8-16 ～ 图 8-21）。

经矢状切口进入乳房后间隙后，打开胸大肌筋膜，并确定胸大肌外侧缘，切开胸大肌筋膜，进入胸大肌后间隙。注意进入肌肉后层次时，有时需仔细辨认准确的胸大肌后层次，有误入胸小肌内的风险，应特别予以注意。

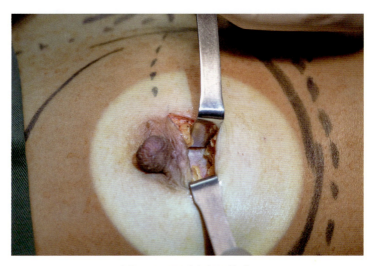

图 8-16　显露胸大肌筋膜

进入腺体后层次，即可显露疏松的乳房后间隙和深面的胸大肌筋膜（白色）。不要在腺体后层次做过多分离，仅分离至显露胸大肌外缘即可。

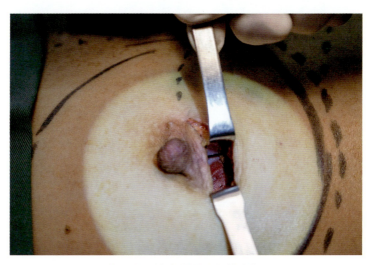

图 8-17　胸大肌表面向外分离

电刀直接打开胸大肌筋膜，可以显露深层的肌肉组织。此时不需要切开胸大肌，而是沿胸大肌肌纤维表面向外侧分离。

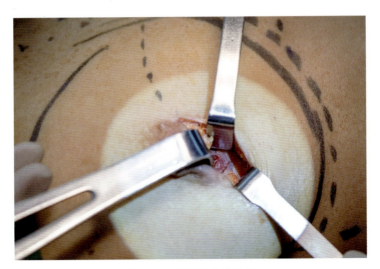

图 8-18　显露胸大肌外缘

向外侧略做分离，即可显露胸大肌的外侧缘。此处可见外侧已无肌肉组织，而是黄色的脂肪组织。

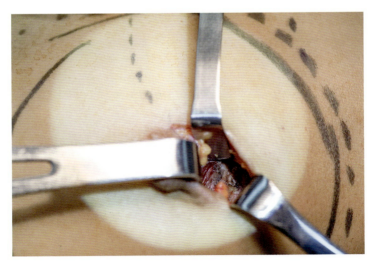

图 8-19　进入胸大肌后间隙

沿胸大肌外侧缘切开，将胸大肌提起后，即可进入胸大肌后间隙。

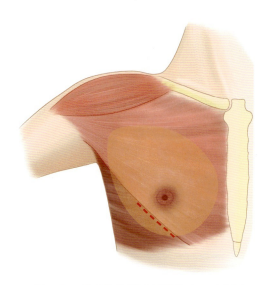

图 8-20　进入胸大肌后间隙的入口示意图

胸大肌后间隙的入口：一般沿胸大肌外侧缘用电刀切开，不需要做劈开肌肉的操作，将胸大肌提起后，即可进入胸大肌后间隙。

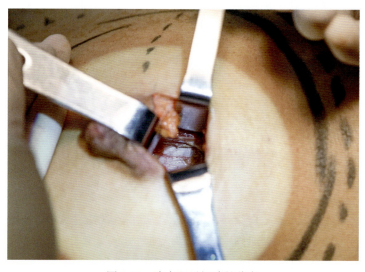

图 8-21　胸大肌后间隙的分离

在胸大肌后方向内侧分离，即可显露深面的肋骨骨膜（白色部分），以及胸大肌第 4 肋肋骨起点（右上拉钩的深面）。

■ 乳晕切口矢状入路的胸大肌后层次分离顺序（图 8-22）。

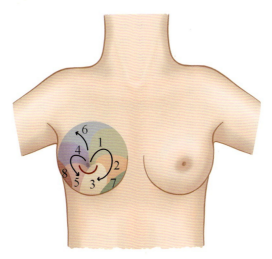

图 8-22　胸大肌后腔穴分离的 7 个步骤

1：进入胸大肌后间隙，首先向内上区域分离，进入胸大肌和肋骨之间的无血层次；2：向内分离，主要将肋骨上的羽状肌离断，注意尽量保留第 3 肋间隙的胸廓内穿支血管；3：向下分离离断胸大肌在第 3、第 4、第 5 肋骨上的起点，此部位有较多肋间动脉穿支血管，应采用"预止血"技术，减少血管撕裂损伤出血；4：从乳晕切口将外侧乳腺组织拉起，先分离外侧，此区域也属于胸大肌后，但血管很少。注意识别胸小肌，勿进入胸小肌内；5：向下分离乳房外下象限，注意在胸小肌表面向外，前锯肌表面分离显露第 4 肋间神经时即可停止；6：向上剥离至标记的范围，这个区域组织疏松，钝性分离即可；7：整个腔穴分离完毕，直下离断胸大肌，至显露白色的筋膜组织或者黄色的脂肪组织，并调整乳房内下至术前标记的剥离范围；8：调整乳房外下至术前标记的范围。

■ 乳晕切口矢状入路两种双平面技术的分离方法（图 8-23、图 8-24）。

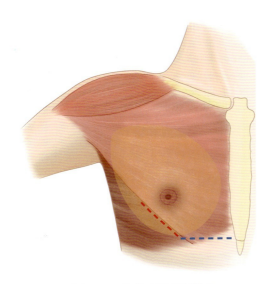

图 8-23　Ⅰ 型双平面的形成

分离胸大肌后腔穴完毕，在腔穴的靠近肋弓侧、胸大肌的起点附近将其水平离断，内侧至胸骨外侧缘和乳房下皱襞交汇处，注意不要沿胸骨外侧缘分离。红色点状连线为胸大肌外侧缘，蓝色点状连线标示的是胸大肌下缘离断的位置。

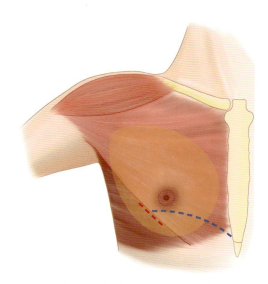

图 8-24　Ⅱ型、Ⅲ型双平面的形成

胸大肌离断的位置可以更高一些。可以在乳晕下方横行切开胸大肌，斜向内下，同样分离至胸骨外侧缘和下皱襞交汇处，这种分离可以实现Ⅱ型、Ⅲ型双平面的效果，而同时保留了胸大肌内侧部分对假体的覆盖，较传统的双平面技术更加便捷，出血更少。红色点状连线为胸大肌外侧缘，蓝色点状连线标示的是全层离断胸大肌起点的位置。

　　Ⅰ型双平面是低位双平面，胸大肌没有太多的退缩。而Ⅱ型和Ⅲ型双平面需要胸大肌往乳头侧形成更大程度的退缩，因此假体可更大程度和乳腺后接触，实现更佳的扩充乳房下极的需求。根据乳晕切口的特点，笔者形成了两种分离双平面的形成技术，可分别形成低位双平面（Ⅰ型）和高位双平面（Ⅱ型、Ⅲ型）。

　　▪ 假体植入。

　　乳晕入路假体隆乳术术中的分离和假体的植入需要严格遵循国际上提倡的隆乳操作14点建议（表 8-1）（14点建议中，第 2 点和第 6 点显然是不符合乳晕入路的要求的，但其他的原则仍然可以恪守）。包括用抗生素盐水冲洗腔穴，再次确认无出血或渗血，重新消毒乳晕皮肤、无接触式假体植入等。图示为无接触式假体植入技术（图 8-25）。

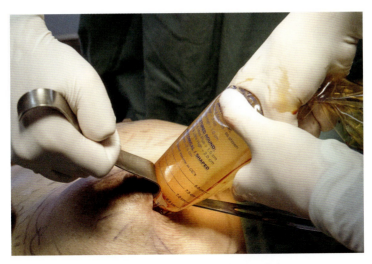

图 8-25　无接触式假体植入技术

由于乳腺组织内可能存在少量的细菌，因此植入假体时，应尽量避免假体和腺体断面的接触。无接触式假体植入技术就是指假体植入过程，和皮肤无接触，和乳腺断面接触机会减少，从而最大限度降低细菌污染的风险。图中为笔者常规在乳晕切口时采用的经递送袋（KellerII 递送袋）假体植入技术，在假体植入过程中，假体仅通过递送袋的传递进入胸大肌后腔穴，完全避免了假体植入过程中非必要的组织接触。

表 8-1　隆乳术中降低细菌污染的 14 个操作要点

1	麻醉诱导时，静脉使用 1 次预防性抗生素
2	避免乳晕或者腋窝切口，实验室和临床数据显示可能增加包膜挛缩的风险
3	使用乳头贴减少术中污染
4	轻柔操作，降低组织的血运损伤
5	预止血技术
6	尽量避免乳腺腺体的损伤
7	使用双平面技术
8	冲洗假体腔穴
9	采取措施减少术中皮肤的污染
10	减少假体暴露的时间
11	置放假体前更换手套
12	避免使用引流管
13	分层缝合
14	术后如果还有其他手术操作，应预防性使用抗生素，减少细菌的播散风险

■ 假体植入后的调整（图 8-26 ~ 图 8-28）。

假体植入后，仍需要进一步调整腔穴的位置以及胸大肌的张力。

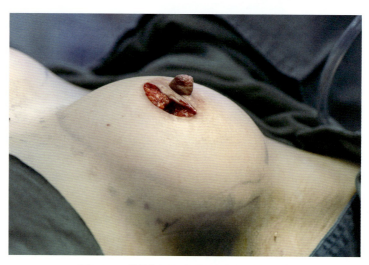

图 8-26　乳晕切口和矢状通道应相互垂直

假体植入后，确认假体正反面无误后，将软组织复位，可见乳晕切口和矢状通道是相互垂直的，这样可以最大可能减少对皮肤伤口愈合的影响。

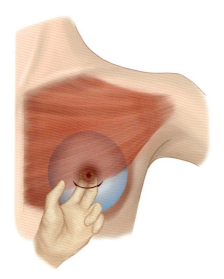

图 8-27　双平面的调整

双平面分离完成后，需要经乳晕切口，用手感受腔穴内的张力，如果有张力不均衡或者松解未到位之处，应直视下予以松解。

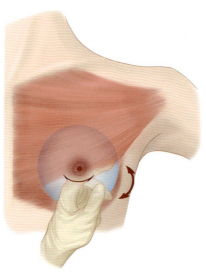

图 8-28　腔穴的调整

双平面松解完毕，还应该再次确认假体的腔穴是否和假体大小匹配，如果需要扩大腔穴，可用手指钝性分离乳房外侧，适当松解。

■ 乳晕切口缝合。

乳晕切口的缝合，需要术者对切口的各个解剖层次非常熟悉，逐一对合（图 8-29 ~ 图 8-32）。

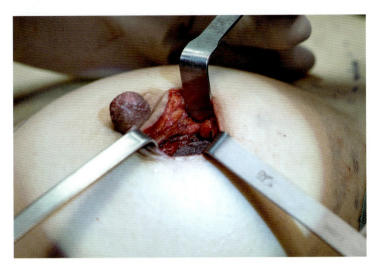

图 8-29 乳晕入路缝合层次的显露

拉钩将伤口暴露后，显露假体表面各组织层次。可见从假体表面由深至浅依次为：胸大肌、深筋膜、浅筋膜深层、腺体、浅筋膜浅层、皮下、皮肤。关闭切口时，除胸大肌外，其余各层均需逐层缝合。

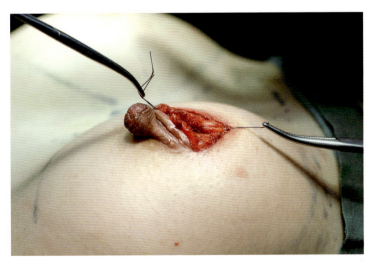

图 8-30 腺体的对合

用 3-0 薇乔分别缝合矢状切口的最上一针和最下一针，用血管钳牵拉暴露，先间断对合两侧的筋膜组织。再缝合腺体断端。也可以将筋膜和腺体一并缝合。

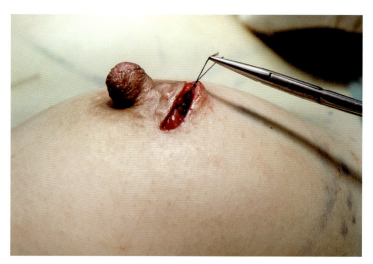

图 8-31　真皮深层缝合

矢状切口分层缝合完毕，用 4-0 薇乔间断缝合乳晕切口浅筋膜浅层。

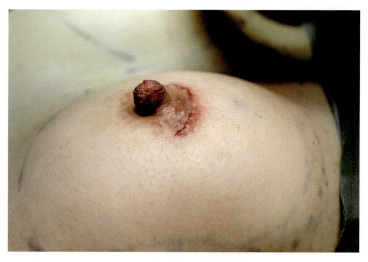

图 8-32　乳晕切口的皮内缝合

5-0 薇乔线分层缝合真皮深层和皮内。

6　术后护理

■　由于术中可以实现精准分离，术后一般不需要加压。笔者常规建议术后穿戴运动文胸即可。

■　一般术后可不放引流管。如果放置引流管，建议 48 小时内拔除。

■　术后住院 1～3 日，术后不需要输入抗生素。

■　术后 10～14 日拆线。

■ 术后 1 个月、3 个月、6 个月复查。

7 典型病例（图 8-33）

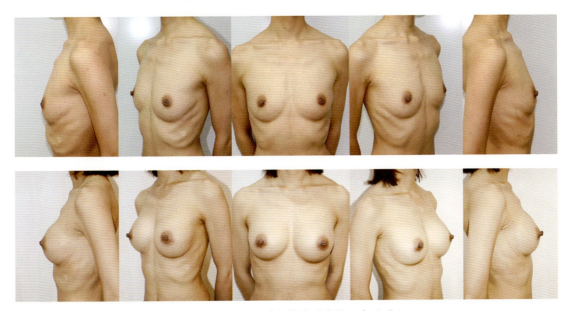

图 8-33 经乳晕入路假体隆乳术前、术后对比

34 岁女性，诊断为哺乳后乳房萎缩。经乳晕下半缘切口，植入傲洛拉 300ml 圆型假体，Ⅰ型双平面。上图为术前，下图为术后 1 年。

8 小结

乳晕入路是假体隆乳术入路里术式最丰富的一种入路。选择适当的患者，这种入路可以提供显露充分、全程可视的操作。该入路适合几乎所有的初次隆乳和修复性手术。通过路径的改良，这种切口对乳腺的损伤很小，术后瘢痕也并不明显。不管是单纯腺体后隆乳、筋膜后隆乳，还是各种类型双平面隆乳，乳晕入路都很容易进入这些层次。乳晕入路的另外一个优势是：可以很方便地对乳房的四个象限进行张力的评估，这是其他两个入路都不可比拟的。从理论上讲，这是调整双平面层次最佳的入路，尤其适合需要做 2 型、3 型双平面的患者。乳晕入路第 3 个优势就是可以同时完成其他操作，比如轻度的乳头乳晕上提、各个象限的脂肪注射等。美中不足的一点是这个切口并非适合所有的患者，乳晕太小成为限制选择这个切口的一个主要客观因素。

曾 昂 严文辉 汪 灏 著

董芮嘉 绘图

参考文献

［1］ Jewell M L, Edwards M C, Murphy D K, et al. Lactation Outcomes in More Than 3500 Women Following Primary Augmentation: 5-Year Data From the Breast Implant Follow-Up Study［J］. Aesthet Surg J, 2019, 39(8): 875-883.

［2］ Lund H G, Turkle J, Jewell M L, et al. Low Risk of Skin and Nipple Sensitivity and Lactation Issues After Primary Breast Augmentation with Form-Stable Silicone Implants: Follow-Up in 4927 Subjects［J］. Aesthet Surg J, 2016, 36(6): 672-680.

［3］ Han H H, Kim K K, Lee K H, et al. Transareolar-perinipple (areolar omega) zigzag incision for augmentation mammaplasty［J］. Plast Reconstr Surg, 2015, 135(3): 517e-525e.

［4］ Zholtikov V, Korableva N, Lebedeva J. Tuberous Breast Deformity Correction: 12-year Experience［J］. Aesthetic Plast Surg, 2019, 43(1): 16-26.

［5］ Wan D, Rohrich R J. Modern Primary Breast Augmentation: Best Recommendations for Best Results［J］. Plast Reconstr Surg, 2018, 142(6): 933e-946e.

第9章

经下皱襞入路假体隆乳术

1 概述

假体隆乳切口的选择包括乳晕切口、腋窝下切口、脐部切口和下皱襞切口，其中，下皱襞切口是欧美国家最常用的假体隆乳切口。美国整形外科专业委员会（ABPS）维护认证随访数据库［American Board of Plastic Surgery (ABPS) Maintenance of Certification Tracer Database］的数据表明，2011年1月至2015年12月共5年期间，ABPS认证的整形外科医生选择下皱襞入路进行假体植入的比率高达75.1%。在目前Pubmed检索到的文献里，对于这个切口的研究数据也是最丰富的。经过了多年的发展，下皱襞入路假体隆乳术已经成为国际上标准的隆乳术式，近年来它在亚洲国家的应用也呈现明显上涨的趋势。相较于其他切口而言，下皱襞切口一方面可以为外科医生提供最直接、便捷的手术视野暴露，能够更加精确地控制假体腔穴剥离范围和层次，另一方面也可以最大限度减少手术对乳腺组织的创伤。然而，我国隆乳术传统的入路为腋窝切口，中国女性更容易接受经腋窝入路植入假体，传统的观念认为腋窝瘢痕更加隐蔽。随着生活节奏的加快，求美者对隆乳手术有了更加丰富的需求。下皱襞入路假体隆乳术具有快速恢复、痛苦小等优点，被越来越多的求美者所选择。本章将介绍笔者应用下皱襞入路假体隆乳术的一些经验，其中部分经验和观点是笔者对传统下皱襞入路隆乳术的一些改良。

2 适应证及禁忌证

本入路适合所有初次单纯隆乳术或者隆乳术后修复性手术。但是术前需要充分和患者进行沟通，并告知瘢痕所在位置及预期，需要获得书面知情同意。

适应证：

- 乳房发育不良。
- 哺乳后乳房萎缩。
- 减重后乳房萎缩。

■ 乳房容积正常，但是患者仍希望更丰满的外形。

■ 手术者年龄须大于 18 岁。

绝对禁忌证：

■ 因生化指标异常，或伴随疾病，存在明确手术禁忌者。

■ 明显瘢痕体质患者。

■ 对下皱襞部位瘢痕强烈排斥者。

■ 对手术预期抱有不现实想法者。

■ 偏执、强迫性格，不能良好沟通者。

3 术前设计

3.1 新下皱襞的定位

关于新下皱襞的定位方法，文献已有较多报道。笔者采用的方法融合了多家理论，结合临床实践，形成自己的设计系统。本系统适用于单纯隆乳的患者，不适合乳房畸形、筒状乳房等复杂乳房手术。通过临床实践，笔者逐渐认识到术前设计需要区分两种临床场景，一种是乳房组织量不多的患者（包括小乳症和乳房萎缩），可以采用公式计算法来定位新的乳房下皱襞。第 2 种情况就是乳房具有一定容积，原有下皱襞结构较紧的患者。此时新的下皱襞的位置确定更适合第 2 种方法——高度法。

3.1.1 公式计算法

适合于乳房组织量少、皮肤弹性好，乳房下皱襞结构不清晰者。针对这种情况，我们应用计算方法来确定新的下皱襞位置。乳房假体的选择第一要素是乳房的宽度，根据乳房的宽度，或者略小于乳房的宽度，可以选择相应的假体。如果为圆型假体，则假体的高度等同于宽度。公式法计算的是假体植入后，新乳头的位置到乳房下皱襞最低点的曲线距离。

公式计算法有一个前提，就是当假体植入后，乳头的高度和假体的 1/2 高度一致（图 9-1）。虽然 Malluci 提出圆型假体和水滴型假体应该区分对待，但是根据笔者的经验，1/2 高度可以同时适用于两种不同的假体。

在此前提下，根据数学公式，我们可以推导出假体下半径弧长的公式：$C1 = 1/2（H + P）$，其中 H 为假体的高度，P 为假体的突度。对于圆型假体而言，H 相当于假体的宽度。当乳房腺体量少，我们可以直接用这个公式确定新的下皱襞切口的位置。

如果患者乳腺腺体比较厚时，会稍微复杂一些。我们可以获得一个修正公式，即 $C2 = 1/2（H + P）+ 1/2（P1–P2）× α$（图 9-2）（P1 为乳头下方腺体厚度；P2 为下皱襞水平皮下脂肪厚度；α 为调整系数，位于 0 ~ 1 之间）。从这个公式我们可以看到，随着腺体厚度的增加，乳头到新下皱襞的距离不仅仅是由假体参数决定的。植入同样大小的假体，如果患者的乳腺越厚，设计的乳头至下皱襞距离应该越大。但是这个增量并不是一个简单的机械加法。持续应力存在的情况下，皮肤会发生蠕变效应，会适应应力的存在而变长。腺体越厚，乳头到下皱襞距离越大，皮肤的生物力学反应效应也越大。因此有一个系数 α 来转换 C2 和腺体厚度的关系（$0 < α < 1$）。显然 α 和腺体厚度、组织顺应性、皮肤弹性等都有关系，同一个体处于不同年龄段也会有一定差异，无法准确量化。在乳房突度较大时，临床上经常用经验来估算 1/2（P1–P2）×α 的值，通常认为在应用假体参数的理论计算值上，增加 0.5～1.0cm 的区间是相对安全的。

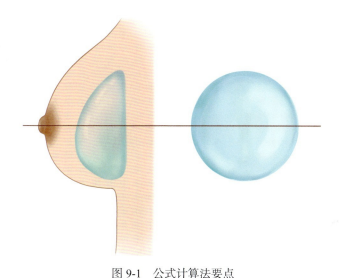

图 9-1　公式计算法要点

公式计算法的一个重要前提就是乳房假体的高度，被经乳头水平面平分。

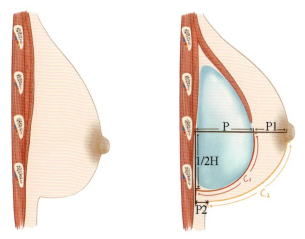

图 9-2　计算乳头至新的乳房下皱襞距离的公式

N-IMF = C2 = 1/2 (H + P) + 1/2 (P1–P2)×d

3.1.2 高度定位法

适合于乳房腺体饱满，乳房下极轮廓发育好，下皱襞结构明确的患者，包括发育良好的未哺乳乳房和哺乳后轻度腺性下垂的乳房。这种情况下，我们需要遵循的原则就是尽量保留原有下皱襞的结构。因此假体的下缘应该尽量靠近乳房原有下皱襞的位置。

假体植入后，乳房的轮廓会随着假体的扩张效应而变大。在高度的维度上，变化有两点：乳头向上移位和乳房下皱襞向下移位。术前，我们将乳头和下皱襞做水平线，向内和胸骨中线相交，形成 H1。在假体植入后，腺体被充分填充，乳头会向前上移位。这个具体的移动范围，可以用牵拉试验来观察：当乳头受力向前牵拉时，也可以观察乳头会因为钟摆效应而向上移动，一般在 0.5～1.0cm。而假体植入后，原有下皱襞结构会随重力作用而下移 1.0cm 左右形成 H2，假体的 1/2H 如果在 H1～H2 区间之内，都是安全的（图 9-3）。

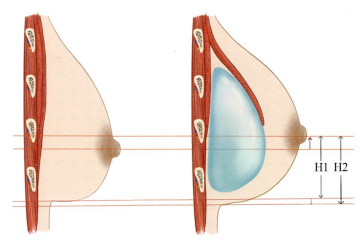

图 9-3　假体植入后，乳房的高度会变长

假体植入前，乳头至下皱襞的垂直高度为 H1。

植入后，乳头位置一般会上移 0.5～1.0cm，乳房下皱襞一般会下移 1cm，形成 H2。

这种方法类似于 Per Heden 的方法，但是计算原理不同。这类患者乳房下皱襞结构已经形成致密结构，因此不再是可以用公式计算法来随意更改。对于这类患者的策略，是根据已有 H1 和计算 H2，来选择更加匹配的假体（H1 和 H2 值接近）。这样选择的假体，在将其植入后，不会破坏原有乳房下皱襞结构，从而避免了双泡畸形的发生。

3.2 切口的设计

下皱襞切口设计一般位于新的乳房下皱襞偏外侧。一些医生采用的切口完全位于乳房中线外侧（图 9-4），认为这种切口更加隐蔽。但是这种切口存在对下皱襞形态的控制性不强的缺点，笔者并不采用这种设计。

笔者采用的方法如下：标记乳房中线，在标记的新的下皱襞位置，做 3～4cm 长切口。

以 4cm 长切口为例，切口在乳房中线内侧为 1.0cm，中线外侧为 3.0cm。这种方法的优点在于，对下皱襞的位置控制更加准确，而且便于直视下松解乳房腔穴的内下部分（图 9-5）。

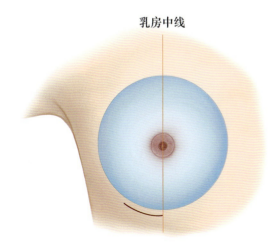

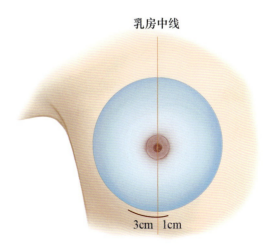

图 9-4　靠外设计的乳房下皱襞切口

因顾虑乳房中线内侧可能发生瘢痕增生，将切口设计在乳房下皱襞的外侧。这种切口对于内侧的显露和处理并不理想。

图 9-5　推荐的乳房下皱襞切口的设计

以 4cm 长切口设计为例，在乳房中线内侧 1cm，外侧 3cm。可以满足腔穴的充分显露和下皱襞的处理。

4　手术技术

- 体位：患者平卧位，上臂外展 80°，头部和双臂固定在手术床上。
- 用 15# 刀片按照设计线切开皮肤（图 9-6）。

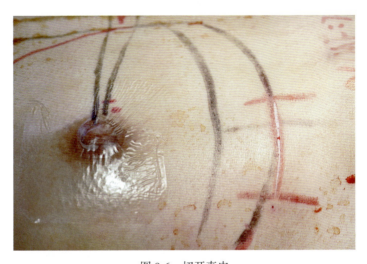

图 9-6　切开真皮

此图是右侧乳房，按照上文的方法标记出红色的线，即新下皱襞处切口。按照设计线，切开表皮，显露真皮浅层。乳头已经用乳头贴覆盖。

■ 用电刀切开真皮及浅层脂肪层（图9-7）。

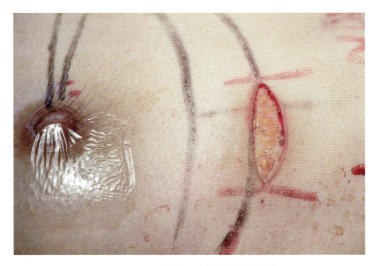

图 9-7　切开浅层脂肪

电刀切开真皮后，显露皮下脂肪层。注意电刀的操作可以避免皮下出血，始终保持术野的清晰。

■ 显露乳房后间隙（图9-8）。

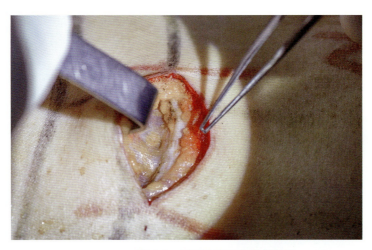

图 9-8　显露乳房后疏松组织层

用拉钩牵拉乳房侧切缘，电刀依次切开筋膜层和腺体后脂肪层，可见显露胸大肌前方的疏松结缔组织层。

■ 分离显露胸大肌（图 9-9）。

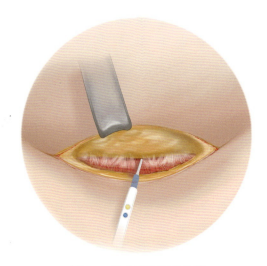

图 9-9　胸大肌表面的分离

电刀切开胸大肌筋膜，在胸大肌表面向上分离 1～2 cm，显露胸大肌起点及附近少许肌肉纤维。

■ 显露胸大肌（图 9-10）。

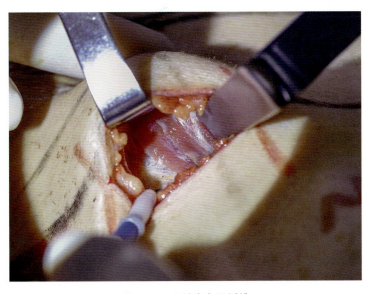

图 9-10　显露胸大肌纤维

拉钩将乳房侧皮肤拉起后，可以清晰显示被拉起的胸大肌纤维。注意此处胸大肌外侧缘也已经显示。胸大肌后方的泡沫层也可以看见。

■ 离断胸大肌起点（图 9-11、图 9-12 ）。

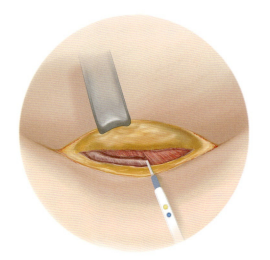 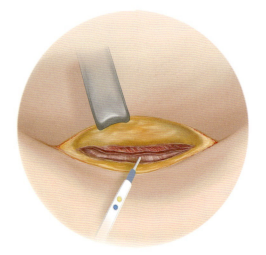

图 9-11　离断胸大肌起点

一般从外侧开始，用电刀离断胸大肌起点。

图 9-12　离断胸大肌的位置

离断肌肉时，笔者一般在距离胸大肌起点大约 1cm 处离断肌肉。

■ 拉钩将胸大肌拉起后，进入胸大肌后腔隙图（9-13 ）。

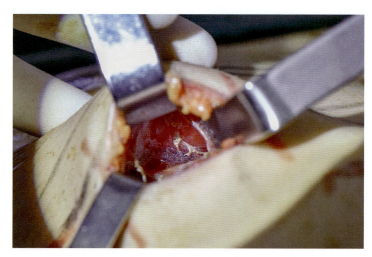

图 9-13　将胸大肌拉起，进入胸大肌后腔隙

在乳房的下部，用电刀首先离断胸大肌在肋骨的起点，注意方向略微朝向内上，这样可以避免误进入胸小肌内。在肋骨和胸大肌之间，可见疏松的泡沫状结缔组织。

■ 穿支血管的预处理（图 9-14）。

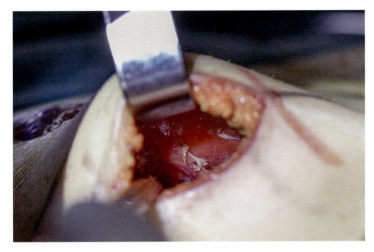

图 9-14　穿支血管的预处理

胸大肌后层次分离时，由于全程电刀分离，术野非常清晰，胸大肌后的穿支血管也可充分显现。对穿支血管处理的策略，应该是首先用双极电凝予以两端预止血，然后从中间将血管离断。这样可以避免因穿支血管的破损出血而模糊视野。穿支血管的预处理是保持视野始终干净的一个重要措施。

■ 胸大肌后腔穴的分离顺序（图 9-15）。

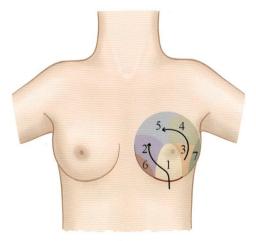

图 9-15　胸大肌后腔穴的分离顺序

不同的医生会采用各自的分离顺序，这和每个医生的习惯有关。上图是笔者的分离顺序，在进入胸大肌后层次，在乳房下极离断胸大肌，进入胸大肌后间隙（第 1 步），此时胸大肌后间隙主要位于胸大肌和肋骨之间。然后转向内侧，分离至胸骨旁，转而向上（第 2 步），这一步需要离断肋骨上的附着的羽状肌。从第 1 步分离的胸大肌腔穴向外，可以进入胸大肌 - 胸小肌之间的腔穴，略做分离后，至前锯肌前缘即可，勿再向外剥离（第 3 步）。然后完成上方和外上区域的分离，这个区域没有穿支血管，钝性或者锐性分离都可以，完全无血（第 4、第 5 步）。整个腔穴分离完毕，将胸大肌用拉钩拉起后，直视下完成胸大肌内下起点的彻底离断，从切口向内至胸骨外缘（第 6 步）。这也是形成双平面的重要步骤。肌肉离断应该显露浅层的脂肪组织，胸骨外侧缘与乳房下皱襞交汇点以上的胸大肌、胸骨起点应予以保留，一般不需要离断。最后一步是调整外侧腔穴，这是在前锯肌表面分离，这一步应非常谨慎，一般分离至第 4 肋间神经外侧支即可（第 7 步）。

■ 植入假体。腔穴剥离完毕，彻底止血，用抗生素盐水冲洗腔穴，用碘伏重新消毒切口。术者更换手套，将抗生素盐水浸泡的假体取出，将其植入至剥离完备的胸大肌后腔穴内。

■ 双平面的调整。双平面的调整是在假体植入后完成的，根据假体表面肌肉的张力，于肌肉浅面分离，让胸大肌向上退缩（图 9-16）。双平面的调整程度最终取决于用手指感知腔穴的张力，至假体表面的肌肉和腺体之间张力匹配为止（图 9-17）。

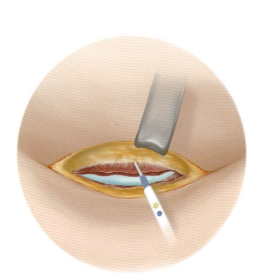

图 9-16　双平面的调整

双平面的形成是在假体植入后，分离胸大肌肌肉表面形成的，而不是预先做成的。

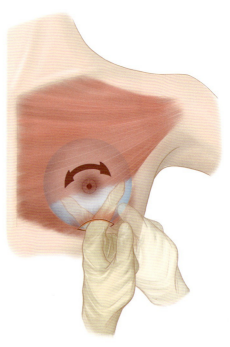

图 9-17　对腔穴张力的手法松解

术者用手指在假体表面滑动，感受腔穴的大小和胸大肌的紧张度，予以适当的松解。

双平面的类型。按照上文的描述，双平面技术是先形成胸大肌后层次，然后在假体植入后，再在腺体后分离一个新的层次，形成的覆盖如图 9-18 所示的 3 种双平面类型。

这种双平面技术，简单概况，就是 2 次分离、2 个层次。

图 9-18A：Ⅰ型双平面，也就是离断胸大肌下缘后，不做或只做很小范围的腺体后分离，适合于绝大多数隆乳的患者。图 9-18B：Ⅱ型双平面，在Ⅰ型的基础上，做一定程度的腺体后分离，胸大肌退缩至乳晕的下方。这种双平面适合有一定乳腺容积的假体隆乳。图 9-18C：Ⅲ型双平面，腺体后分离范围较Ⅱ型双平面更大，胸大肌退缩至乳晕的上缘。适用于乳房腺性下垂、筒状乳房等情况。

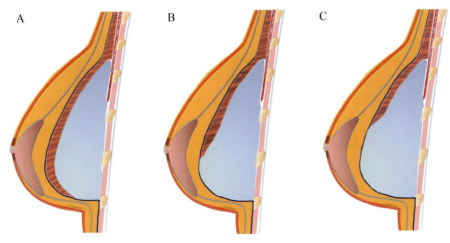

图 9-18 双平面的 3 种类型

A：Ⅰ型双平面，胸大肌仅做远端的离断，不做腺体后分离；B：Ⅱ型双平面，腺体后适度分离，胸大肌退缩至乳晕的下缘；C：Ⅲ型双平面，腺体后分离范围更大，胸大肌退缩更多，至乳晕的上缘。

- 调整患者体位为半坐位，观察双侧乳房的对称性，调整假体的位置。
- 更换为平卧位，再次确认无活动性出血后，准备切口缝合。
- 下皱襞切口的缝合是一个关键的步骤（图 9-19A ~ Ⅰ）。

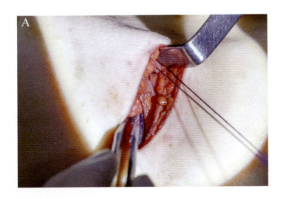
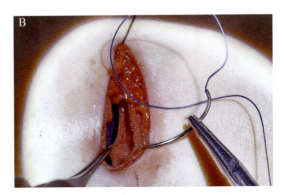
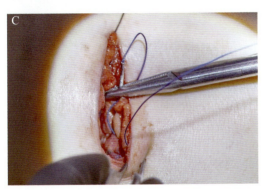
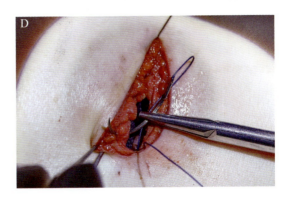

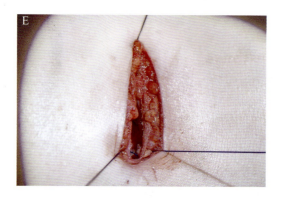
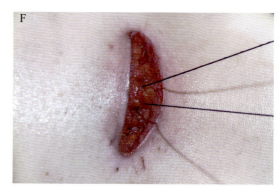

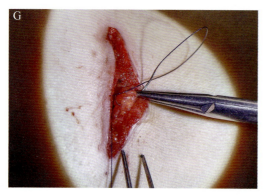
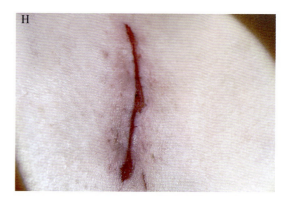

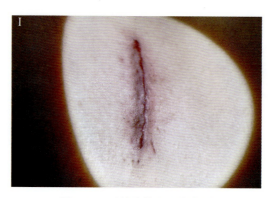

图 9-19　下皱襞伤口缝合步骤

A：首先用 3-0 薇乔线缝合切口的内侧，包括浅筋膜深层和深层的深筋膜。不需要缝合固定骨膜。缝合完毕，打结固定；
B：用 3-0 薇乔线缝合切口的外侧，缝针穿过切口下唇浅筋膜深层（Scarpa 层）；C：缝挂基底深筋膜；D：缝针穿过切口上唇（Scarpa 层）；E：可见 Scarpa 层已经对合完毕，由于缝挂了深筋膜，因此也固定了下皱襞的位置；F：下皱襞切口缝合第 1 层：将切口两侧的缝线同时向中央连续缝合，每针都缝挂基底的深筋膜。两侧的缝线在下皱襞伤口中央部位汇合，打结固定。线结埋入浅筋膜深面；G：下皱襞切口缝合第 2 层：用 4-0 薇乔线缝合浅筋膜浅层（Camper 层），缝合 3~4 针，关闭死腔即可；H：第 3 层缝合：真皮深层的缝合，可见皮缘已经无张力对合；I：下皱襞伤口缝合第 4 层：用 5-0 薇乔线连续皮内缝合，缝合完毕可见皮缘对合整齐。

5　术后护理

■　引流管的放置。多数情况下，术中出血很少，术后不需要放置引流管。但是不可绝对而论，如果术中渗血较多，或者出于稳妥的考虑，可以短时放置引流管，一般不超过 48 小时。

■　包扎。假体的位置主要依靠术前的设计和术中的包扎。术后不需要通过绷带包扎的方法来固定假体。术后一般穿运动文胸即可。

■　换药。术后 2 ~ 3 日需换药 1 次。伤口外用 3M 免缝胶布固定。如外层有缝线，一般术后 10 日拆线。

■　复查：术后 1 个月、3 个月、6 个月复查。主要观察假体的位置、瘢痕的情况，并予以相应处理。

6　典型病例

6.1　病例 1（图 9-20）

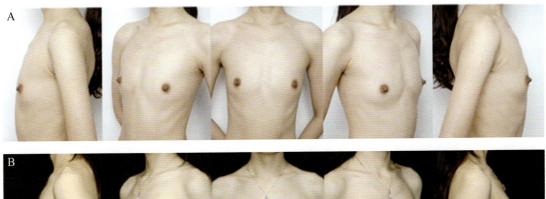
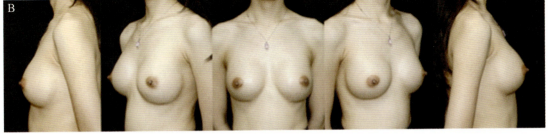

图 9-20　公式法经下皱襞切口假体隆乳术前、术后对比

28 岁女性，哺乳后，乳房组织量少，乳房下极皮肤松弛，无明显乳房下皱襞结构。选择曼托 280ml 水滴型假体，根据公式法定位下皱襞切口。A 为隆乳术前，B 为曼托 280ml 水滴型假体植入术后 1 年。

6.2　病例2（图9-21）

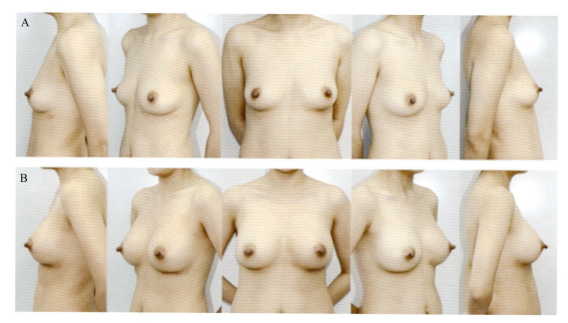

图9-21　高度法经下皱襞切口假体隆乳术前、术后对比

33 岁女性，哺乳后，乳房组织量中等，乳房下极皮肤松弛，有明显乳房下皱襞结构。选择曼托圆形 275ml 假体，根据高度法定位新的乳房下皱襞。A 为隆乳术前，B 为强生傲洛拉 275ml 圆型假体植入术后 1 年。

7　小结

　　下皱襞入路隆乳术，是一种理念和技术非常直接的手术。术前医生需要对患者进行充分地宣教，并根据患者乳房的软组织特点，选择合适的假体，进行周密的手术切口设计。和其他入路相比，下皱襞入路主要存在以下优点：①手术路径更加直接，手术暴露充分，可以实现全程直视下分离，术中还可以充分调解腔穴的张力，使之与假体更加匹配；②手术过程不需要破坏腺体组织，患者术后恢复快，疼痛、肿胀等不适感程度较轻；③假体放置容易，尤其对于需放置高突解剖型假体、体积较大假体，下皱襞切口入路相较于其他入路操作更为便捷，术者可根据所需放置假体的大小设计长度合适的切口；④由于实现了精准分离，术后包扎一般比较简单，患者的体验感也会较其他入路更好。

　　对于亚洲人群来说，下皱襞切口术后需要注意定期随访，及早发现瘢痕增生的迹象，早期介入，术后瘢痕一般都可以获得比较理想的效果。

　　经下皱襞切口隆乳术的关键是确定下皱襞的位置，众多学者对此则有着不同的见解。Tebbetts 基于自身 2000 多例的临床病例，提出方便可行的 High Five 假体隆乳术前评估系统，该评价系统中对于新的乳房下皱襞的定位首先根据患者的乳房基底宽度选择相应假体，而后对于选定体积的假体 Tebbetts 给出了相应的推荐 N-IMF 长度，根据 N-IMF 的距离来确定新的下皱襞位置。Randquist 在确定新下皱襞位置时推荐主要依据的是选定假体的宽度。不同宽度的假体对应的 N-IMF 长度可以上、下浮动 0.5cm，这主要是考虑到患者皮肤松紧度（弹性程度）、乳房上下极饱满度等因素。例如，对于皮肤过紧，乳头难以拉动的情况，应该增加 0.5cm；而皮肤较为松弛，乳头较容易拉动的患者，则应该减掉 0.5cm。虽然 Randquist 的方法同样简便易行，但当在面对两个宽度相同但高度不同的假体时，Randquist 的方法会导致对于选择植入较大高度假体的患者乳头位置偏低，突度不足的情况发生。Heden 提出了自己的 Akademikliniken 法，认为新的 N-IMF 理想距离等于假体的下腹曲率［lower ventral curvature（LVC），即假体高度 1/2 处对应的点到假体底边的长度］加上腺体组织量。但有关需增加腺体组织量的计算，并不是十分便捷。2016 年，Mallucci 根据其团队前期对于乳房美学研究的结果，为了使乳房获得上极 / 下极 = 45/55 的最佳美学标准，提出了乳房下皱襞定位的 ICE 法。该方法的基本公式为 I－C＝E，其中，I 代表了假体的尺寸，I 是由假体的高度（H）和突度（P）决定的（圆型假体，I = 0.55×H + P；解剖型假体，I = 0.5H + P）；C 代表了牵拉状态下乳头到现有乳房下皱襞的最大长度；而 E 则代表了在切口位于现有乳房下皱襞下方的距离，实则为所需动员腹部软组织的量。ICE 原则聚焦在了乳房假体的高度（H）和突度（P）两个可视化数值，大大简化了临床中评估乳房下皱襞位置的过程，但是 ICE 原则在考虑术后乳房突度时，并未考虑患者原有的乳房腺体组织容量，可能对于小乳患者更为适用，对于本身即存在一定量腺体组织的患者测量则准确度并不高。

我们的定位方法综合考虑了各种情况，充分考虑患者自身腺体情况的同时，也考虑到了皮肤软组织的蠕变效应，简单易行。在小乳患者中，我们推荐直接按（假体高度 + 假体突度）/2 计算新的 N-IMF 距离。对于腺体厚度大于 4cm 者，可在此基础上增加 0.5 ~ 1.0cm 增量。而对于乳房下皱襞结构紧致的患者，我们更强调要尊重原有乳房下皱襞的位置，此时假体的选择需要同时考虑公式法和高度法的一致性，才能有效避免了双泡畸形的发生。

曾　昂　张文超　梁晓健　著

董芮嘉　绘图

参考文献

［1］Ballard T N S, Hill S, Nghiem B T, et al. Current Trends in Breast Augmentation: Analysis of 2011-2015 Maintenance of Certification (MOC) Tracer Data［J］. Aesthet Surg J, 2019, 39(6): 615-623.

［2］Heidekrueger P I, Sinno S, Hidalgo D A, et al. Current Trends in Breast Augmentation: An International Analysis［J］. Aesthet Surg J, 2018, 38(2): 133-148.

［3］Schwartz M R. Evidence-Based Medicine: Breast Augmentation［J］. Plast Reconstr Surg, 2017, 140(1): 109e-119e.

［4］Aboelatta Y A, Aboelatta H, Elgazzar K. A Simple Method for Proper Placement of the Inframammary Fold

Incision in Primary Breast Augmentation[J]. Ann Plast Surg, 2015, 75(5): 497-502.

[5] Bouwer L R, Tielemans H J, van der Lei B. The pythagorean theorem as a tool for preoperative planning of a concealed scar in augmentation mammaplasty with round implants[J]. Plast Reconstr Surg, 2015, 135(1): 110-112.

[6] Atiyeh B S, Dibo S A, Nader M, et al. Preoperative assessment tool for the planning of inframammary incision and implant profile in breast augmentation[J]. Aesthetic Plast Surg, 2014, 38(5): 878-886.

[7] Mallucci P, Branford O A. Design for Natural Breast Augmentation: The ICE Principle[J]. Plast Reconstr Surg, 2016, 137(6): 1728-1737.

[8] Tepper O M, Small K H, Unger J G, et al. 3D analysis of breast augmentation defines operative changes and their relationship to implant dimensions[J]. Ann Plast Surg, 2009, 62(5): 570-575.

[9] Swanson E. Photometric evaluation of inframammary crease level after cosmetic breast surgery[J]. Aesthet Surg J, 2010, 30(6): 832-837.

[10] Hall-Findlay E J. The three breast dimensions: analysis and effecting change[J]. Plast Reconstr Surg, 2010, 125(6): 1632-1642.

[11] Heden P, Jernbeck J, Hober M. Breast augmentation with anatomical cohesive gel implants: the world's largest current experience[J]. Clin Plast Surg, 2001, 28(3): 531-552.

[12] Teitelbaum S. The inframammary approach to breast augmentation[J]. Clin Plast Surg, 2009, 36(1): 33-43, v-vi.

[13] Stutman R L, Codner M, Mahoney A, et al. Comparison of breast augmentation incisions and common complications[J]. Aesthetic Plast Surg, 2012, 36(5): 1096-1104.

[14] Lee D W, Kim S J, Kim H. Endoscopic Transaxillary Versus Inframammary Approaches for Breast Augmentation Using Shaped Implants: A Matched Case-Control Study[J]. Aesthetic Plast Surg, 2019, 43(3): 563-568.

[15] Tebbetts J B, Adams W P. Five critical decisions in breast augmentation using five measurements in 5 minutes: the high five decision support process[J]. Plast Reconstr Surg, 2006, 118(7 Suppl): 35S-45S.

[16] Fertsch S, Wolter A, Rancati A, et al. D-SUN Method to Prevent Double-Bubble Deformity in Broad Base Breasts with High-Rising Inframammary Fold[J]. Aesthetic Plast Surg, 2020, 44(3): 637-647.

第 10 章

自体脂肪联合假体的复合隆乳术

1 概述

目前临床上隆乳术主要为 2 种方法：假体隆乳术和自体脂肪隆乳术。这 2 种方法各有优缺点，为了进一步提高手术效果，近些年来出现了假体联合自体脂肪的复合隆乳方法，并得到了一定的进展。本章节将重点对此方法进行阐述。

假体隆乳术一直是整形外科开展数量最多的美容手术之一，在美国整形外科医师协会（ASPS）的手术统计中常年占据榜首。行假体隆乳术后能显著增大乳房容积，改变乳房美学外观，因此术后患者满意度往往很高。同时因为假体工艺及手术操作的改进，术后并发症（诸如血肿、包膜挛缩、感染）的发生率也在不断降低。假体隆乳的切口可以分为：乳晕下切口、下皱襞切口、腋窝切口。假体放置层次有腺体下、胸肌筋膜下、完全胸大肌下及双平面层次，这些都有大量的文献报道。

然而绝大部分寻求假体隆乳术的患者，胸部各层软组织（皮下、乳腺、胸大肌）都较菲薄，在国内患者中更为常见。这固然是假体隆乳术的适应证，但另一方面也会导致假体表面覆盖的软组织厚度不够，从而出现假体轮廓显现甚至被触及的情况。同时为避免损伤胸廓内动脉及防止双侧乳房贯通，胸骨中线旁开 1.5cm 为不剥离区，这样易造成乳沟过宽。另外术前两侧乳房大小不对称的情况临床上较为常见，只选择不同型号的假体矫正往往假体选择困难，且难以做到术后两侧乳房对称。这些弊端是单独的假体隆乳术无法解决的。

自体脂肪作为一种临床目前常用的隆乳填充材料，具有生物相容性好、取材容易、术后乳房形态及手感自然、患者心理容易接受等特点，貌似完美避开了上述假体隆乳的弊端。然而脂肪移植后差异极大的存活率（36.8% ~ 43.4%）导致手术最终效果无法预估，同时多次大容量的脂肪注射，也增加术后囊肿、包块及钙化的发生率。另外由于脂肪的软组织性质，使得填充脂肪更像是堆沙丘，结果是填充后的乳房基底很宽而突度不够。最后脂肪隆乳不适合于想要得到大罩杯乳房的那些患者，除了不可预知的脂肪存活率外，也与患者脂肪供区脂肪含量不够有关。

在两种术式都存在优缺点的情况下，很多医生都进行了取长补短的改进，如双平面层次的发明、解剖型假体减少波纹征的发生率、脱细胞真皮基质增加软组织覆盖率等，而假体联合自体脂肪的复合隆乳方法是目前探索的重点方向。

　　2013 年 Auclair 等第 1 次系统阐述了"复合隆乳"的概念，将假体和自体脂肪两种隆乳材料有机结合起来：假体植入增大乳房容积和改善外形的同时，脂肪进一步增加假体前（主要是假体上极）的软组织覆盖，以达到更逼真的外观和手感。文章具体分析了假体放置不同层次后脂肪的处理及注射策略，认为假体放置层次越深，脂肪的注射量和注射范围可以越大（图 10-1）：①当假体放置在腺体下及胸肌筋膜下平面时，脂肪离心（3000r/min 共 2 分钟）后注射于假体内上侧的皮下及腺体后，腺体下平面时注射脂肪约 50 ~ 100ml，胸肌筋膜下平面时注射脂肪约 50 ~ 200ml；②当假体放置在胸大肌下平面时，手摇离心脂肪后，于整个假体表面的皮下及腺体后注射脂肪约 50 ~ 500ml，使整个乳房表面及过渡区域的软组织增厚 1.5 ~ 2.0cm。另外对于需要更换假体的二次修复手术中，建议术区先用 Brava 预扩张，然后将脂肪注射于原有假体的上方层次，最后再置换假体。文章本意是将复合隆乳更多用于假体隆乳的修复，同时强调通过脂肪增加假体表面的软组织覆盖，能放宽腺体下和胸肌筋膜下假体植入的适应证，从而减少对胸大肌下平面的依赖。但文章一定程度上忽略了乳沟增宽、假体边缘显露往往是假体隆乳面临的问题。

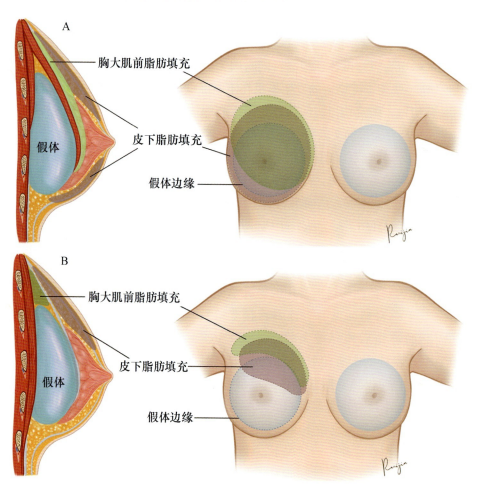

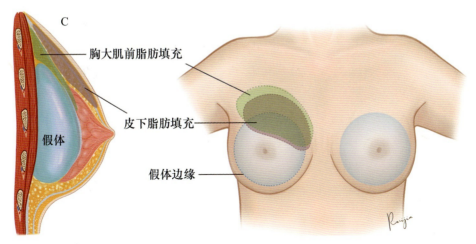

图 10-1　复合隆乳中三种假体植入层次及脂肪注射层次示意图

其实较早就有文章报道，瘦小的患者行假体隆乳术后假体内侧边界明显且乳房内侧缘之间的距离加宽。Bravo 等于 2015 年提出胸骨旁脂肪移植的复合隆乳术，他将 59 位患者分为 2 组：对照组（38 例）仅行隆乳术，实验组（21 例）在假体腔隙剥离前，在胸骨旁的皮下填充脂肪，所有患者均采用乳房下皱襞切口或乳晕下切口。脂肪离心（1200r/min 共 3 分钟）后进行注射，平均注射脂肪量为 60~140ml。术前和术后测量两组乳房内侧缘之间的宽度，并进行统计学分析。结果显示实验组术后双侧乳房内侧缘的平均宽度明显低于对照组，外观上乳沟过宽得到很大程度改观。

目前认为复合隆乳治疗哺乳后乳房萎缩的效果较好。2017 年 Burhan Özalp 等在发表文章分析复合隆乳在治疗哺乳后乳房萎缩的效果分析，认为无论是解剖型还是圆型假体植入后都会随时间推移不同程度下移，使得假体上极轮廓不易显露，而乳房下极因为承受整个假体的重量才是需要脂肪移植的区域（图 10-2），文章中每侧乳房下极平均脂肪注射量为114ml（98~142ml）。同时他们认为萎缩的乳房存在多余的皮肤，但不需要将其切除，只需将乳房容积填充足够大即可将多余皮肤撑开，因此假体植入层次以腺体下为宜。另外假体大小的选择根据术前评估及患者意愿决定，而与脂肪移植的体积无关。

而另一篇文章观点又不相同，Luca Maione 等认为虽然圆型假体的使用率占据很高的百分比，但植入后仍有可能触及或看到假体的轮廓，同时解剖型假体植入后存在错位及旋转的可能（发生率在 0.9%~14% 之间），因此提出圆型假体联合脂肪移植的复合隆乳术，对31 例女性采用乳晕下切口双平面技术放置圆型假体后，在整个假体四周及表面皮下注射脂肪，平均注射脂肪量为 134ml（图 10-3）。结果显示两者相结合可以模拟解剖型假体植入后的自然效果，且无须担心假体旋转的风险。

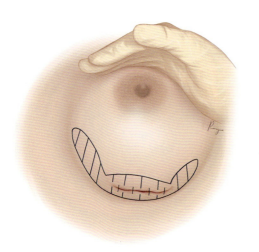

图 10-2　确定下极脂肪注射区域

假体植入后，往下压迫假体模拟重力作用，线条区域为标记出下极脂肪注射范围。

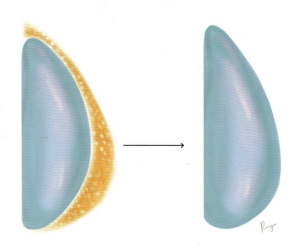

图 10-3　脂肪修饰对外形的影响

圆型假体植入后，假体四周及表面皮下注射脂肪，以模拟解剖型假体效果。

　　自从 Auclair 提出"复合隆乳"的概念，以及脂肪移植技术研究的不断深入，国内外很多医生均报道了自己对于复合隆乳的理解和改进，比如脂肪移植区域的不同、脂肪注射层次的不同等。一方面这些报道都是在 Auclair 基础上的改良，另一方面也均是针对欧美国家患者特点。人种、文化、审美的差异使得文章中的观点不一定适合于国人，重点突出在假体的类型、大小及脂肪注射的区域及注射量。比如 Auclair 文章里在一患者胸大肌层次下放置 375ml 假体后，又超量注射脂肪约 345ml，使得整个乳房软组织增厚 1.5 ~ 2.0cm。这早已突破国内医生的极限，也不会被国内绝大多数患者接受。

　　但也要看到医生对于复合隆乳具体术式的选择有很大的余地，可以根据不同患者的具体情况来决定手术的切口、假体植入层次、脂肪填充区域（双侧乳房内侧、乳房下皱襞、乳房上极、整个乳房表面）及脂肪注射层次（皮下、胸肌筋膜前、胸肌筋膜后、胸肌内）。

　　对于国内患者来说，单独的假体植入就可以获得满意的乳房容积和外形，同时国内患者胸部软组织菲薄使得手术植入层次很多选择在胸大肌或部分胸大肌下，特别是双平面层次通过离断部分胸大肌，形成假体大部分位于胸大肌后，小部分位于腺体后的双平面效果，术后外观较满意，但假体下极只有较薄的乳腺和皮下组织覆盖，特别是最下极部分只有皮下组织覆盖，假体轮廓极易显露甚至被触及（图 10-4）。

　　另外避免损伤胸廓内动脉及防止双侧乳房贯通，胸骨中线旁开 1.5cm 为不剥离区，使得假体植入后乳沟过宽的现象很常见。此时脂肪注射的目的在于解决乳沟过宽不自然、假体轮廓显现甚至可触及的问题，其次才是增加乳房容量。

　　笔者所在医院目前常规开展内窥镜辅助双平面假体隆乳术，同时结合部分患者具体情况和需求，一部分患者行复合隆乳手术。主要分为 2 种方法：一种是腔隙剥离前在除腺体内各个层次注射脂肪，然后剥离假体腔隙植入假体，最后在乳房内侧及新下皱襞处注射脂肪；一种是植入假体后，乳房内侧及新乳房下皱襞处皮下脂肪移植。临床中术前两侧乳房大小有差别的情况较为常见，只选择不同型号的假体，往往假体选择困难且难以做到术后两侧乳房完全对称。将假体和脂肪隆乳两种术式的优点相结合，很好地解决了假体隆乳术后乳沟过宽、乳房下极手感差易触及的缺陷，且能通过两侧不同量的脂肪移植更容易使两侧乳房术后对称（图 10-5）。

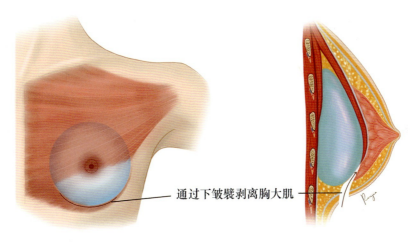

通过下皱襞剥离胸大肌

图 10-4　双平面效果示意图（假体下极只有较薄软组织覆盖）

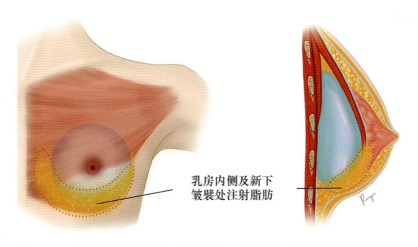

乳房内侧及新下皱襞处注射脂肪

图 10-5　复合隆乳手术示意图（假体植入后在乳房内侧及新下皱襞处注射）

2　适应证及禁忌证

普遍认为身材瘦小、BMI 较低（＜ 20）、乳腺过小及乳房皮下组织菲薄的患者是复合隆乳的适应人群。对于①先天性乳房发育不良；②自觉乳房形态偏小或形态欠佳；③哺乳或减肥后乳房萎缩；④两侧乳房大小有差别的患者，复合隆乳术能显著改善乳房外观，同时能去除患者的自卑心理。

但要特别注意患者不正常的心理状态，尤其是那些患有心理疾病或对手术期望值过高的女性。因此术前与患者的沟通尤为重要，心理方面的筛选不当，会极大增加术后不满意度及纠纷的风险。其次对于减肥后乳房萎缩的患者，需告知术后体重明显增加或减少，都会影响手术效果。在复合隆乳术评估之前，首先需要明确乳房是否存在潜在恶变的可能。所有拟行复合隆乳术的患者，尤其是既往存在乳房包块或者有乳腺癌家族史的，在术前都需进行详细地询问病史、体格检查及钼靶甚至磁共振等影像学检查。如果查出任何异常情况，均属于手术禁忌证，直到进一步的检查都正常后，才可进行手术。综上所述，假体隆乳的手术禁忌证可总结为：①乳腺肿瘤或乳腺包块；②乳腺炎症；③患有心理疾病或对手术期望值过高；④近 1 年内因哺乳或体重改变导致乳房大小明显变化。

3 术前评估及设计

复合隆乳手术的成功，术前评估设计很关键。很多医生往往重视术中的具体操作，而忽略了隆乳术前评估及设计对于手术成败至关重要。详细的评估测量，能让医生选择合适的假体，精确标记剥离腔隙，同时更能评估是否需要联合脂肪移植、需要脂肪移植的部位及所需脂肪量的多少。

关于假体的选择及剥离腔隙的设计，具体章节会有具体描述，这里不做过多探讨。胸乳间距（SN）、乳头间距（NN）、乳房基底宽度（BW）、乳房上极软组织厚度（STPTUP）、乳房下皱襞软组织厚度（STPTIMF）均为假体隆乳术需要测量的数值，对于脂肪移植来说，有意义的指标是乳房下皱襞软组织厚度（STPTIMF）。根据我们的经验，当 STPTIMF 大于 1cm 时，只需在乳房内侧行脂肪填充；而当 STPTIMF 小于 0.5cm 时，乳房内侧及下皱襞处甚至整个乳房表面均需脂肪填充。在腔隙标记线的内侧和下极标记出拟行脂肪移植的区域（图 10-6）。

同时还需评估供区情况，一般脂肪供区多选择皮下脂肪易堆积的腹部、大腿内侧、臀部及后腰部，临床中以腹部及大腿内侧最常见。这些部位便于手术操作，同时脂肪组织蛋白酶活性高于其他部位，利于脂肪移植后存活。切口选择：腹部供区切口选择在脐周，大腿内侧切口选择在腹股沟处，后

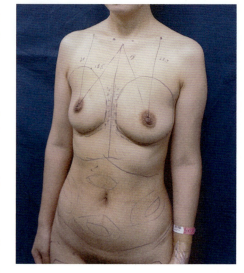

图 10-6 术前设计（假体剥离腔隙、脂肪注射区域及腹部供区的标记）

腰部切口选择在腰臀交界处，臀部切口可选择在臀沟处，切口一般在 2 ~ 4mm。虽然行复合隆乳的患者一般全身皮下脂肪都偏少，但所幸所需的脂肪量往往不多，一般都能满足需要。

4 手术技术

常规体位及消毒铺单。需要注意：①双上肢外展以能保证良好的手术视野为宜，不得超过 90°，长时间过度外展可能损伤臂丛神经；②无菌贴膜覆盖双侧乳头，防止乳头溢液污染术区。

配备肿胀麻醉液：2% 盐酸利多卡因 10ml + 0.1% 肾上腺素 1ml + 生理盐水 1000ml。乳房及脂肪供区可同时肿胀麻醉。供区肿胀麻醉以皮肤发白发硬为宜。充分的肿胀麻醉，在减少全麻药用量及缓解术后疼痛的同时，也能起到很好的止血及水剥离作用。

用 20ml 注射器连接带有侧孔的吸脂针负压抽吸脂肪。负压勿过大，否则会加重损伤脂肪。可用蚊氏钳夹住针芯柄，使针管内形成少量负压。一手平放于供区表面以感知吸脂针头在皮下的层次和深度，一手握住注射器做扇形隧道式抽吸。注意勿在同一个区域内过度抽吸，否则会形成凹陷。同时如有新鲜血液抽出则要及时更改抽吸深度及方向。

抽出的脂肪液体需经过纯化才能去除杂质，提高脂肪颗粒纯度及活性。复合隆乳中，脂肪纯化的方法主要有两种：①离心法：将抽出的脂肪混合物倒入拔除针头和针芯柄的 50ml 注射器中，静置数分钟去除浑浊液体后放入离心机匀速离心，离心后可见针管内分为界限清晰的 3 层，上层脂滴组织、中层离心后脂肪和下方清亮液体。取离心脂肪中下层进行脂肪移植。离心法因能制作出高纯度的脂肪颗粒而被包括笔者在内的很多医生使用，但同时也存在争议，有医生认为离心将会极大损伤脂肪从而影响脂肪活性。另外离心转速及时间也没有统一标准。Salibian 等发现，80% 的医生采用离心法，但离心转速及时间差别不一。笔者的经验是大体积的脂肪移植采取低速离心（800r/min × 3min）；②静置沉淀法：通过反复清洗、静置、过滤、沉淀、纯化，直至冲洗液变清亮后，将上方脂滴液体去除，使用中下层脂肪颗粒进行移植。静置沉淀虽然最大程度保护脂肪细胞的完整性，但水分、杂质、细胞碎片等含量相对较高，影响临床效果。

国内外大部分医生选择在假体放置后行脂肪填充，主要因为乳房轮廓形成后才能对脂肪移植做出准确的判断。笔者视离心后脂肪量的多少决定。如离心后脂肪小于 50ml，选择在假体植入后进行脂肪移植。通常选择两侧乳房下皱襞外侧及乳晕内侧为注射点，用 5ml 注射器连接带侧孔的注射钝针，将脂肪颗粒缓慢均匀地呈扇形注射于乳房内侧及下皱襞的皮下层。注意注射动作要轻柔，因为注射层次在皮下，与假体之间有腺体组织，所以如果避免粗暴操作，注射针不容易损伤到假体（图 10-7）；如离心后脂肪大于 50ml，可在打开腋窝切口剥离腔隙前，通过此切口在乳房腺体下、胸肌内及胸肌下多层次多隧道注射脂肪，以增加软组织覆盖及突度。然后剥离腔隙植入假体，此时可通过内窥镜看到腔隙内的注射脂肪。腔隙剥离完后，用盐水冲洗腔隙，将游离的脂肪颗粒冲出。假体植入后再在乳房内侧及下皱襞处的皮下注射脂肪（图 10-8）。当遇到两侧乳房不对称时，选择不同型号的假体外，通过两侧不同量的脂肪移植以求达到尽量对称。

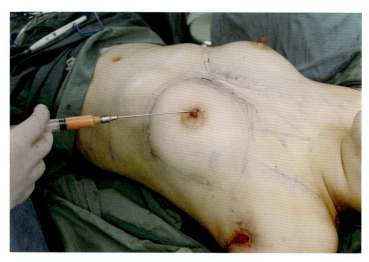

图 10-7　乳房内侧和下极皮下注射脂肪

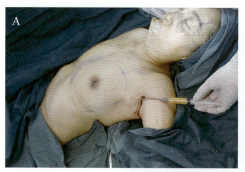
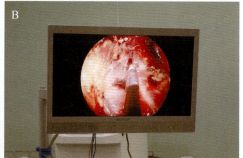
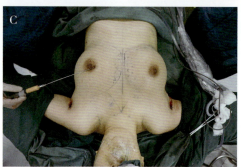

图 10-8　复合隆乳

A：腔隙剥离前乳房各层注射脂肪；B：剥离腔隙时可见注射脂肪；C：乳房内侧皮下注射脂肪。

笔者认为脂肪注射量多少因人而异，以能在乳房内侧及新下皱襞处形成自然过渡为宜。

复合隆乳中注射脂肪主要是解决乳沟过宽、假体轮廓显现甚至触及。因此，与单独脂肪隆乳时多隧道多层次的注射方法不同，应在皮下进行多隧道的轻柔注射，且注意勿越过胸骨中线及乳房下皱襞。填充的脂肪量不宜过多，以免压力过大造成脂肪液化坏死。脂肪注射过程中要随时观察乳房内侧及下极的填充情况，当内侧及下极圆滑过渡时，再超量约 30%。

5　术后护理

- 术后常规抗感染、止血、止痛治疗。使用抗生素及止血药不超过 72 小时。
- 密切观察每日负压引流量。当引流液从鲜红暗红转变为淡红甚至清亮，引流液明显减少时可考虑拔管，也有人认为引流量 < 20ml/d 时即可拔除。术后 24 小时拔除脂肪供区引流条。
- 佩戴弹力带 ≥ 2 周，同时嘱患者术后 1 月内禁止做上肢外展上举动作。
- 术后 1 周去除乳房下皱襞处的圆弧形敷料。
- 塑身衣术后 1 月去除。
- 无须对乳房进行动态按摩，但嘱患者术后 3 周进行静态按摩。

6　并发症

- 脂肪包块、囊肿：更多见于脂肪隆乳术后患者，在复合隆乳术中这种并发症发生率较低，可能与脂肪移植量较小及移植技术改进有关。一旦发现需重新影像学检查，并与术前的影像学检查对比以判断性质。确定为脂肪性包块、囊肿后，一般建议 B 超引导下抽吸。
- 包膜挛缩：通过减轻术中损伤、防止出血及血肿、减少异物特别是滑石粉等措施预防。包膜挛缩分为四级，Ⅱ级、Ⅲ级、Ⅳ级的包膜挛缩需要去除包膜，重新剥离腔隙并更换假体。极少数人体质异常，预防及治疗措施都不能阻止包膜挛缩的形成，应及时取出假体。
- 出血及血肿　随着隆乳技术及可视化设备的改进，这类并发症发生率也较低。预防措施包括：①术前常规血液检查，排除有无凝血功能异常及血液疾病可能；②尽量避免在月经期手术；③术中严格彻底的止血；④放置引流管时保证引流管通畅。
- 乳房形态不佳　主要原因在于腔隙剥离不充分，尤其是乳房下皱襞处胸大肌的止点剥离。但通过内窥镜结合双平面技术，这种并发症的发生率大大降低。
- 其他的并发症包括感染、假体外露、假体肉芽肿、假体破裂、气胸或脓胸非常少见，在此不详述。

7 典型病例

7.1 病例 1（图 10-9）

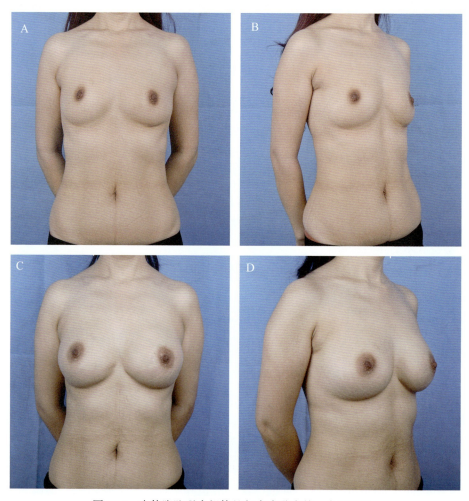

图 10-9 自体脂肪联合假体的复合隆乳术前、术后对比

35 岁女性，哺乳后乳房萎缩，行复合隆乳术（内窥镜双平面＋脂肪移植）。采用麦格 270ml 解剖型假体，双侧脂肪注射量各为 100ml。A、B 为复合隆乳术前，C、D 为复合隆乳术后 1 年效果。

7.2　病例 2（图 10-10）

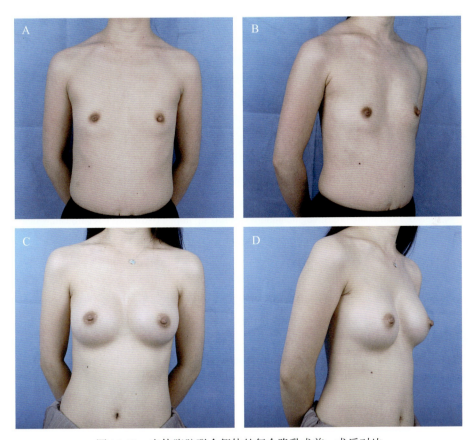

图 10-10　自体脂肪联合假体的复合隆乳术前、术后对比

26 岁女性，先天性乳房发育不良，行复合隆乳术（内窥镜双平面＋脂肪移植）。采用麦格 270ml 解剖型假体，双侧脂肪注射量各为 50ml。A、B 为复合隆乳术前，C、D 为复合隆乳术后半年效果。

8　小结

　　脂肪和假体复合隆乳术可有效解决单纯假体隆乳后乳沟过宽不自然，假体轮廓体表显现甚至触及的问题，改善了假体隆乳术的外观和手感，特别是乳房软组织菲薄的患者。同时通过两侧不同量的脂肪注射，能尽可能改善双侧乳房不对称性。

易成刚　耿　健　著

董芮嘉　绘图

参考文献

［1］Silvestre J, Ruan Q Z, Chang B. Analysis of National Institutes of Health Funding in Hand Surgery［J］. Hand (N Y), 2019, 14(4): 560-564.

［2］Diaz J F. Review of 494 Consecutive Breast Augmentation Patients: System to Improve Patient Outcomes and Satisfaction［J］. Plastic & Reconstructive Surgery Global Open, 2017, 5(10): 1.

［3］Ng S, Pusic A, Parker E, et al. Patient-Reported Outcome Measures for Breast Implant Surgery: A Pilot Study ［J］. Aesthet Surg J, 2019, 39(8): Np314-321.

［4］Grant W, Stevens, Bradley M, et al. Ten-year Core Study Data for Sientra's Food and Drug Administration-Approved Round and Shaped Breast Implants with Cohesive Silicone Gel［J］. Plastic and reconstructive surgery, 2018.

［5］Scott L, Spear, Diane K, et al. Natrelle round silicone breast implants: Core Study results at 10 years［J］. Plastic & Reconstructive Surgery, 2014.

［6］Tebbetts, John B. Dual plane breast augmentation: Optimizing implant-soft-tissue relationships in a wide range of breast types［J］. Plastic and Reconstructive Surgery, 2015, 107(5): 1255-1272.

［7］Jan-Willem G, Negenborn V L, Twisk J W R, et al. Autologous Fat Grafting in Cosmetic Breast Augmentation: A Systematic Review on Radiological Safety, Complications, Volume Retention, and Patient/Surgeon Satisfaction［J］. Aesthetic Surgery Journal, 2016, 9): 1008-1009.

［8］Lewis J R. The augmentation mammaplasty: With special reference to alloplastic materials［J］. Plastic & Reconstructive Surgery, 1965, 35(1): 51.

［9］Mckinney P, Shedbalker A R. Augmentation mammaplasty using a non-inflatable prosthesis through a circum-areolar incision［J］. British Journal of Plastic Surgery, 1974, 27(1): 35-38.

［10］Collis N, Platt A J, Batchelor A G. Pectoralis Major "Trapdoor" Flap for Silicone Breast Implant Medial Knuckle Deformities［J］. Plastic & Reconstructive Surgery, 2001, 108(7): 2133-2135.

［11］Delay E, Guerid S. The Role of Fat Grafting in Breast Reconstruction［J］. Clinics in Plastic Surgery, 2015, 42(3): 315-323.

［12］Spear S L, Coles C N, Leung B K, et al. The Safety, Effectiveness, and Efficiency of Autologous Fat Grafting in Breast Surgery［J］. Plastic & Reconstructive Surgery Global Open, 2016, 4(8): 1.

［13］Zheng D N, Li Q F, Lei H, et al. Autologous fat grafting to the breast for cosmetic enhancement: experience in 66 patients with long-term follow up［J］. Journal of Plastic Reconstructive & Aesthetic Surgery, 2008, 61(7): 792-798.

［14］Leopardi D, Thavaneswaran P, Mutimer K L A, et al. Autologous fat transfer for breast augmentation: a systematic review［J］. Anz Journal of Surgery, 2014, 84(4).

［15］Wang C F, Zhou Z, Yan Y J, et al. Clinical analyses of clustered microcalcifications after autologous fat injection for breast augmentation［J］. Plastic & Reconstructive Surgery, 2011, 127(4): 1674-1676.

［16］Auclair E, Blondeel P, Del Vecchio D A. Composite breast augmentation: soft-tissue planning using implants and fat［J］. Plastic & Reconstructive Surgery, 2013, 132(3): 558-568.

［17］Kamakura T, Ito K. Autologous cell-enriched fat grafting for breast augmentation［J］. Aesthetic Plastic Surgery, 2011, 35(6): 1022-1030.

［18］Hedén P, Bronz G, Elberg J J, et al. Long-Term Safety and Effectiveness of Style 410 Highly Cohesive

Silicone Breast Implants［J］. Aesthetic Plastic Surgery, 2009.

［19］Maxwell, G. P, Gabriel, et al. Acellular Dermal Matrix for Reoperative Breast Augmentation［J］. Plastic & Reconstructive Surgery, 2014.

［20］Bravo, Francisco G. Parasternal Infiltration Composite Breast Augmentation［J］. Plastic & Reconstructive Surgery, 2015, 135(4): 1010-1018.

［21］Özalp B, Aydinol M. Breast Augmentation Combining Fat Injection and Breast Implants in Patients With Atrophied Breasts［J］. Annals of Plastic Surgery, 2017, 78(6): 1.

［22］Maione L, Caviggioli F, Vinci V, et al. Fat Graft in Composite Breast Augmentation with Round Implants: A New Concept for Breast Reshaping［J］. Aesthetic Plastic Surgery, 2018, 42.

［23］Patrick M G, Michael S, Scott S, et al. Benefits and Limitations of Macrotextured Breast Implants and Consensus Recommendations for Optimizing Their Effectiveness［J］. Aesthetic Surgery Journal, 2014, 6: 876.

［24］Patrick M G, Van N B W, Bengtson B P, et al. Ten-Year Results From the Natrelle 410 Anatomical Form-Stable Silicone Breast Implant Core Study［J］. Aesthetic Surgery Journal, 2: 2.

［25］Coleman S R, Saboeiro A P. Fat grafting to the breast revisited: safety and efficacy［J］. Plastic & Reconstructive Surgery, 2008, 121(2): 701.

［26］Salibian A A, Frey J D, Bekisz J M, et al. Fat Grafting and Breast Augmentation: A Systematic Review of Primary Composite Augmentation［J］. Plast Reconstr Surg Glob Open, 2019, 7(7): e2340.

第11章

乳房下垂矫正术
—— 个人理念与技术 1

1 概述

英文的下垂 "ptosis" 源于希腊语 "ptōsis"，蕴含往下坠落的意思。当我们说到乳房老化的时候，下垂会以多种形式表现出来，并涉及乳房的各个区域及组成部分。但是乳房的下垂矫正技术，绝不仅仅是单纯地将组织上提就可以了，还需要识别下垂导致的各个组成部分的改变，并针对性地提出改善的办法，最终实现乳房上提和恢复美观外形的双重目的。

乳房下垂的原因是多方面的。产后的乳房会发生乳腺小叶的萎缩，进而导致乳腺实质容积的丧失，最终造成乳房的扁平或者下垂外观。此外，重力、衰老、哺乳史、乳房容积等因素促使皮肤弹性下降和乳房支持韧带（Cooper 韧带）松弛，也会加重乳房下垂的情况。这些诸多的因素最终形成了乳房的老化，出现软组织的松弛和乳头位置的下移。多数情况下，乳腺组织下移会导致乳房上极空虚的现象发生。

乳房下垂的分型有多种方法。Regnault 的分类是目前应用最为广泛的方法。这种方法评价两个因素：乳头的位置和下皱襞的关系；腺体的位置和下皱襞的关系（图 11-1）。Brink 扩充了 Regnault 的分类方法，增加了一种腺体异常分布的情况，即高位下皱襞水平、腺体主要位于乳房高位、伴随较短的乳头到下皱襞距离（图 11-2）。乳房下垂伴随的畸形都可以

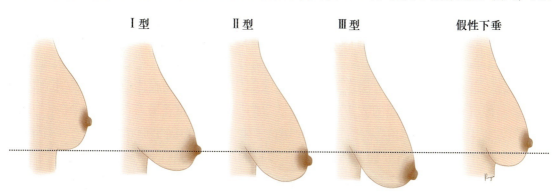

Ⅰ型　　Ⅱ型　　Ⅲ型　　假性下垂

图 11-1　Regnault 关于乳房下垂的分级示意图

通过乳房上提术来改善。筒状乳房是另外一种乳房畸形，临床表现为乳晕直径大、乳晕疝、乳房下皱襞位置高、乳房基底缩窄等。筒状乳房的治疗方法包括双环切口的乳房上提术、假体隆乳和腺体扩张术。

现代的乳房上提手术都是基于乳房缩小手术发展而来。现代的乳房缩小术可以追溯到 20 世纪 20 年代的 Lexer-Kraske 术式，这种手术方法包括乳房下极腺体的切除、皮下的潜行分离和乳头的移位技术。后来 Schwarzmann 提出了内侧蒂技术，从此开启了应用带蒂乳头瓣转移乳头的时代。1956 年 Wise 提出一种基于简单的几何原理的皮肤切除技术，从此倒 T 形切口技术开始盛行。在此基础上，Lassus 和 Lejour 改进了倒 T 形切口技术，提出一种损伤更小、瘢痕更短的技术，即垂直切口技术。Benelli 和 Goes 提出了双环形切口技术。这些技术演变，导致了目前整形外科面对诸多乳房上提手术方式的局面。从方法学的角度而言，我们无法说哪一种方法是"正确"的，只有术前周全地分析患者的个体情况，选择最适合患者的术式可能更加妥当。

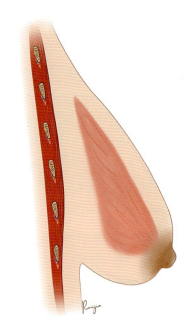

图 11-2　Brink 描述乳腺分布异常的类型
Brink 扩展了 Regnault 的下垂分级系统，增加了一种情况，即乳腺分布异常的类型。这种类型里，乳房下皱襞的位置高，乳腺腺体主要分布在高位，乳头至乳房下皱襞的距离短。

对于每一例乳房下垂的患者，其临床表现和受累及的乳房成分都不相同，医生应该针对性地考虑每个患者的个体情况，制定相应的手术方式。术前应当重点考虑以下治疗目标：

- 重新塑形，实现乳房美观的外形。
- 提升乳头乳晕至合适的位置。
- 收紧皮肤。
- 瘢痕最小化。
- 能长期维持效果。

成功的乳房上提手术的一个关键，就是单独处理皮肤松弛和腺体塑形两个问题。这种策略最早由 Benelli 提出，得益于皮肤切口的充分减张，可以实现用最小的瘢痕维持长期的术后效果。腺体处理的方法包括简单地去除部分腺体，单纯腺体塑形，到应用自体组织或者假体填充。腺体切除的方式取决于皮肤量的多余程度和乳头需要提升的距离。皮肤切除的方式大致可以分为三大类：双环形切口、垂直切口和倒 T 形切口。对于一个具体的患者，医生应思考如何处理腺体的塑形、容积的改变和皮肤的切除这些问题。而手术决策的过程又受患者的解剖特点、美学要求、外科手术技术和患者的需求四大因素相互影响。

2　相关解剖

正常的乳房位于第 2～5 肋间。评价乳房的美学时，需要考虑多方面的因素，包括容积、对称性、乳房在胸壁的位置、乳房上极和下极的比例、乳房的轮廓、乳房宽度、乳房突度、皮肤的质地和乳头的位置等。乳房的上极，是从锁骨向下延伸，至乳房突度最高点，一般为一条平直的曲线。乳房的下极是从乳头向下延伸至乳房下皱襞水平，一般是一条突出的曲线，长度为 5～6cm。在紧致而没有下垂的乳房，乳头位于乳房下皱襞的上方，胸骨上凹至乳头的距离一般为 19～21cm。但是就如 Hall-Findlay 所言，胸乳线的数值，可能会受每个患者的体形影响比较大，因此并不可靠，从乳房上缘测量乳头位置可能是一个相对可靠的指标。

乳房的血供有深层和浅层两套。清楚乳房血供的特点，有助于整形外科医生掌握乳房上提术的各种蒂技术。乳头血供最主要来源于第 4 肋间动脉，该血管横跨乳房中央区域，也是下方蒂的主要血供。乳房的主要血供则来自于胸廓内动脉的穿支，它们穿过第 2～6 肋间隙，走行于皮下脂肪层内。其中，第 2 肋间隙的胸廓内穿支血管是最粗大的，形成上方蒂的主要血供。第 3 肋间隙的穿支血管是形成内侧蒂的主要血供来源。此外，乳房还接受胸外侧动脉和胸肩峰动脉的血供。

整形外科医生也应当了解乳头乳晕的神经支配，有助于避免乳房上提术中的神经损伤。乳头的神经支配主要来自第 4 肋间神经外侧皮支的前支。该神经走行于乳房深面，在下蒂和内侧蒂技术中可以保留。乳头神经还有一部分来自肋间神经的前内侧分支，此神经走行更加浅表，参与乳头的感觉支配。

3　术前评估

术前评估很重要的一点是需要清楚患者的就诊动机。应当询问患者最不满的是哪一点？是乳房的大小，还是形状？应当明确患者对乳房大小的期望，这样可以确定是否需要同时填充乳房。判断患者对瘢痕的接受程度，了解他们对乳房形态的具体期望，这些信息可以帮助医生和患者一起来确定具体的术式。通过这些交谈，有助于医生清晰了解患者对手术的期望到底是什么，也有助于让患者对手术效果的预期值和当前的手术效果相匹配。

详细采集患者的病史，包括既往病史和手术史，药物史，吸烟情况，妊娠情况，哺乳情况及将来是否会再生育等。同时记录患者既往体重波动是否会伴随乳房形态的改变。还应该记录家族肿瘤史、是否有乳房肿物或者异常钼靶结果等。

体格检查应评估乳房的大小、对称性、乳房在胸壁的位置等。应区分高位乳房和低位乳房。准确评估乳头的位置非常重要，可以用乳头和下皱襞的相对关系，或者乳头距离乳房上缘的相对关系来评估。还应当记录乳晕的直径、乳房上极和下极的比例关系、上极的轮廓和软组织的厚度等。应注意是否存在假性下垂。评估皮肤的质地、松弛程度。注意是否存在乳房的瘢痕，可能影响乳头乳晕或者各种乳腺蒂的血供。最后，应当记录胸壁是否存在畸形，是否对称。

测量也是一个非常重要的环节。双侧的胸乳线有助于评价乳房的对称性。乳头至乳房下皱襞的距离可以评估乳房下极的松垂程度。测量乳房的直径，不仅有助于预判收紧乳房基底径的程度，还可以帮助必要时植入假体的大小（比如假体植入 – 乳房上提手术）。所有测量的不对称的参数都应被记录，用于评估手术方式的调整。常规术前对乳房做一个全面的查体，以除外乳房肿物。

术前应常规摄影。高质量的照片应包括正位、斜位和侧位。术前医生可以让患者一起观看照片，让患者更加清楚的明确术前存在的不对称、术前已经存在的畸形，并务实地讨论手术可能达到的效果。三维成像技术不仅可以更加有效地评估术前的形态、容积，还可以提供量化测量，模拟术后假体植入的效果等，具有不可比拟的优势。

所有患者术前应行乳腺影像学检查，这也是满足卫生监管部门的要求。根据美国癌症协会的建议，45 岁及以上的女性应定期接受乳腺检查，40 ~ 44 岁女性则可在评估后决定是否行乳腺影像学筛查。磁共振检查是评价乳房假体完整性最佳的方式，因此对于怀疑假体破裂的患者可在术前用磁共振检查来评估。

手术成功的另一个重要的环节就是术前教育，包括术前咨询、倾听和明晰患者的诉求、让手术期望值变得更加现实、和患者一起决策手术方案等。通过向患者交代各种手术方式的利弊，患者可以充分知情，然后自主做出手术抉择。术前风险需交代以下内容：出血、伤口愈合不良、瘢痕、下垂复发、不对称、乳头感觉异常、部分或者全部乳头坏死、需再次修复手术等。如果计划同期行乳房假体植入术，也应该详尽交代假体相关的手术风险。吸烟的患者应术前戒烟 6 周以上，必要时可行尼古丁的测定。

4 手术方式的选择

没有一种适合所有人的、理想的乳房上提手术方式。对于每个具体的患者，应该制定个性化的手术方案。选择手术方案时，应考虑以下因素：

- 皮肤的松弛程度。
- 乳头下垂的程度。
- 腺体萎缩的程度。
- 乳房上极饱满度。
- 患者对于乳房容积改变的需求。
- 是否接受瘢痕？接受什么程度的瘢痕？

绝大多数情况下，我们需要同时处理腺体和皮肤。如果只是处理皮肤的话，乳房上提的效果一般并不持久，因此应当尽量避免。（只有在极个别情况下，只需要微调，或者微小的修复手术时，才考虑仅做皮肤的切除处理）。瘢痕的长短和乳房外形的改变是相关的。短瘢技术可以适用于各种程度的乳房下垂。但是对于严重下垂或皮肤极度松弛的，我们会选择更为激进的手术切口。

双环形切口技术（环乳晕切口技术）最适合于Ⅰ度下垂的患者，偶尔也可用于Ⅱ度下垂的情况。这种方法提升乳头的距离一般不超过 2cm（图 11-3）。双环形切口还可以达到缩小乳晕直径的效果。这种技术将瘢痕留在乳晕边缘，比较隐蔽。其缺点包括瘢痕变宽、乳房外形变扁等。对于同时接受假体植入，或者皮肤质量差的患者而言，瘢痕变宽的风险会明显增加。双环形切口提升可以同时和乳房假体植入手术同期完成。

垂直切口法乳房上提术适合各类乳房下垂的患者。但是对于严重的Ⅲ级下垂的患者，这种方法可能存在矫正不足的风险。垂直切口法可以和乳房缩小、腺体塑形技术或假体植入同期完成（图 11-4）。患者必须接受垂直瘢痕，以及在必要的时候需要做倒 T 切口的可能性。垂直切口法乳房上提术术后早期会出现乳房上极异常饱满的情况，一般在数月后乳房形态恢复正常。

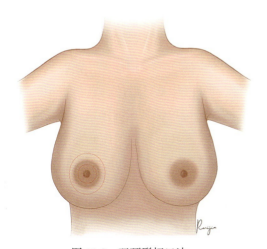

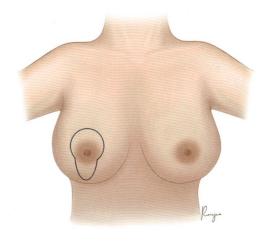

图 11-3　双环形切口法

双环形切口乳房上提术适合轻度乳房下垂和乳晕大的患者。双环形切口的外环是椭圆形设计，用以提升乳头的位置。内环用乳晕刀环切形成。双环之间是去表皮的区域。

图 11-4　垂直切口法

垂直切口法适合于各类乳房下垂的患者。该术式可和乳房缩小术、隆乳术以及乳腺腺体重置术同期完成。垂直法中，新乳晕切口的顶端取新乳头位置上方 2cm，垂直臂的宽度可以用手法移动乳房来确定，垂直切口的最下缘通常位于乳房下皱襞上方 2~4cm 处。

倒 T 法适合于Ⅲ度下垂或者伴有严重皮肤松弛的患者（图 11-5）。乳房下皱襞处横行的切口也适合处理假性下垂的情况。倒 T 形切口瘢痕更加明显，而且术后乳腺再度下移的风险也会更高。术后在 T 形切口交汇处，伤口愈合不良的情况时有发生，一般经简单的换药处理即可愈合。

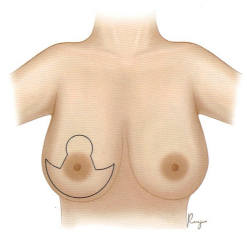

图 11-5　Wise 切口法

Wise 法皮肤切除后，呈现倒 T 形皮肤切口。这种方法适合严重的乳房下垂或伴有明显皮肤松弛的患者。手术切口的垂直部分设计同垂直切口法，水平臂切口的长度可根据皮肤松弛程度而定。

　　术前要明确是否需要行腺体切除、假体植入或者单纯上提。手术决策是基于两个因素：术前乳腺容积的状态及患者对乳房大小的要求。在需要切除腺体量较大的时候，往往需要选择垂直切口或者倒 T 形切口。如果患者的腺体量很少，下垂并不严重，此时可以选择隆乳联合乳房上提术。这两个式式可以同期完成，也可以分期施行。这种情况下，术前清晰地明确患者的要求对于手术抉择非常重要，因为如果患者希望乳房容积更大，则应该考虑假体植入的方式。如果患者只是中度下垂，很可能单纯植入假体就可以改善乳房下垂的状态，从而避免了乳房上提手术的瘢痕。Spear 建议以下情况可以单纯考虑假体植入术：乳头位于或者高于下皱襞水平；正位时乳晕完全显露；站立位时，乳房下极的皮肤完全显露而无遮挡；乳房下极低于下皱襞水平不超过 2cm；乳头至下皱襞距离小于 8cm。

　　减重后的患者是一个特殊的群体，她们的乳房下垂具有其固有的特征，包括明显的腺体容量变小、皮肤明显松弛、乳头内移和腋前组织饱满。这些患者一般都需要施行倒 T 形切口，以去除多余的松弛皮肤、悬吊下垂的腺体、并利用外侧多余的自体组织瓣填充改善容积问题。

5　手术技术

5.1　术前标记和准备

　　术前站立位标记手术线。标准的标记线应包括：乳房中线（不一定经过乳头）、胸骨中线、下皱襞（双侧不对称时应予以标注）、新乳头位置（位于下皱襞水平或略高于下皱襞水平）。

患者平卧于手术台，上臂外展90°，并予以固定，以防患者术中坐位时发生体位移动。术前在手术室再次确认手术标记线。切开皮肤前，静脉予以单次剂量的抗生素。切口切开前，用含有稀释利多卡因和肾上腺素的局麻药浸润麻醉。

5.2　双环形切口乳房上提术

双环形切口的外环是一个椭圆环，用于提升乳头的高度。根据新乳头位置，在其上方2cm处标记新乳晕的上缘。从该点往下，延伸两条平滑的曲线，经原乳晕的两侧，向下于下皱襞上方5~7cm处汇合，形成一个椭圆形。外环最大的直径宜不超过7cm；外环和内环直径比宜不超过2:1，否则容易导致明显的瘢痕增生或瘢痕变宽。

用38mm或45mm乳晕刀在乳晕表面标记内环的直径。在使用乳晕刀的时候，注意应保持双侧乳晕固定的张力一致。内环最终的形态和大小，需要术中坐立位时予以确认，此时可明确双侧的对称性、乳头的最终高度以及皮肤量切除范围。内环和外环之间区域予以去表皮。外环以外，在皮下层略做分离即可，过度的分离可能造成乳头乳晕的血运障碍，应予避免。

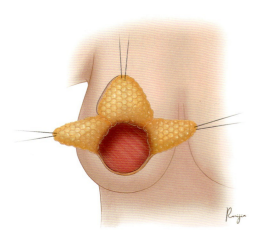

图11-6　Benelli技术的内侧腺体瓣和外侧腺体瓣

双环形切口乳房上提术时，也可以适当处理乳腺组织，改善塑形。在Benelli的荷包缝合技术中，乳晕上方的真皮瓣予以保留，可以通过2点~10点之间的切口处理腺体。切除部分腺体后，可形成内侧瓣、外侧瓣和上方瓣。内侧瓣和外侧瓣交叉缝合在胸大肌筋膜上，收紧乳房基底，增加乳房突度（图11-6）。腺体塑形完毕，将乳房皮肤舒展后，用荷包缝合收紧乳晕切口。

在双环形切口乳房上提术中，乳晕切口的缝合技术非常关键。良好的荷包缝合可以有效避免瘢痕的增生和变宽。用不可吸收缝线进行环形荷包缝合，可以有效调整乳晕的直径。Hammond提出用一种轮辐状互锁荷包缝合方法，可以有效控制乳晕切口的张力，避免术后瘢痕的变宽。为避免缝线外露的风险，缝合的层次应当在真皮的深层。乳晕伤口周围一般会形成皮肤的皱褶，需要数月后才能平整。外环和内环的直径差越大，皮肤皱褶就会明显。

5.3　垂直切口法乳房上提术

垂直切口法乳房上提术的切口设计，首先是新乳晕环（清真寺顶切口）的设计。新乳晕环的最高点，位于新乳头位置上方2cm。从这一点开始，可以徒手，或者用模板辅助，标记出新乳晕环。然后将乳房分别推向内侧和外侧，标记出垂直切口的内侧缘和外侧缘。内侧缘和外侧缘向下延伸，在乳房下皱襞上方2~4cm处，汇合在乳房中线上。根据原有乳头的位置，决定选择内侧蒂或上方蒂。如果乳头位于设计的乳晕环之内，可设计上方蒂。如果乳头位于设计的乳晕环以下，内侧蒂可以更大幅度地提升乳头的高度。

在乳晕环区域内，用38mm或45mm的乳晕刀标记新的乳晕内环切口。此切口之外、垂直切口之内的区域予以去表皮。切开下方瓣的内侧、外侧和尾侧，形成下方三角瓣。如果仅是缩小乳房容积的话，可以将下方三角瓣去除。如果希望形成自体组织填充的效果，则可以移动下方三角瓣改善乳房中央区域的容积，此技术下文另做详细阐述。如果决意将三角瓣去除，可切开三角瓣两侧至胸大肌筋膜上，从此层次分离，将三角瓣及尾侧多余组织切除，以提升乳房下皱襞的高度。

如保留三角瓣，可将其上方切口切开，注意勿损伤乳头乳晕的血供。如果选择内侧蒂技术，可在乳晕上方（清真寺顶切口内）切除少量组织，形成接受内侧蒂旋转后的受区。垂直切口两侧皮下略作分离，形成内、外侧腺体表面的小皮瓣，注意尽量保留皮瓣深面的脂肪组织，否则皮瓣可能发生血运障碍。

将新乳晕12点缝合固定在清真寺切口的顶部。清真寺切口的两翼对拢缝合，形成新的乳晕外环（如果是采用上方蒂技术，为使皮瓣无张力转移，可以切开皮瓣内下和外下部分真皮）。新乳头乳晕到位后，用慢吸收线缝合垂直切口的内、外侧腺体数针，关闭深层的垂直切口。

调整患者体位至坐位，切口用订皮机暂时关闭。术中评估乳头位置、对称性、乳房形状和容积，堆积的皮肤予以标记。如果是少量的乳房腺体去除，可以将下方皮瓣修薄，放置负压引流管将皮瓣吸附在胸壁上。也可以通过多处真皮内的水平缝合，形成荷包的效果，减少L形或T形切口的形成。

如果施行乳房缩小术，一般需要放置负压引流管，充分引流乳房下极的死腔。皮肤的缝合分两层：真皮深层缝合一层，皮内予以可吸收线连续缝合。伤口外用黏性胶布加压。

5.4　倒T形切口

乳头定位和新乳晕环的设计同垂直切口部分。通过往内侧或外侧推移乳房，标记出垂直切口。垂直臂的长度一般和乳房基底宽度相关，通常为6~7cm。从垂直臂的远端做水平臂，分别向内侧和外侧延伸，去除下极多余的皮肤。对于皮肤明显松垂的，水平臂需要延伸至乳房内、外边界。但多数情况下，可以减少水平臂的长度，最终形成一个小倒T切口。

按照常规方法去表皮，切开形成蒂部。如果只是缩小乳房的话，可以切除下方的三角瓣组织。对于乳房容积太小的患者，也可以利用三角瓣组织形成自体组织填充。皮瓣的分离应谨慎，以达到伤口无张力对合目的即可。皮肤的切除也应保守，可用订皮机将皮肤订合后，再确认皮肤切除的范围。避免因切除量过多而导致伤口张力过大的情况发生。

6　其他需要考虑的情况

6.1　假体植入 – 乳房上提术

随年龄增大，乳房变得下垂，并出现容积萎缩，乳房上极尤为明显。对一些患者而言，可以采用分期或者同期的方法，植入假体，恢复乳房容积。假体植入和乳房上提手术可以同期完成，尽管文献报道其并发症发生率和返修率都较高，但是也有学者认为这种术式可以安全施行。假体植入 – 乳房上提术是一种难度较大的整形手术，需要细致的术前设计，术中亦应尤为注意细节。否则，过高的修复率和并发症发生率很容易导致医疗诉讼。为了降低手术风险，术中应尤其注意避免损伤乳头乳晕的血供，避免伤口的过大张力。

假体的选择也是一个重要的环节，但本章并不打算详细就此讨论。假体选择是基于患者的愿望、患者软组织测量结果（乳房宽度、软组织厚度、皮肤牵拉度、乳头至下皱襞的距离等）等多方面的因素。考虑到假体相关性间变性大细胞淋巴瘤的情况，我们目前只用光面圆型假体。

术前标记和乳房上提术类似，但是乳头定位会更高一些（1～3cm），以满足假体植入后乳房上极扩张的需要。如果选择双环形切口，则假体经乳晕下缘切口植入。如果设计的是垂直或倒 T 形切口，一般先不切开乳晕和垂直切口部分。先做一垂直形切口，植入假体。假体到位后，再评估皮肤的松弛程度，调整手术设计，避免过大的切口张力。假体放置的层次一般为双平面。离断胸大肌的起点，尽量少地分离腺体和肌肉之间。这样可以最大限度增加假体上方的组织覆盖，同时也允许乳房下极的充分扩张。术者需要严格遵守假体植入手术的原则，避免细菌的污染，减少细菌膜和后继包膜挛缩的发生。这些措施包括用三联抗生素盐水或碘伏 – 抗生素盐水冲洗腔穴、避免皮肤和假体直接接触等。

应用双环形切口技术时，用轮辐状互锁荷包缝合方法可以有效预防乳晕瘢痕变宽。应用垂直切口上提术时，垂直臂长一般在 6～8cm。远于臂长的多余皮肤一般设计横行切口去除，形成小的倒 T 形切口。注意应在假体表面保留适当厚度的乳腺组织，减少术后切口相关的并发症。

6.2　自体组织瓣填充术和腺体的固定技术

假体隆乳联合乳房上提术适合于乳房上极塌陷的患者。但如果患者不想要太大的乳房容积，或者对乳房假体具有某种抗拒感，则可以考虑应用自体组织瓣填充来改善乳房的容积。通过组织瓣转移技术，充分利用乳房上提术中本应切除的下方腺体瓣，可以实现乳房上极轻度饱满的填充效果。

我们更倾向于应用下方为蒂的组织瓣，它们的血供来自于深部的肋间动脉穿支血管（图11-7）。这些穿支从胸大肌表面发出，进入乳腺深面。通过游离乳腺组织瓣的内侧、外侧和上方，可以轻松将组织瓣向上转移至乳房上极的深面。到位后，用不可吸收缝线缝合固定乳腺组织瓣。

也可以游离外侧蒂的腺体组织瓣，这种组织瓣的血管蒂来自于胸外侧动脉的穿支。支持这种技术的观点认为：由于乳房外侧轮廓通常过于饱满，转移外侧组织瓣既可以改善乳房上方的形态，还可以通过收紧乳房外侧，改善乳房基底的轮廓。

不论何种自体组织瓣填充技术，都有可能发生再次下垂的风险。一般而言，自体组织瓣被不可吸收线牢牢固定在乳房上极深面的胸肌

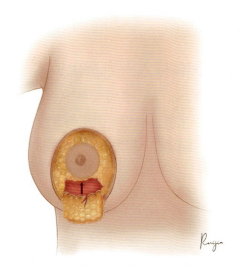

图11-7　分离下方蒂的乳腺腺体瓣

下方蒂的乳腺腺体组织瓣的血供来自于肋间动脉穿支，可用作乳房上部的填充。

筋膜上。有文献提出多种固定方法，可长期维持固定效果。对于减重后患者，固定组织瓣在肋骨骨膜上可以维持效果更久。Graf提出可以将腺体埋在一条胸大肌纤维深面固定，可以获得更加理想的效果。也有研究显示，应用可吸收网片可以协助固定组织瓣，并维持长期理想的填充效果（图11-8、图11-9）。

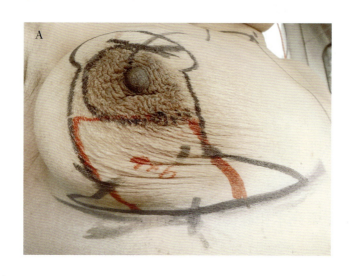

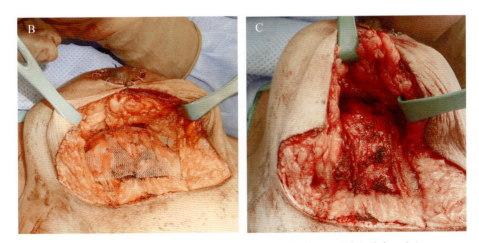

图 11-8　倒 T 形切口的乳房上提术（同时转移下方蒂的组织瓣填充乳房上方）

A：Wise 切口设计，新乳头位于乳房下皱襞水平，新乳晕切口的顶端位于新乳头上方 2cm。垂直形切口根据乳房推移法确定。红色区域为设计的下蒂组织瓣，用于乳房上部的填充；B：术中显示下蒂组织瓣在去表皮后，固定在乳房上部深面的胸壁；C：下蒂组织瓣用 P4HB 网片加固，以长期维持乳房形态。

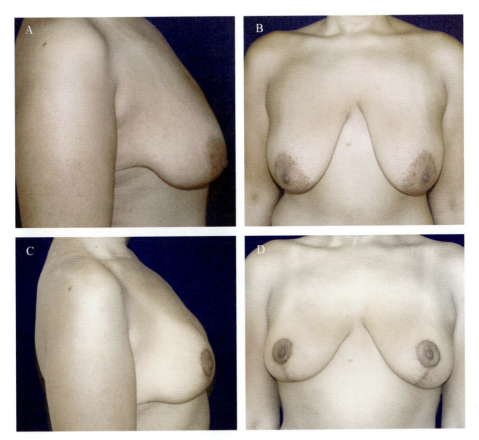

图 11-9　倒 T 形切口乳房上提术前后对比

A、B：双侧 Ⅱ 度乳房下垂患者术前，可见乳房上极扁平，乳晕宽；C、D：倒 T 形切口乳房上提术后照。手术采用了内上蒂设计，并转移下方组织瓣转移填充乳房上极，组织瓣用 P4HB 网片加固（图 11-8）。

6.3 假体取出联合乳房上提术

假体取出联合乳房上提术是一种具有挑战性的术式。既往手术可造成乳房区域的血运障碍、瘢痕等诸多复杂因素，可能对此次手术安全性造成影响。由于假体取出后，未有新的假体植入，因此术者对乳房形态的把控难度很大。术前应当尽可能地获取之前手术记录，全面评估各手术层次以及各种乳腺蒂设计的风险。一般乳房假体取出及包膜切除后，只有重新植入假体才能恢复乳房的容积。但现在很多患者基于多种原因，既排斥假体的植入，又仍然期望拥有美观的乳房形态。

患者通常不能理解，在假体取出后，自己的乳房会变得更加扁平和下垂。她们当然更不清楚这种下垂，较假体植入之前的形态会更加糟糕。对于这些患者，术前应当充分告知她们这些信息。医生也应当告知患者，如果只用自体组织瓣填充技术的话，乳房至多能恢复到轻度的饱满度，如果希望能获得更加丰满的轮廓，患者应当考虑假体的选择。如果患者之前植入的是盐水假体，可以在诊室将盐水抽出，模拟假体取出后的外观。建议在盐水假体的盐水抽净4周后，再行乳房上提术。此时乳房的皮肤已经充分回缩，乳房轮廓也已经稳定，手术效果也更加确切。

假体取出联合乳房上提术建议分期完成，以避免出现乳头缺血坏死等并发症。以下情况应建议分期完成手术：乳头提升高度超过4cm；软组织厚度（包括皮下脂肪和腺体）小于4cm；严重吸烟的患者。这些情况下，乳房假体取出可先行完成，患者恢复3个月后可行第二期的乳房上提手术。

第二期的乳房上提手术的手术方式可根据乳房下垂程度来确定。对于轻微的乳房下垂，可以选择双环形切口乳房上提术。但是对于多数假体取出的患者而言，这并不是一个很好的选择，因为双环形切口法对乳房形态的改善并不大，而且术后易于出现乳房塌扁的外形。对于轻、中度下垂的患者，我们建议垂直切口法乳房上提术。对于中、重度下垂或者腺性下垂的患者，我们建议 Wise 法切除。

设计假体取出的手术切口时，应注意不要影响到乳房上提术的切口设计。由于假体取出后，乳房的形态会发生明显的改变，因此乳房上提术的切口需要在术中坐立位、用订皮机将乳房皮肤订紧后，才能最终确定。如果手术切口的设计，存在乳头乳晕发生血运障碍的风险，医生应果断终止手术，延期再行乳房上提术。

7　并发症

乳房上提术的并发症多数情况下保守治疗即可。术后感染非常罕见，一般术后口服抗生素即可缓解。术后出血通常需要手术处理。少量的积液可以在门诊抽吸处理。切口愈合不良并不少见，常发生于 T 形切口交汇处。小的创面一般通过换药即可愈合。术后两侧乳房不对称也很常见，这并不算是并发症。术前医生应对患者进行充分的知情教育，让患者认识到术后的不对称几乎是必然会发生的。

术后再次出现下垂一般是初次手术矫正不充分的后果。再次下垂可以通过修复手术很容易矫正。术后乳头位置过高是一个具有挑战性的问题，降低乳头的位置，通常需要增加新的手术瘢痕，或者会导致乳房发生某种形变。比如在矫正假性下垂时，楔形切除乳房下方的腺体时会一定程度改变乳头的位置。植入乳房假体，会上移乳房的上缘，进而造成乳头位置相对降低的现象。矫正乳头过高的一些比较直接的方法包括：新月形切除一块皮肤、对偶转位皮瓣、Z 成形术、U 成形术；在严重的病例可以选择乳头乳晕游离移植术。乳头乳晕坏死是一个灾难性的并发症，值得庆幸的是非常罕见。它的处理就是定期门诊换药，让伤口二期愈合。将来也可以考虑乳头再造术。

8　小结

乳房上提术是一种疗效确切的治疗方式。如果操作不当，也会面临多种并发症。乳房上提术的目标包括：重塑腺体的形状；提升乳头的高度；收紧乳房皮肤。医生应该个性化地分析每一位患者，并制定手术方案，才能获得良好的临床效果。在术前评估时，医生应分别评估乳房皮肤和腺体两个重要组成部分，考虑是否需要以下操作：去除多余的皮肤、上提乳头的位置、处理腺体萎缩和改善腺体的轮廓。术前还应当详细探寻患者改变乳房容积的愿望和其对瘢痕的接受程度。术前教育和沟通是一个重要的环节，可以帮助患者放弃不切实际的期望。患者通过和医生的详尽交流，可以自主选择最适合自己的手术方案，这也是最佳的手术决策方式。

我们已经提到了多种乳房上提术式，包括双环形切口法、垂直切口法和倒 T 形切口法。医生应当熟悉这些技术，并能为患者选择个性化的手术方式。一般而言，双环形切口法限于轻度的乳房上提，垂直切口法和倒 T 形切口法适合更严重的患者。更严重的下垂，往往需要更激进的手术方式，如 Wise 法。根据患者个体情况，医生也可以选择同期行乳房缩小、假体植入或腺体重置等术式。总而言之，只有完成了周全的术前设计、有效的医患沟通和细致的手术操作，才能最大限度降低手术风险，才能获得满意的乳房上提术效果。

Ara A. Salibian，Nolan S. Karp　著

曾　昂　李子榕　译

董芮嘉　绘图

参考文献

［1］ Jindal S, Gao D, Bell P, et al. Postpartum breast involution reveals regression of secretory lobules mediated by tissue-remodeling［J］. Breast Cancer Res, 2014, 16(2): R31.

［2］ Regnault P. Breast ptosis. Definition and treatment［J］. Clin Plast Surg, 1976, 3(2): 193-203.

［3］ Brink R R. Management of true ptosis of the breast［J］. Plast Reconstr Surg, 1993, 91(4): 657-662.

［4］ Lexer E. Correcion de los pechos pendulose(mastoptose) por medio de la grasa［J］. Guipuzcoa Medica, 1921, 6(210).

［5］ Kraske H. Die Operation der Atrophischen und Hypertrophischen Hangeburst［J］. Munch Med Wochenschr, 1923, 70(672).

［6］ Schwarzmann E. Die Technik der Mammaplastik［J］. Chirurg, 1930, 2(932).

［7］ Wise R J. A preliminary report on a method of planning the mammaplasty［J］. Plast Reconstr Surg (1946), 1956, 17(5): 367-375.

［8］ Lassus C. A 30-year experience with vertical mammaplasty［J］. Plast Reconstr Surg, 1996, 97(2): 373-380.

［9］ Lejour M. Vertical mammaplasty and liposuction of the breast［J］. Plast Reconstr Surg, 1994, 94(1): 100-114.

［10］ Calobrace M B, Herdt D R, Cothron K J. Simultaneous augmentation/mastopexy: a retrospective 5-year review of 332 consecutive cases［J］. Plast Reconstr Surg, 2013, 131(1): 145-156.

［11］ Goes J C. Periareolar mammaplasty: double skin technique with application of polyglactine or mixed mesh ［J］. Plast Reconstr Surg, 1996, 97(5): 959-968.

［12］ Benelli L. A new periareolar mammaplasty: the "round block" technique［J］. Aesthetic Plast Surg, 1990, 14(2): 93-100.

［13］ Hall-Findlay E J, Shestak K C. Breast Reduction［J］. Plast Reconstr Surg, 2015, 136(4): 531e-544e.

［14］ Michelle le Roux C, Kiil B J, Pan W R, et al. Preserving the neurovascular supply in the Hall-Findlay superomedial pedicle breast reduction: an anatomical study［J］. J Plast Reconstr Aesthet Surg, 2010, 63(4): 655-662.

［15］ Tepper O M, Small K, Rudolph L, et al. Virtual 3-dimensional modeling as a valuable adjunct to aesthetic and reconstructive breast surgery［J］. Am J Surg, 2006, 192(4): 548-551.

［16］ Overschmidt B, Qureshi A A, Parikh R P, et al. A Prospective Evaluation of Three-Dimensional Image Simulation: Patient-Reported Outcomes and Mammometrics in Primary Breast Augmentation［J］. Plast Reconstr Surg, 2018, 142(2): 133e-144e.

［17］ Smith R A, Andrews K S, Brooks D, et al. Cancer screening in the United States, 2018: A review of current American Cancer Society guidelines and current issues in cancer screening［J］. CA Cancer J Clin, 2018, 68(4): 297-316.

［18］ Rohrich R J, Thornton J F, Jakubietz R G, et al. The limited scar mastopexy: current concepts and approaches to correct breast ptosis［J］. Plast Reconstr Surg, 2004, 114(6): 1622-1630.

［19］ Spear S L, Boehmler J H t, Clemens M W. Augmentation/mastopexy: a 3-year review of a single surgeon's practice［J］. Plast Reconstr Surg, 2006, 118(7 Suppl): 136S-147S; discussion 48S-49S, 50S-51S.

［20］ Rubin J P, Khachi G. Mastopexy after massive weight loss: dermal suspension and selective auto-augmentation［J］. Clin Plast Surg, 2008, 35(1): 123-129.

［21］ Hidalgo D A, Spector J A. Mastopexy［J］. Plast Reconstr Surg, 2013, 132(4): 642e-656e.

[22] Spear S L, Giese S Y, Ducic I. Concentric mastopexy revisited [J] . Plast Reconstr Surg, 2001, 107(5): 1294-1299; discussion 300.

[23] Benelli L C. Periareolar Benelli mastopexy and reduction: The "round block." [J] . 1998.

[24] Hammond D C, Khuthaila D K, Kim J. The interlocking Gore-Tex suture for control of areolar diameter and shape [J] . Plast Reconstr Surg, 2007, 119(3): 804-809.

[25] Karp N S. Medial pedicle/vertical breast reduction made easy: the importance of complete inferior glandular resection [J] . Ann Plast Surg, 2004, 52(5): 458-464.

[26] Tebbetts J B. A process for quantifying aesthetic and functional breast surgery: I. Quantifying optimal nipple position and vertical and horizontal skin excess for mastopexy and breast reduction [J] . Plast Reconstr Surg, 2013, 132(1): 65-73.

[27] Spear S L, Low M, Ducic I. Revision augmentation mastopexy: indications, operations, and outcomes [J] . Ann Plast Surg, 2003, 51(6): 540-546.

[28] Tebbetts J B, Adams W P. Five critical decisions in breast augmentation using five measurements in 5 minutes: the high five decision support process [J] . Plast Reconstr Surg, 2006, 118(7 Suppl): 35S-45S.

[29] McCarthy C M, Loyo-Berrios N, Qureshi A A, et al. Patient Registry and Outcomes for Breast Implants and Anaplastic Large Cell Lymphoma Etiology and Epidemiology (PROFILE): Initial Report of Findings, 2012-2018 [J] . Plast Reconstr Surg, 2019, 143(3S A Review of Breast Implant-Associated Anaplastic Large Cell Lymphoma): 65S-73S.

[30] Adams W P, Jr., Mallucci P. Breast augmentation [J] . Plast Reconstr Surg, 2012, 130(4): 597e-611e.

[31] Adams W P, Jr., Culbertson E J, Deva A K, et al. Macrotextured Breast Implants with Defined Steps to Minimize Bacterial Contamination around the Device: Experience in 42,000 Implants [J] . Plast Reconstr Surg, 2017, 140(3): 427-431.

[32] Lockwood T. Reduction mammaplasty and mastopexy with superficial fascial system suspension [J] . Plast Reconstr Surg, 1999, 103(5): 1411-1420.

[33] Graf R, Biggs T M. In search of better shape in mastopexy and reduction mammoplasty [J] . Plast Reconstr Surg, 2002, 110(1): 309-317; discussion 18-22.

[34] Adams W P, Jr., Baxter R, Glicksman C, et al. The Use of Poly-4-Hydroxybutyrate (P4HB) Scaffold in the Ptotic Breast: A Multicenter Clinical Study [J] . Aesthet Surg J, 2018, 38(5): 502-518.

[35] Wu C, Grotting J C. Preoperative Saline Implant Deflation in Revisional Aesthetic Breast Surgery [J] . Aesthet Surg J, 2015, 35(7): 810-818.

[36] Rohrich R J, Beran S J, Restifo R J, et al. Aesthetic management of the breast following explantation: evaluation and mastopexy options [J] . Plast Reconstr Surg, 1998, 101(3): 827-837.

[37] Rohrich R J, Parker T H, 3rd. Aesthetic management of the breast after explantation: evaluation and mastopexy options [J] . Plast Reconstr Surg, 2007, 120(1): 312-315.

[38] Colwell A S, May J W, Jr., Slavin S A. Lowering the postoperative high-riding nipple [J] . Plast Reconstr Surg, 2007, 120(3): 596-599.

[39] Spear S L, Albino F P. Management of the High-Riding Nipple After Breast Reduction [J] . Clin Plast Surg, 2016, 43(2): 395-401.

[40] Spear S L, Albino F P, Al-Attar A. Repairing the high-riding nipple with reciprocal transposition flaps [J] . Plast Reconstr Surg, 2013, 131(4): 687-689.

［41］Frenkiel B A, Pacifico M D, Ritz M, et al. A solution to the high-riding nipple-areola complex［J］. Aesthetic Plast Surg, 2010, 34(4): 525-527.

［42］Mohmand H, Naasan A. Double U-plasty for correction of geometric malposition of the nipple-areola complex［J］. Plast Reconstr Surg, 2002, 109(6): 2019-2022.

第12章

内上蒂垂直法乳房缩小整形术
—— 个人理念与技术 2

1 概述

　　内上蒂垂直法乳房缩小整形术的技术核心并不在于那一道垂直瘢痕。多数倒 T 形切口由于增加了水平梭形切口，因此会形成切口内侧和外侧的猫耳畸形。多数垂直切口法切除了乳房下方椭圆形皮肤和腺体，相应会形成上方和下方的猫耳畸形。下方腺体切除，会缩窄乳房的底径、去除松垂的腺体组织，并将乳房上极的组织予以充分保留。

　　垂直切口法有多种术式，乳头乳晕的蒂部也有多种选择。笔者更愿意选择真正的内上蒂技术，因为这种方法能保证乳头乳晕的充沛血供、良好的感觉神经支配，以及塑形效果。这种方法里，乳头乳晕复合体转位后，蒂部的下缘自然形成了垂直切口的内侧缘，也有利于形成美观的乳房下极形态。

　　一个重要的理念就是，在内上蒂垂直法乳房缩小术中，笔者在腺体切除时应用了 Wise 法，而皮肤的处理则不是。当完成乳腺下极和外侧部分的切除后，遵循 Wise 设计，用吸脂法或者直接切除的方法处理乳房剩下的标记部分（图 12-1）。而皮肤的处理则按照垂直切口设计即可。

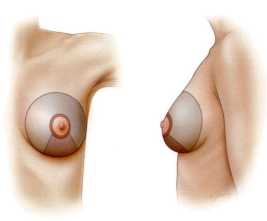

图 12-1　W 形模板在乳房手术设计中的应用

传统的观点认为需要切除更多的皮肤才能获得良好的塑形，这并不正确。内上蒂垂直法乳房缩小术的瘢痕代价更小，但同样也可以获得良好持久的形态效果。这种手术耗时短，出血少，恢复快。在我的经验里，这种方法比倒 T 形切口的并发症明显降低。虽然也有一些患者术后需要修整，但都是一些比较容易处理的小手术。相比之下，很多倒 T 形切口术后的畸形几乎无法再修复。

1993 年，当第一次尝试垂直法乳房缩小术时，笔者已经明显感觉到这种方法在乳房塑形上具有巨大的优势。但当时笔者对于上方蒂技术掌握还并不理想，发现蒂部的旋转非常困难，而且对于蒂部的血运知识也不是很清楚。原以为保留蒂部全层厚度是最安全的，但后来意识到适当修薄会更加安全。但上方蒂如果修薄的话，术后早期数周内可能出现乳房上极的凹陷畸形。相比之下，内侧蒂技术更容易完成蒂部的转位，而且术中的形态也更加满意。内上蒂技术比内侧蒂技术血供更有保障，但是蒂部转位的难度会略有增大。这两种技术都可以适当修薄腺体瓣，而不需要担心术后的血运问题。

经历了上方蒂技术的一些不理想手术效果后，笔者开始尝试外侧蒂技术，这是因为原以为它会带来更好的感觉神经支配。但外侧蒂的问题在于乳房的外侧往往是需要大量切除的部位，腺体塑形和血运安全之间会存在矛盾。最终认识到内侧蒂技术塑形效果更加满意。而且反馈数据也说明，内侧蒂技术的术后感觉恢复并不是问题。

图 12-2 的患者右侧乳房为外侧蒂技术术后，左侧乳房为内侧蒂技术术后。她术后双侧乳房的感觉恢复都很满意。外侧蒂技术的问题在于不能切除太多的外侧腺体。根据笔者经验，内侧蒂术后乳头感觉恢复率为 85%，外侧蒂为 76%，上方蒂为 67%。

乳房美容外科医生最不愿见到的并发症就是乳头坏死。乳房的主要血供来源于 4 支血管，有时可能仅有 3 支（图 12-3）。针对某位特定的患者，我们无法确认哪种蒂部设计最安全。如果手术量足够大的话，相信医生一定会遇到乳头坏死的并发症，这只是一个概率问题，并不一定和技术相关。但内上蒂理论上应该是最安全的设计方式，因为它同时包括两套血供系统。

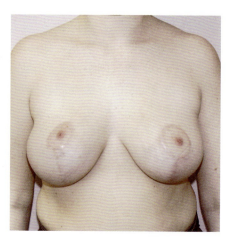

图 12-2　右侧乳房为外侧蒂技术术后，
左侧乳房为内侧蒂技术术后

内上蒂垂直法最大的优势是瘢痕小，塑形效果好。如果医生认识到乳房的塑形并不需要依赖皮肤的张力来实现，那么切口愈合问题和并发症就会显著下降。

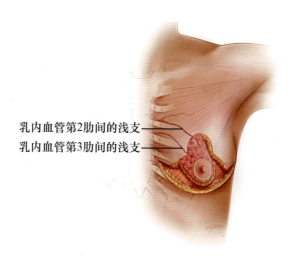

乳内血管第2肋间的浅支 ————

乳内血管第3肋间的浅支 ————

图 12-3　乳房的主要血供

对于一些需要倒 T 形切口设计的手术，医生如果采用内上蒂垂直法，在大量切除乳房下极组织的同时，可以将皮肤切除量大幅减少，最后切口可能为 J 形、L 形或者 T 形。

2　适应证和禁忌证

内上蒂垂直法的最佳适应证为年轻女性，仅需轻、中度乳房缩小术（切除量小于 600g）的患者。对于更大容量的乳房切除患者，选择这种方法会有一定挑战，但是仍然可用。当切除容量增大到一定程度时，可能需要设计倒 T 形切口。垂直切口不适用于巨乳患者。

乳房缩小术最佳适应证还应当为体重适当的患者。超重或者肥胖的患者术后效果一般都不太理想。

对于巨乳患者而言，任何蒂部设计都会显得过长。理论上来讲，乳房下垂时，血供也会牵拉变长。但是实际情况是越是下垂的乳房，乳头坏死的风险越大。蒂部过长的另外一个问题就是蒂部的容积会明显增加。虽然我们可以将蒂部缝合固定在胸壁上，但是远期还是会发生继发下垂。

一些患者虽然乳房体积大，但是乳头位置正常，皮肤弹性好，而且脂肪量多。这种情况下，最佳的处理方式是吸脂术。

图 12-4A ～ C 所示为年轻女性，体健，需要行中度乳房缩小术。20 岁，体重 125 磅（56.6kg），身高 5.5 英尺（168cm）。这是内上蒂的良好适应证。手术去除了右侧乳房 495g 组织，左侧乳房 455g 组织。此外吸脂还抽吸了 150ml（脂肪图 12-4F）。术后 18 个月外观图 12-4D ～ F。

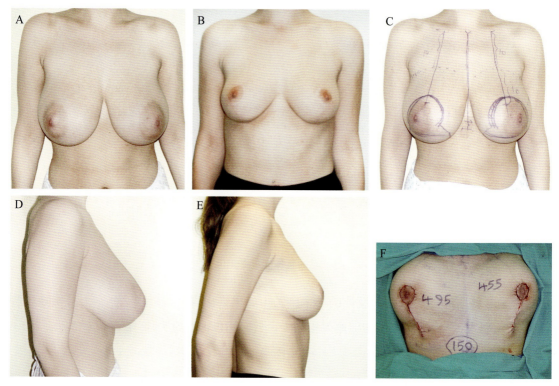

图 12-4　内上蒂联合吸脂乳房缩小整形术前、术后对比

图 12-5A 和图 12-5B 示 1 位 58 岁老年女性，乳房巨大。并不是一个很好的内上蒂垂直法乳房缩小术的适应证。她的体重并不理想，因此手术效果也不会绝佳。

手术切除了她右侧乳房 1275g 组织，左侧乳房 1200g 组织。脂肪抽吸量为 400ml。图示为术后 4 年外观（图 12-5C ~ D）。该例手术中，笔者没有采用倒 T 切口，单纯应用垂直法设计。

术后 10 年后，她经历了第 2 次乳房缩小术。右侧乳房切除了 295g 组织，左侧乳房切除了 260g 组织，脂肪抽吸量为 600ml。图 12-6A ~ C 示术后 1 年再次随访，同样这次我们也没有采用倒 T 形切口（图 12-6）。

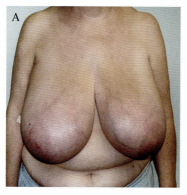
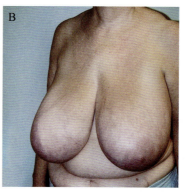

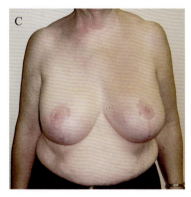
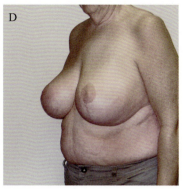

图 12-5 　 内侧蒂垂直法乳房缩小术前、术后对比

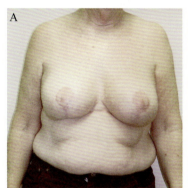
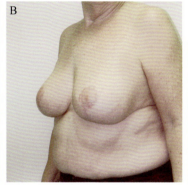
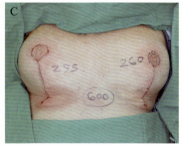

图 12-6 　 二次乳房缩小术

3　相关解剖

　　首先考虑乳房的底盘。乳房在胸壁上的位置有高有低，这些应当术前向患者明确指出。这些是手术无法改变的。乳房的上缘和乳房的位置密切相关，乳房缩小术无法移动乳房上缘的高度。乳房垂直高度也存在较大变异，从 3 到 15cm 不等。两侧乳房下皱襞的高度和乳房底盘的水平宽度也可能存在明显的个体差异。乳房的外侧缘一般位于或超过腋前线。多数患者的乳房水平宽度为 11 ~ 14cm。

　　乳房是一个外胚层来源的体表器官。它和皮肤的连结松散，但是在乳头位置紧密相连。它和胸壁之间的连接也是非常松散的。这一点我们做乳腺后层次隆乳术时可以明显感知到。在乳房的内侧和下方，有致密的皮肤 – 筋膜连接，将其位置固定，但这些结构并非乳房本身的结构。这一点和臀部非常类似，臀部的内侧和下方也有类似的结构（图 12-7）。

　　当女性侧卧位时，上方的乳房会垂过胸骨，下方的乳房则会向外侧滑动。我们看到只有乳房的内侧缘和下缘（下皱襞）存在致密的粘连结构，将乳房位置固定在胸壁。

乳头乳晕的血管供应中，只有第 4 肋间穿支是唯——支穿过腺体实质，最终支配乳头乳晕复合体（可参见第 1 章图 1-38）。虽然 Wuringer 中隔的外侧可能有少量血管也支配乳头乳晕区域，但其实它们是位于疏松的结缔组织内，而非真正穿过腺体。在乳房的下极，有胸壁穿支营养腺体，它们形成了乳腺瓣的血管蒂。

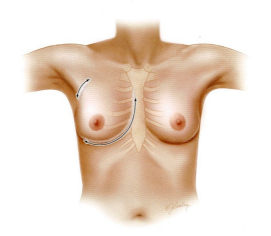
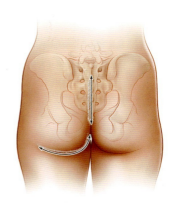

图 12-7　乳房通过皮肤筋膜固定其位置

乳房的血供主要来自于浅层的血管。它们在乳房发育期间被推挤至乳腺的浅层。血供主要来源于第 2～6 胸廓内动脉穿支。胸肩峰动脉系统通过胸外侧动脉的浅支也有少许贡献，但其对乳头乳晕血供的影响微乎其微。

上方蒂的血供主要来自于胸廓内动脉第 2 肋间穿支（图 12-8）。其在乳房中线内侧附近，距离皮肤大约 1cm 深度处抵达乳头乳晕深面。术前可以用笔式多普勒听诊仪探测其路径。形成内侧蒂时，需要离断该血管，常可见到汹涌的出血。内侧蒂的血供主要来自于胸廓内动脉第 3 肋间穿支。

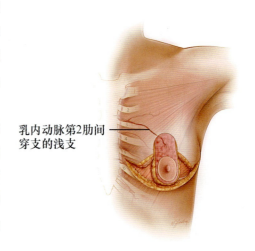

乳内动脉第2肋间穿支的浅支

图 12-8　乳房上方蒂的血供

真正的内上蒂是指同时包括上方蒂和内侧蒂的血供（图 12-3）。既然我们在制备内侧蒂时，离断的上方蒂的供应血管可见汹涌出血，为什么不保留它呢？（图 12-9）内上蒂技术正因为保留了两套血供，因此变得非常安全。内上蒂技术最大的困难是乳头乳晕复合体的转位困难。但如果我们了解到乳晕深面的腺体深层并没有什么营养血管时，我们可以放心地修薄蒂部，方便乳头乳晕的复位。

胸廓内动脉的第 5、第 6 肋间穿支在下皱襞稍上方进入乳腺腺体内，构成了下方蒂的额

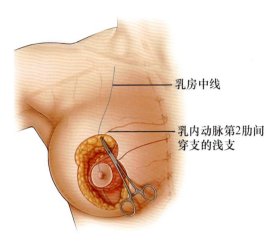

图 12-9　内侧蒂乳房缩小术中夹断第 2 肋间血管

外血供来源（图 12-10A）。这也是乳房和胸壁粘连紧密的一个区域。在形成中央蒂时，这些血管需要离断。

胸外侧动脉浅支绕过胸大肌，从乳房外侧进入乳腺。它是外侧蒂的主要血供来源，但是其进入乳腺的位点其实比标准的外侧蒂下缘更低（图 12-10B）。

乳房的主要静脉回流并不与动脉伴行。乳房静脉主要位于真皮下，引流方向为内上方。这也是为什么笔者不再做切口浸润麻醉的原因，因为总是扎到静脉，遭遇一些小血肿。

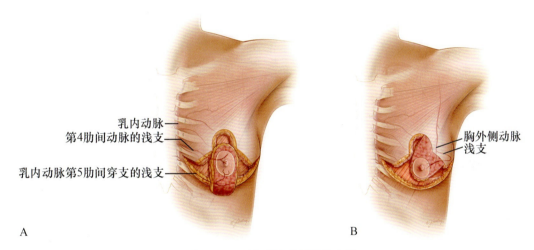

A　　　　　　　　　　　　　　　　　　　　　　B

图 12-10　下方蒂和外侧蒂的血供

虽然乳头的主要神经支配来自于第 4 肋间神经外侧支，但是各个方向的腺体蒂都可以提供良好的神经恢复。内侧蒂术后大约有 85% 的患者可以恢复正常的乳头感觉。外侧蒂为 76%，上方蒂为 67%。下方蒂可以达到内侧蒂类似的恢复情况。

大部分的腺体实质位于乳头乳晕复合体的深面和乳房外上方。乳房内侧脂肪的含量会更高一些。

注意图 12-11 所示内上蒂的设计里，蒂部刚刚把第 2 肋间降支动脉包括在内。笔者曾经用多普勒听诊仪探测过 85 例患者，发现该血管多数情况下位于乳房中线的内侧，但出于安全考虑，蒂部设计时可以适当

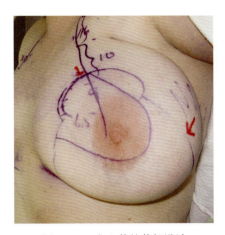

图 12-11　内上蒂的蒂部设计

靠外。注意该例中，胸外侧动脉的浅支进入乳腺实质的位置，较正常设计的外侧蒂位置更低。

4 术前评估

乳房缩小整形手术成功的一个要素就是充分的术前患者教育。让患者清楚了解手术预期效果非常重要。笔者会术前让患者确认她对于乳房位置的理解，并明确告诉她们医生无法改变乳房的位置。

笔者发现和患者一起面对照片沟通非常有帮助。我们会向患者展示乳房的上缘，并告诉她们改变不了它的位置。在侧位相上，我们会告诉患者术后仍有存在一些下垂的表现。能改变的只有去除外侧和下方多余的组织，缩小乳房的底径。笔者还会用手法推挤来模拟术后的形态，告诉她们内上蒂法乳房缩小术后，会增加乳房的突度。

图 12-12A 显示"高位"乳房，乳房上极饱满。图 12-12B 图显示"低位"乳房，乳房上极欠饱满。这两位患者不仅需要不同的手术处理方法，而且她们对于手术效果的期望也应该有所差异。左图患者乳房上缘高，下皱襞位置低，乳房底盘垂直径线长。右图患者乳房上缘低，但是乳房下皱襞位置高，乳房底盘垂直径线非常短。

图 12-12C 的患者为低位乳房底盘，乳房下皱襞位置低，乳房垂直径线长。而图 12-12D 的患者乳房虽然同为低位乳房底盘，但是乳房垂直径线属于正常范围。

术前评估时，笔者首先会评估乳房的各个边界的位置：乳房上缘、内侧、外侧及下皱襞水平。然后评估乳房的三维形态。上极是否饱满？如果饱满的话，术后的效果会更加理想。如果患者为严重下垂且伴有乳房上极空虚，任何将乳房下极腺体推挤到乳房上极的尝试都将是无效的，因为会发生继发性下垂。笔者还会评估蒂部的长度，并判断是否需要行游离乳头乳晕移植术（但其实这种情况非常罕见）。最后会评估皮肤的弹性和多余程度，以告知患者是否需要延长垂直切口或转为倒 T 形切口。

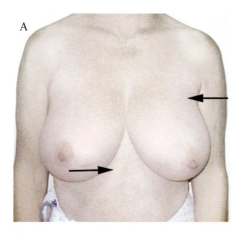
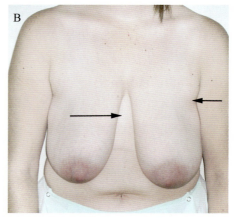

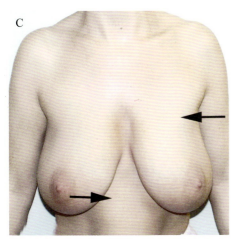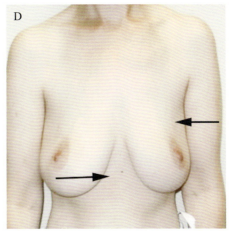

图 12-12　术前评估乳房位置

　　图 12-13 中两位患者接受任何类型的乳房缩小整形术都会获得完全不同的效果。图 12-13A 中的患者为高位乳房，上极饱满。图 12-13B 中则为低位乳房，上极空虚。任何将下垂组织推挤填充乳房上极的尝试都是徒劳的（图 12-13C）。

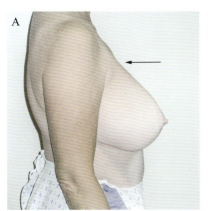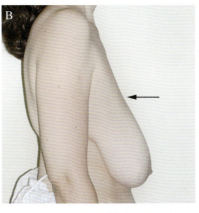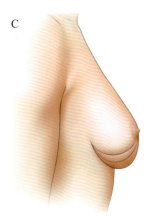

图 12-13　术前评估乳房的边界及三维形态

　　术前很重要的一个步骤就是准确评估腺体的切除量。向上过分推挤腺体会将 ab 段延长到 ac 段。但这只是一种假象，最终 ac 段会因为继发性下垂而恢复至 ab 段（图 12-14）。

　　图 12-15 所示为乳房缩小术后继发腺体下垂的现象（图 12-15A ～ C）。这位患者乳房在胸壁位置低，术后乳头位置偏高，乳房下极仍有大量的组织存在（图 12-15B）。发生这种错误的原因是笔者的误判，而不是术式本身。处理类似这样的患者，医生面临的挑战非常大（需要考虑如何有效填充乳房上极，比如通过 Ribeiro 瓣方法等）。

　　虽然有人会尝试将乳房上极向上悬吊，并固定在胸壁上，期望这样可以增加乳房上极的饱满度，但是这种效果非常让人失望。

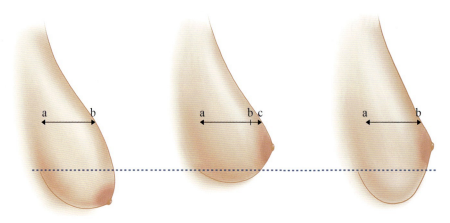

图 12-14　术前评估腺体的切除量

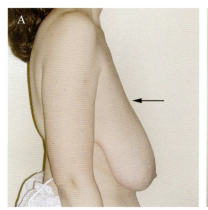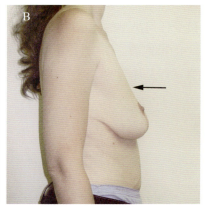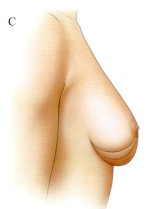

图 12-15　乳房缩小术后继发腺体下垂

　　需要明确一些概念。乳房上缘（黄色箭头）是指胸壁和乳房的交界处（图 12-16），有时会界限清晰，有时是模糊的一个区域。突度是指胸壁至乳房最突点的距离。理想情况下，这应该处于乳头水平。乳房缩小整形术中，如果乳房的突度增加，乳房上极的饱满度也会相应增加。但是乳房上缘却不会发生改变。除非用脂肪填充或者植入假体的方式，乳房上缘才会发生移动。

　　图 12-17 中，乳房上缘可以清晰标记。我们看到乳房缩小术后，突度明显变大，乳房上极饱满度有轻度的改善，但是乳房上缘没有发生任何改变。

　　此图显示用腺体缝合法改善乳房上缘位置的尝试是徒劳的（图 12-18）。在 77 例乳房缩小整形术中，笔者尝试用缝线

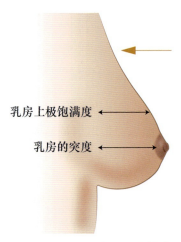

乳房上极饱满度

乳房的突度

图 12-16　乳房上缘、上极饱满度和突度

将乳房上极固定在更高位的胸壁上。其中，43 例用 3-0 PDS 缝线固定，34 例用不可吸收 3-0 Ticron 缝线固定。术后随访发现，所有患者乳房上缘位置在 5 个月内恢复至原状。乳房突度的改变可以稳定存在（突度增加带来轻微的上极饱满度改善）。

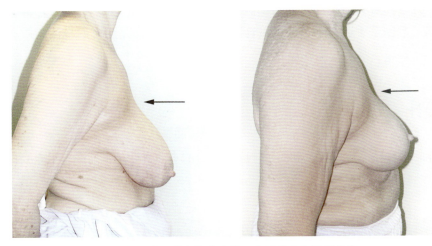

图 12-17　乳房缩小术前、术后乳房上缘无变化

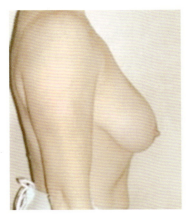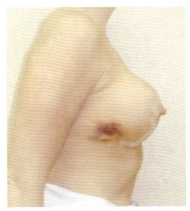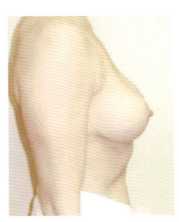

图 12-18　腺体缝合法不能改善乳房上缘位置

乳房上极饱满度也可以用 Ruth Graf 的方法来改善。这种方法是将下极原本要切除的腺体瓣，向上翻转，用一条胸大肌环协助固定后，将腺体瓣缝合固定在胸壁高位。这种方法最早被 Liacyr Ribeiro 提出，是乳房下垂矫正术中一种较好的腺体处理方法，有助于增加乳房上极的饱满度。

有时笔者也会告诫患者，不能将乳房缩小到患者期望的程度。传统倒 T 形切口下蒂法可以切除大量的乳腺组织。而垂直法乳房缩小术却不能做到这一点。笔者还会告诉患者乳房不对称的可能性。追求对称的乳房形态，是我们致力的目标，但可惜很难实现。还需要告诉患者，乳房整形术后，乳房的形态并非永久改善。在经历衰老、重力、妊娠、体重变化后，乳房的形态仍然后发生改变。

对于青少年患者，需要告诉她们术后乳房仍可能继续发育变大，因此将来有再次手术的可能。即便存在这种风险，笔者也认为乳房缩小术对青少年患者而言非常必要，可以改善社交、促进参与各类运动和课外活动。同样，对于老年人，如果有必要，也会考虑施行乳房缩小术。判断是否适合手术的决策性因素并非年龄，而是患者的身体素质和心理稳定性。

5 术前设计

术前设计的很多环节和患者教育部分呼应。充分的术前沟通是术前准备最重要的环节。

5.1 标记

5.1.1 乳房上缘和乳房下皱襞

我们首先会标记乳房上缘。它并非总是能清晰定位。应该从外侧开始辨识上缘，即腋前皱襞和乳房交界处，此处相对容易一些。然后再标示乳房下皱襞。

图 12-19 箭头所示为乳房上缘和乳房下皱襞。图 12-19A 患者乳房上缘标示为点状连线。她的乳房位置较高，上极饱满。乳房下皱襞的最低点在中线上予以标示，右侧乳房下皱襞位置偏低一些。注意新乳头位置，笔者并没有按照常规方法标记在下皱襞的投影点，如果那样的话就会太低了。上文笔者已经阐述了乳房上缘位置不可改变的观点，因此此例新乳头位置设计在乳房上缘下方 8～10cm 处。图 12-19B 患者乳房位置低，同样，新乳头位置也没有依照下皱襞投影点来设计，那样的话就会太高了。

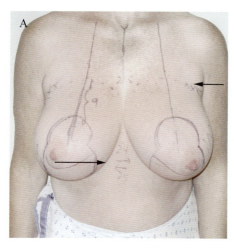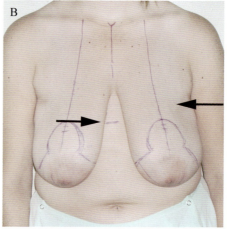

图 12-19　乳房上缘和乳房下皱襞

5.1.2　理想的乳房中线

　　乳房中线应当按照理想的位置来标定，而不是依照现有乳头的位置来标示。有时候，乳头位置太靠内侧，而另外一些情况下，乳头又显得太偏外。一般情况下，中线设计宁可靠外，也不能靠内。不同蒂部设计对中线的要求也不同。内侧蒂技术可以切除更多的外侧乳腺组织，因此内侧蒂技术中中线可以略微靠内设计（相比倒 T 形切口技术）。中线上缘是否起自锁骨并不重要，重要的是在新乳头水平，中线应当位于乳房的中间区域。我们可以用距离胸骨中线直线距离 8 ~ 10cm 来标记。

　　标示乳房中线时，不应当参考现有乳头的位置。我们应以理想的乳房中线位置来标记。图 12-20A 的患者乳房中线正好经过原有乳头位置。图 12-20B 患者乳房中线则位于乳头的外侧。而图 12-20C 右图患者乳房中线位于乳头的内侧，而且这种情况更为常见。

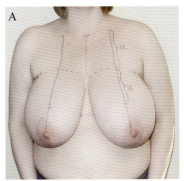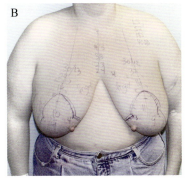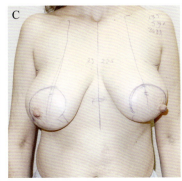

图 12-20　标示乳房中线

5.1.3　新乳头位置

　　新乳头位置应当位于乳房中线上、乳房上缘下方 8 ~ 10cm 处（图 12-21）。宁可将新乳头位置设计过低，也不能过高。过高的设计几乎无法修复。关于新乳头定位的观点，笔者并不同意 Patrick Mallucci 的理论。在他的理论中，新乳头应当位于乳房高度的 45∶55 处。当患者挺胸抬臂时，这个位置似乎比较满意。但是不论是乳房缩小、乳房上提，还是假体隆乳术，术后都会出现腺体或假体的下移。这会增加乳头高位的风险（穿低胸衣服时容易露

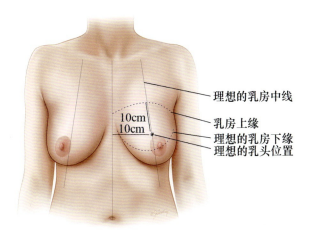

　　　　　　　　　　　理想的乳房中线
10cm　　　　　　　　乳房上缘
10cm　　　　　　　　理想的乳房下缘
　　　　　　　　　　　理想的乳头位置

图 12-21　理想的乳头位置

出乳头）。笔者认为理想的新乳头的位置，应当正好位于乳房的水平中线以下是最适合的。

乳房缩小整形术后，如果乳房的突度增加，乳头的位置就会上移。和倒 T 形切口相比，垂直法乳房缩小整形术对增加乳房突度更加明显，因此设计新乳头位置时应当更加保守。测量显示，术后胸乳线的距离会和术前标记的距离一致（我们说的是用软尺在皮肤上测量曲面距离），但其实乳头的位置有所提升（由于钟摆效应）。建议标记新乳头位置时，应更多参考乳房上缘的位置，而不是乳房下皱襞的位置。在 15% 的情况下，依靠乳房下皱襞定位新乳头位置会产生误导。

以乳房下皱襞或者锁骨来定位新乳头位置可能会产生一些问题。对于低位乳房的患者而言，这种风险尤为明显。如果患者上极非常平坦，医生应当避免新乳头位置设计过高。永远记住，术后乳头过高将很难处理，乳头位置过低会容易处理很多。

5.1.4　新乳晕切口的设计

新乳晕切口的上缘应当位于新乳头位置之上 2cm。新乳晕切口的周长等于直径 4～5cm 的圆周。一般笔者会徒手标记新乳晕切口，以收紧新乳晕切口下缘后形成一个标准圆为目标。

应当注意一点，新乳晕切口的内侧位置应当两侧对称。图 12-22 所示笔者用多普勒听诊仪探测动脉位于乳房中线外侧，常规设计的内侧蒂并没有包括这个血管。但是内上蒂的设计可以包含这个血管。

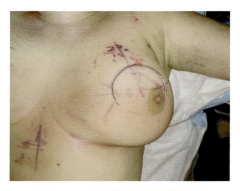

图 12-22　多普勒听诊仪探测动脉

这张照片里的多普勒应用只是出于研究的目的而已，所以临床应用中不常规需要应用。另外还请注意一个细节，笔者用一个曲别针来作为模板设计新乳晕的切口。曲别针的长度为 15～16cm，正好是一个 5cm 直径的圆周。

5.1.5　皮肤切口的设计

皮肤切除的范围可以参照倒 T 形切口的垂直线设计方法。垂直臂一般止于下皱襞的上方。

这些垂直线应当和乳房中线匹配。比如外推乳房时使外侧垂直臂对应乳房中线的位置。垂直线设计完毕，外科医生向中央捏起两侧垂直臂，感受张力是否过大。内上蒂技术的塑形并不依靠皮肤的张力，因此皮肤切除的范围最好保守设计，避免切除皮肤过多导致术后切口并发症的发生。

垂直臂在下皱襞上方 2～4cm 处交汇。这主要是因为术后下皱襞的位置会较上抬升。如果垂直切口设计到原有乳房下皱襞水平，术后瘢痕会显现在胸壁上。皮肤的切口末端可以设计为 V 形，但是腺体的切除应当为 U 形。术后局部皮肤组织的堆积多是因为皮下脂肪的堆积。按照 Wise 法切除所有的腺体和脂肪组织。画线区域显示为腺体切除范围，而非皮肤切除范围（图 12-23）。

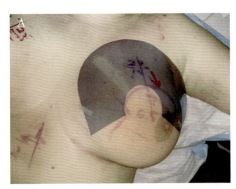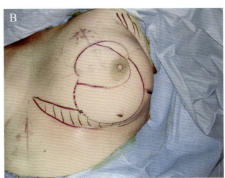

图 12-23　按照 Wise 法切除腺体和脂肪组织

5.1.6　内上蒂的设计

内侧蒂的设计通常是基底为 8cm，其中 4cm 位于新乳晕切口内，剩下 4cm 位于垂直臂上。内上蒂的在新乳晕切口内部分，应当超过乳房中线；下方应包括整个内侧的垂直臂。这样就可以包括来自第 2 肋间的血管，形成真正的双重血供支配。内侧蒂的下缘最终形成内侧腺体缝合断端。

术前设计时可以肉眼观察到乳房皮下的一些静脉。蒂部设计最好能包括这些静脉。尤其在蒂部较长的情况下，会增加血供的安全性。松解蒂部时，如果切开下方的真皮会比较安全，因为乳头乳晕复合体的血供更多来自于上方的动脉、静脉。

内上蒂设计最大的优势就是覆盖了来自第 2 肋间的降支血管。该血管一般在乳房中线内侧进入蒂部。但如果按照传统理念，内上蒂上半部分的设计不超过乳房中线的话，上图患者的手术设计（图 12-23）可能会错失该血管。这位患者乳房蒂部短，因此即便为内侧蒂也无大碍。但这种现象其实就是将"内侧蒂"技术误认为"内上蒂"技术，根本原因在于读者没有认识到二者本质上的区别。

我们回头再看图 12-23，通过多普勒我们可以明确血管进入蒂部的位置在乳房中线的外侧。因此我们如果将蒂部上半部分的设计线往外扩一些，就会安全很多。

将蒂部的设计外扩，会增加乳头乳晕复合体转位的难度。但如果我们清楚地知道血供是来自于腺体的浅层，可以放心地修薄乳头乳晕下方深层腺体，这样会让腺体的旋转更加容易。

图 12-24A 显示了垂直法（蓝色）和倒 T 形 Wise 法（红色）两种设计方法的区别。我们可以看到垂直法设计方案里，乳头的位置更低（因为突度增加会更加明显）。但除此以外，基本设计理念非常类似。在垂直法里，笔者会按照 Wise 法的方式去除腺体组织（除了内侧部分），但是垂直法会保留更多的皮肤组织（图 12-24B）。

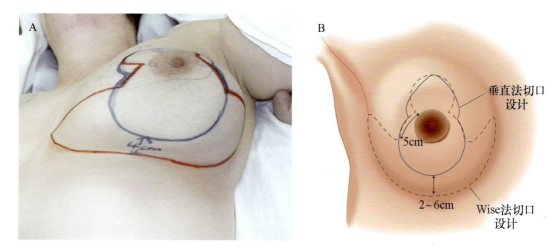

图 12-24　垂直法和倒 T 形 Wise 法切口设计

Wise 法设计有助于我们理解需要留下多少腺体（图 12-25）。垂直法和 Wise 法的区别在于对皮肤的处理不同，因为乳房的塑形并不依靠皮肤来完成，所以我们也不需要切除更多的皮肤（垂直法）。

Robert Wise 的创意来自于将一个胸罩展平后的形状（图 12-26A）。当我们把 Wise 设计并拢时，就会形成一个立体的胸罩形态（图 12-26B）。乳房美容外科医生应当牢记 Wise 的形状，因为这就是我们切除后乳房应当保留的形态。

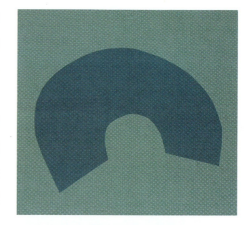

图 12-25　Wise 法设计

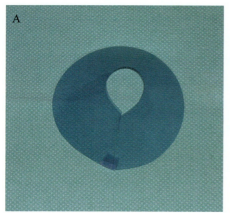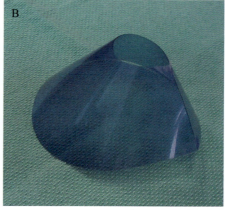

图 12-26　Wise 的形状

图 12-27A ~ B 显示，当医生切除下方腺体后，将腺体断端并拢缝合后，就会形成一个锥形的乳房立体形态。所有超过 Wise 模板的乳房区域都将予以切除或者脂肪抽吸。

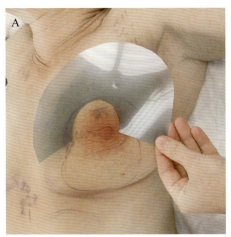
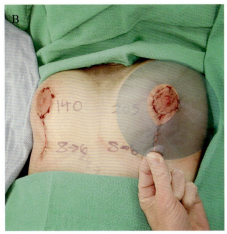

图 12-27　Wise 法切除范围

5.1.7　吸脂范围

所有乳房界限之外的区域都予以标记，这些部位将予以吸脂处理（图 12-28）。图示外侧胸壁和腋前区域用画线标记，这些都是吸脂部位。

6　手术技术

6.1　体位

平卧位，双上臂外展。患者位置应能符合术中坐位的需求。上肢妥善固定。

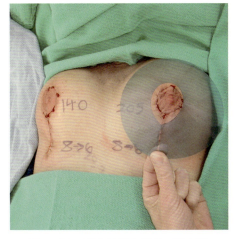

图 12-28　乳房界限之外的区域吸脂

6.2　浸润麻醉

切口区域笔者不再做浸润麻醉，因为那样可能会损伤皮下浅静脉。笔者会浸润麻醉吸脂区域（1000ml 林格液 + 1ml 肾上腺素 + 20ml 2% 利多卡因），大约每侧乳房需要 300 ~ 500ml 肿胀液。吸脂区域一般位于胸壁外侧、腋前区域和乳房下皱襞上方。

图 12-29A：手术设计如图所示。左侧新乳晕切口予以适当调整，和对侧对称。外侧切口将整个乳晕区域包括在内。左侧乳房更大，新乳头位置设计更低。

图 12-29B：内侧蒂的蒂部设计线向外扩大（画线区域），以包括第 2 肋间穿支的降支血管。

图 12-29C：内上蒂去表皮。箭头所示为蒂部双套血管进入蒂部的位置。

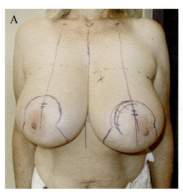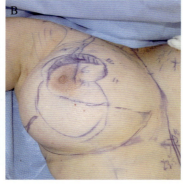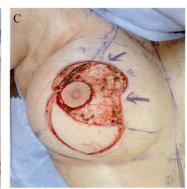

图 12-29　浸润麻醉

6.3　蒂部的制备

常规蒂部去表皮。为了方便去表皮的操作，笔者会在乳房基底用纱布环绕一圈后用 Kocker 钳夹紧，这样会方便操作。和下蒂相比，内上蒂去表皮的操作会相对简单。注意乳晕切口周缘应保留部分真皮。

即便乳头位置偏高、整个位于新乳晕切口内时，笔者也宁愿选择内侧蒂而非上蒂。目的有二：①方便切除外侧腺体；②内侧保留更多的组织，术后乳房的弧度会更加美观。蒂部的切开直接全层切开至胸壁表面，这样可以保留更多的乳腺导管和神经组织。

6.4　腺体的切除

图 12-30A：蒂部制备的同时沿切口全层切开腺体。蒂部保留腺体全厚。必要时，蒂部也可以修薄。

图 12-30B：腺体的切除一般会首先做下方中央腺体的楔形切除。

图 12-31A：外侧腺体的切除。腺体切除主要在下方和外侧，图示为外侧深面的腺体予以切除。

图 12-31B：外侧腺体保留的厚度。外侧腺体瓣应当保留 2cm 的厚度。照片所示紫色区域为保留的腺体厚度，其余部分将予以切除。

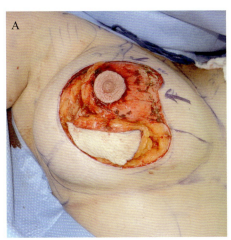
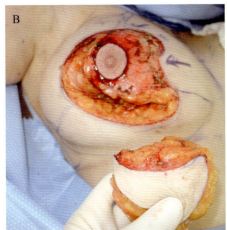

图 12-30　蒂部制作

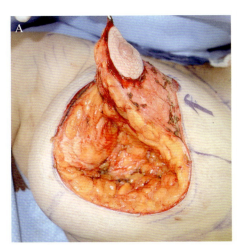
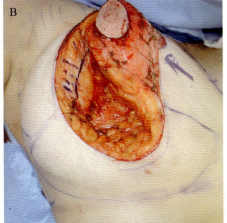

图 12-31　外侧腺体的切除

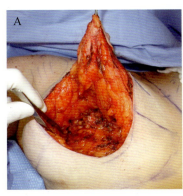
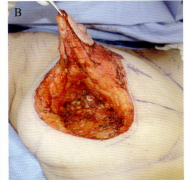
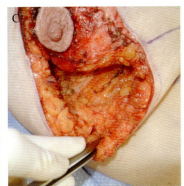

图 12-32　剩余腺体的切除

图 12-32A：剩余腺体的切除。Wise 模板之外任何区域，都予以直接切除或者吸脂处理。对于青少年患者而言，腺体会质地坚韧，直接切除显得非常必要。老年患者一般可以吸脂处理即可。外侧腺体保留的厚度为 2cm，长度为 7cm。超过这个范围的所有腺体都予以去除。内侧蒂技术不可能将乳房缩小到足够小，但是外侧腺体部分是应当予以大量切除的。

手术目的是将 Wise 模板之外区域的腺体都予以去除，包括下皱襞上方的组织。笔者发现用 Kocher 钳夹住要去除的组织，然后予以切除，会让操作变得非常简单。要注意皮下脂肪的切除也不能过度，如果真皮下脂肪量太少，术后容易发生瘢痕挛缩。沿下皱襞上方，去除乳房内下和外下部分的组织。如果组织内纤维成分较多，则需要直接切除。最后可以用吸脂来找平。吸脂的操作一般在腺体和真皮缝合完成后再施行。

术中尽量不要显露胸大肌，其弊端有二：①易于出血；②可能导致一些感觉神经的损伤。须确认所有穿支止血彻底，避免术后血肿的发生。第 4 肋间神经外侧支的深支一般走行于胸大肌筋膜表面，在近乳房中线附近转而向上进入腺体。因此保留胸肌筋膜的完整性及蒂部腺体全层厚度非常重要，可以避免神经的损伤。

图 12-32B：腺体断端的长度应该匹配。内侧蒂的下缘，在乳头乳晕复合体旋转后，变成了内侧腺体断端。内侧和外侧腺体断端的长度都为 7cm 时，会形成一个理想的 C 罩杯。Wise 模板以下部分的腺体也被称为影子区域（"ghost" 区域，Carolyn Kerrigan 医生），这部分的腺体组织应当予以去除。

图 12-32C：影子区域。影子区域的腺体须予以切除，但是皮下应当保留薄层的脂肪组织，以避免术后胸壁瘢痕的挛缩。图示可见乳房下皱襞处纵横交错的纤维组织。

图 12-33A：乳晕周围的处理。蒂部切开后，由于组织回缩，会出现远端看起来变薄的现象（并不是人为修薄，而是自然状态下形成的一种现象）。因此需要在乳晕的上方和外侧保留适当的组织，避免乳晕术后发生回缩。蒂部的边缘用紫色标记，但不要期望这部分组织能改善乳房上极的饱满度。

图 12-33B：第 1 针的缝合。第 1 针闭合乳晕基底。然后用镊子将蒂部向上提起，可以显露两侧腺体断端，方便腺体的对合。

图 12-33C：缝合腺体断端。在垂直切口的 1/2 处，开始缝合内、外侧腺体断端。缝合 5~7cm 长度。缝合腺体断端的最尾侧不能超过垂直切口的下缘，更不能达到原有乳房下皱襞水平。这也是初学者容易犯的错误之一。

图示 Wise 标记区域的水平上臂（ghost 区上缘）即为腺体断端的最下缘。我们可以看到，内上蒂的下缘变成了内侧腺体断端。腺体断端的缝合首先缝合深层腺体，用 3-0 薇乔线缝合皮下 1~2cm 深处的组织。一般缝合 3~4 针即可。应当避免任何有张力的腺体缝合。缝合腺体时，将蒂部向上牵拉有助于断端的显露。对于超长的蒂部，也可以考虑将其缝合固定在上方的腺体组织上。但是一般不需要粗针大线的深层缝合，只要保证创面对合上即可。

Wise 标记区水平上臂和下臂之间的多余的组织（腺体和脂肪），应当予以去除（图 12-34）。

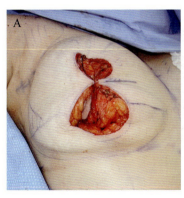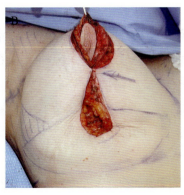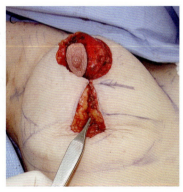

图 12-33 乳晕周围的处理与腺体断端的缝合

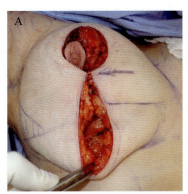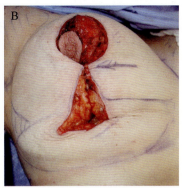

图 12-34 去除下极多余的组织

图 12-35A 决定是否行 T 形切口。真皮缝合完毕，可以按照标记区域行吸脂操作。吸脂范围仍为 Wise 模板之外的所有区域。通过简单的操作，可以判断是否需要行 T 形附加切

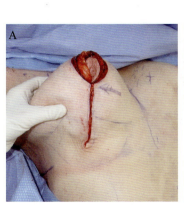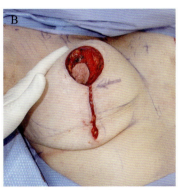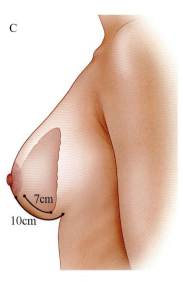

图 12-35 决定是否行 T 形切口

口：将乳房提起，向尾侧推挤乳房，如果可见皮肤的堆积，则需要行 T 形切口。

图 12-35B：错误的判断方法。如果只是简单地将乳房向尾侧方向推挤，容易得出错误的判断，原本仅需要垂直切口的情况下额外增加了附加切口。

图 12-35C：对乳房下极所需皮肤量的理解。该图显示了垂直法术后乳房下极需要的皮肤量。虽然腺体断端长度为 7cm，但是所需皮肤的长度可以为 10cm。这是因为乳房的突度增加了，因此需要相应增加额外的皮肤量。

图 12-36A：左侧腺体切除、缝合后与右侧对比，乳房直径明显缩小。

图 12-36B：切口的缝合。乳晕旋转到位后，周缘真皮深层缝合 4 针。3-0 薇乔线缝合真皮深层和皮内。垂直切口的缝合不需要形成皱褶。早期垂直法普及的时候，有学者认为可以用皱褶缝合来缩短垂直切口的长度。但这种褶皱的缝合存在两个问题：缩短的瘢痕远期又会变长；皱褶需要后期的修复。而且，乳房突度增加后，乳房下极其实需要更多的皮肤覆盖。从乳晕下缘到乳房下皱襞处，B 罩杯需要的皮肤量为 7cm，C 罩杯需要 9cm，而 D 罩杯则需要多达 11cm。

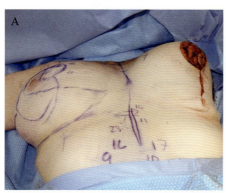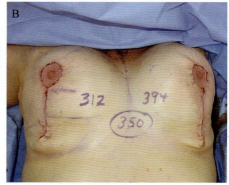

图 12-36　切口缝合

皮肤的缝合不需要和基底固定。切口表面用免缝胶布贴敷（图 12-37）。是腺体的切除和缝合最终决定了乳房的形态，不要尝试用皮肤缝合来帮助乳房塑形。乳房下极多余的皮肤就任其自然堆积在下极。

这位患者右侧乳房切除 312g 组织，左侧乳房切除 394g 组织。此外脂肪抽吸 350cc。她身高 5.4英尺（165cm），体重 150 磅（68kg）。术后 3 周站立位（图 12-38A）和平卧位（图 12-38B），可以看到下极皮肤堆积现象很快就改善了。

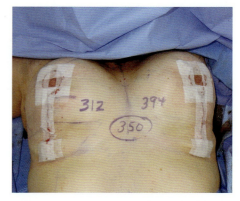

图 12-37　伤口表面用免缝胶布贴敷

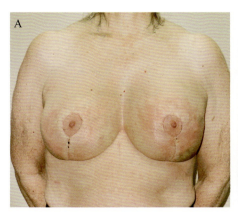
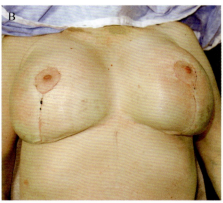

图 12-38 内上蒂垂直法乳房缩小术加吸脂术前、术后对比

图 12-39 显示不同乳房突度的情况下，乳房下极所需皮肤量。5cm 长的垂直切口会导致乳房下极的平直外观和突度下降。

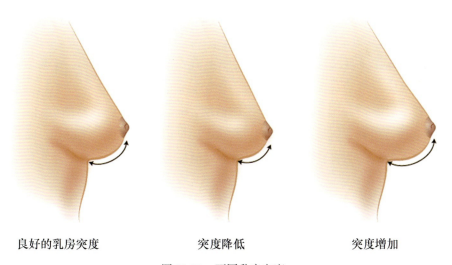

良好的乳房突度　　　　突度降低　　　　突度增加

图 12-39 不同乳房突度

图 12-40 所示，越大的乳房在垂直方向需要的皮肤量越大。图 12-40A 患者乳晕下缘到下皱襞的皮肤长度为 7cm，图 12-40B 患者则为 9cm。

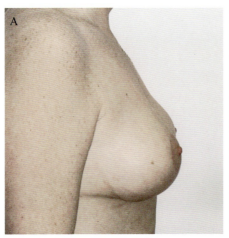
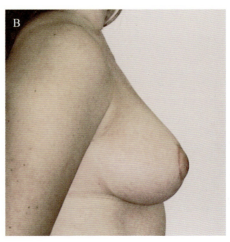

图 12-40　越大的乳房在垂直方向需要的皮肤量越大

7　术后护理

术后患者穿戴非加压文胸 2 周，仅为支托乳房用途。此外没有额外的要求。有些患者自己会 24 小时穿戴文胸，但这并不是必需的。

鼓励患者术后第 1 日洗澡，内层免缝胶布不需要揭掉。3~4 周后，干燥状态下，可以很容易将胶布揭掉。

多数患者术后需要 1~2 周恢复至日常的活动，3~4 周恢复至正常的运动。术后 1 周甚至可以步行上山，达到有氧运动的水平。术后运动可以从室内自行车开始，逐渐过渡到慢跑。最开始以下肢运动为主，但最初数周内运动时应注意保持上半身的稳定性。上臂的运动和驾驶不受限制。

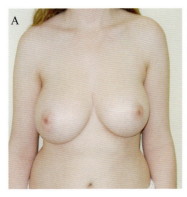
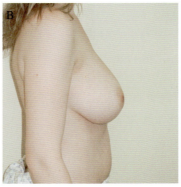
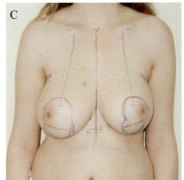

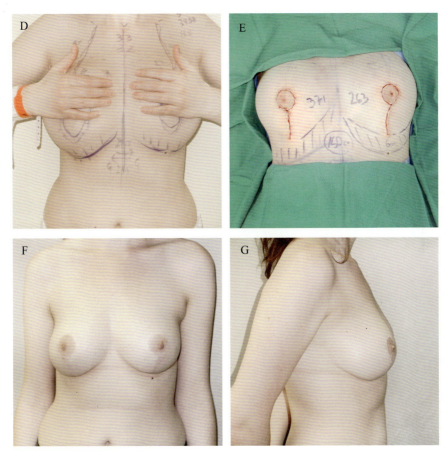

图 12-41 内上蒂垂直法乳房缩小术前、术后对比

18 岁女性，身高 5.8 英尺（177cm），体重 150 磅（68kg）。右侧乳房切除 371g，左侧切除 263g，吸脂量为 150ml（图 12-41A ~ E）。术后 2 年随访（图 12-41F ~ G）。注意观察左侧乳房下皱襞附近的黑痣，术前正好位于下皱襞水平，术后可见下皱襞明显抬升。她的乳房底盘垂直径线长，新乳头的位置设计高于原有下皱襞水平。

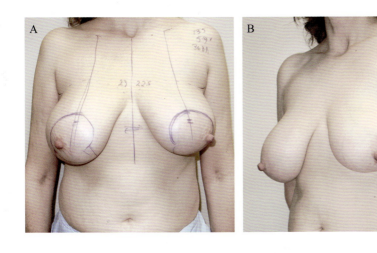

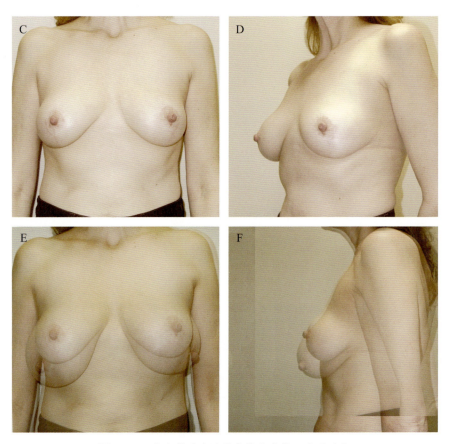

图 12-42　内上蒂垂直法乳房缩小术前、术后对比

53 岁女性，身高 5.9 英尺（179cm），体重 140 磅（63kg）。内上蒂垂直法切除右侧乳房 230g，左侧 190g，吸脂 150ml（图 12-42A ～ B）。术后 18 月随访（图 12-42C ～ D）。新乳头位置设计在下皱襞水平，但是请注意，乳房中线是理想的中线，而非经过原有乳头位置的中线。重叠照片（图 12-42E ～ G）显示，术后乳房上缘并未改变。乳房缩小整形术虽然改变了下垂的状况，但并未改变乳房的底盘特征。

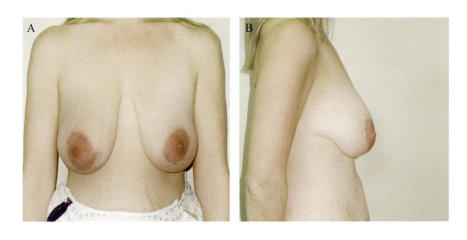

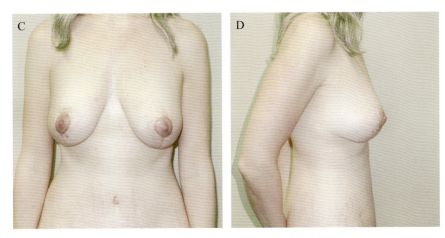

图 12-43　内上蒂垂直法乳房缩小术前、术后对比

43 岁女性，身高 5.7 英尺（174cm），体重 140 磅（64kg），乳房低位。右侧乳房切除 160g，左侧乳房切除 110g（图 12-43A ～ B）。术后 7 周随访，可见乳房底盘仍为低位（图 12-43C ～ D）。

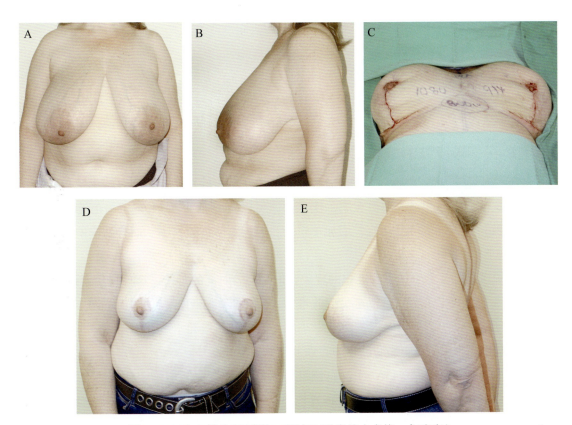

图 12-44　内上蒂垂直法附加 T 形切口乳房缩小术前、术后对比

50 岁女性，身高 5.2 英尺（158cm），体重 180 磅（约 81kg）。内上蒂垂直法，附加 T 形切口切除多余的皮肤。右侧乳房切除 1080g，左侧乳房切除 915g，吸脂 800ml（图 12-44 A ～ C）。术后 1 年复查（图 12-44D ～ E）。

8 并发症

非常重要的一点就是要避免张力。皮肤的张力会导致切口愈合问题。腺体的张力会导致乳房形态的变形。

内侧蒂技术最大的问题就是不能将乳房缩小至任意小。没有任何乳房缩小整形术可以改变乳房的底盘特点，也不能改变乳房的上缘位置。很难获得双侧完全对称。

修复性手术最常见的原因包括：

- 矫正下极皮肤堆积。
- 再次缩小乳房。
- 矫正不对称。

最常见的并发症包括如下：

- 血肿。
- 血清肿。
- 感染。
- 切口愈合问题。
- 伤口裂开。
- 脂肪坏死。
- 乳头坏死。

8.1 矫正下极皮肤的堆积现象

并不是说垂直法乳房缩小整形术会增加下极皮肤堆积的现象。但垂直法术后出现的皮肤堆积现象的处理会相对简单。在第一次术中，可以用增加 T 形、L 形或者 L 形切口来避免皮肤堆积。但就如 deMey 所言，增加 T 形切口并不会降低返修率。而且准确的设计 T 形切口也非常困难。

术后很多患者都会出现皮肤堆积的现象，但是随着时间的延长，这种现象会逐渐改善。起初笔者认为增加 T 形切口可以避免皮肤堆积，但是事实证明这只是增加了两个新的猫耳畸形。处理皮肤堆积，笔者一般都用一个小的垂直皮肤切口和水平方向切除皮下脂肪组织即可。多数堆积现象是皮下脂肪的堆积，而非皮肤的堆积。

下图所示患者（图 12-45A ~ E）右侧乳房切除 300g，左侧切除 290g。术后乳房下皱襞处出现皮肤堆积现象。笔者用一个垂直梭形切口和水平方向的脂肪切除来处理（图 12-45B ~ D），术后获得良好的效果（图 12-45E）。

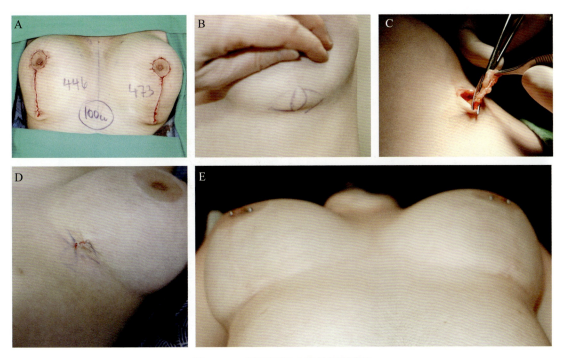

图 12-45　矫正下极皮肤的堆积现象

8.2　再次缩小乳房

再次乳房缩小术和初次手术不同，注意不要切除太多的皮肤。组织的切除可以相对更多，尤其是外侧腺体的切除。再次缩小术中，吸脂术具有重要的作用。另外，垂直切口可能会变得很长，往往需要 L 或者 T 形附加切口。偶尔这些猫耳畸形会变成一些小麻烦。

图示患者为垂直法乳房缩小术后，需要再次手术（图 12-46A）。再次手术时，右侧乳房切除 403g，左侧切除 290g，吸脂 375ml（图 12-46B）。垂直切口变得很长，需要 J 形或者 L 形附加切口。术后可见猫耳畸形的问题并没有解决，切口的外侧又产生了新的猫耳（图 12-46C）。

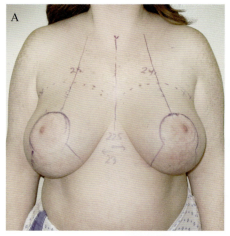

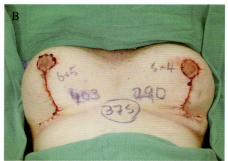

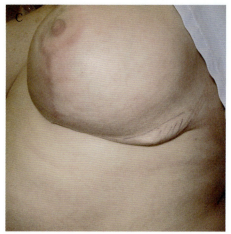

图 12-46　再次缩小乳房

8.3　矫正不对称

　　初次手术时，大的乳房一般需要设计更低的新乳头位置。这是因为大乳房的重力对乳头产生更大向下牵引力的缘故。但是更宽的垂直切口会造成乳头向上移位的现象也更加明显，这让乳头的位置有时变得难以预测。

　　图示（图 12-47）患者右侧乳头位置理应设计得更低一些。出现这个问题的原因有两个：乳头位置被垂直切口向上推挤过高；乳房下极腺体切除量不够。

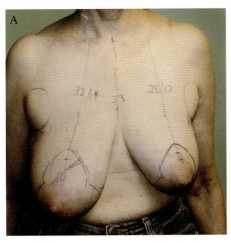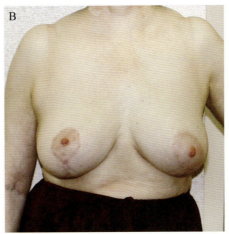

图 12-47　矫正不对称

8.4　血肿

术后 2 周，患者复查时发现血肿（图 12-48）。此时，处理方法是任其自行吸收。当时

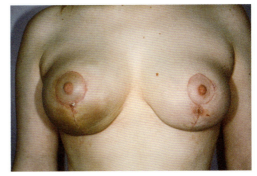

术后留置了引流管，术后第 1 日拔除引流，患者出院。血肿的原因笔者考虑是拔除引流管时造成了新的出血。此后未再常规使用引流管。

避免血肿的关键是：清楚了解乳房的血供特点，关闭切口前确保止血彻底。肿胀麻醉时，尤其需要注意前述两点。因为肾上腺素的收缩血管作用可以让血管断端暂时痉挛，但可能导致后续的出血。

血肿发生率大约为 400 例患者出现 1 例。

图 12-48　术后血肿

8.5　血清肿

血清肿的发生更为常见。笔者一般不会抽吸或者引流血清肿，它们最终都不需要外科处理。我会和这些患者保持密切联系，但是很少有患者会出现自发性溢液的情况。和腹壁整形术后相比，乳房缩小术后的血清肿一般不会造成严重后果，多数会吸收。

8.6　感染

术后感染偶尔会发生（图 12-49）。笔者让所有的患者术后应用抗生素持续 1 周，不仅会明显减少感染的发生率，而且会明显降低缝线反应。乳腺内有很多导管和外界相通。切断乳腺组织时，乳腺内存在的细菌可能污染术野，因此乳房手术不应该是"清洁"手术，准确地讲，应该是"清洁 – 污染"手术。现在的指南都提倡术前只用单次抗生素，但是当遵照执行后，笔者发现轻微的感染（图 12-49）和缝线反应就开始增多。应用抗菌缝线后情况有所改善。笔者始终认为"冒线头"现象就是一种轻微的感染表现。

8.7 切口愈合问题

虽然感染是切口愈合不良的一个重要因素，但是更多的愈合问题是由于张力导致的（图 12-50A ~ B）。倒 T 形切口术式中，T 形切口交汇处是愈合问题最突出的部位，创面和延迟愈合现象并不少见。

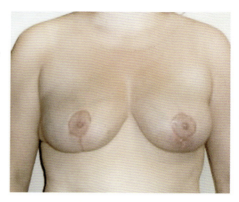

图 12-49　术后感染

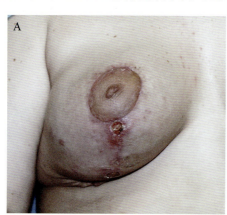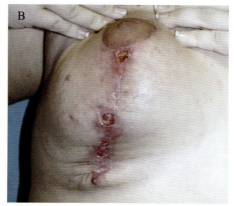

图 12-50　伤口愈合不良

当笔者注意避免皮肤切口存在张力后，切口愈合不良的问题就非常罕见了。腺体的缝合也应当在无张力情况下完成（避免脂肪液化）。

8.8 切口裂开

这种切口裂开的情况并不常见，可能是低度感染或者线结滑脱所致（图 12-51A）。笔者一般不会再次缝合，而是等待二期愈合（图 12-51B）。

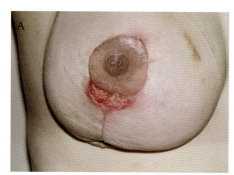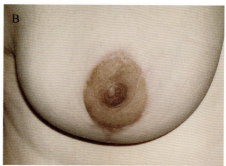

图 12-51　伤口裂开

8.9　脂肪坏死

脂肪坏死好发于乳房上极、乳晕上方。这很可能是由于局部一些脂肪球的血供不佳所致。笔者已经遇到一些患者术后数周或者数月出现该区域硬结的情况，但最终她们都自行缓解，不需要任何外科手段干预。

腺体断端缝合时，如果张力太大，或者线结太紧，都可能导致脂肪血供障碍而坏死。

如果蒂部血供存在问题，则可能出现脂肪坏死连同乳头坏死一并发生。

8.10　乳头坏死

很不幸，乳头坏死确实会发生。上图所示为部分乳头和乳晕坏死，但是没有任何干预的情况下，最终愈合非常好（图 12-52A ~ B）。因此最佳的治疗手段可能是等待和观察，而非早期清创。

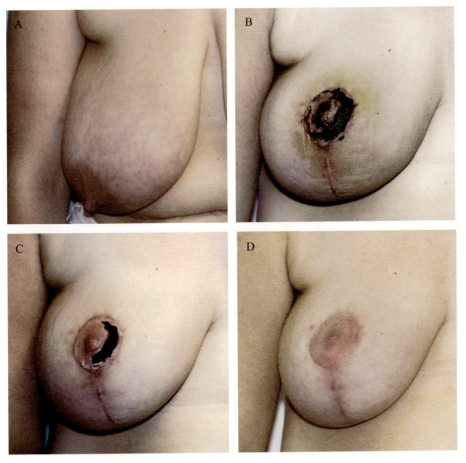

图 12-52　乳头坏死

9 典型病例（图 12-53，图 12-54）

　　毫无疑问，任何一种形式的乳房缩小整形术都可以明显改善颈肩痛、缓解胸衣压痕、甚至头痛症状等。乳房下极皮肤的湿疹也会因此消失。术后患者更愿意参与各种运动，心理上满意度更高。患者术前一般对是否能改善乳房肥大的症状比较关注，术后患者则会对乳房的外观形态更加在意。

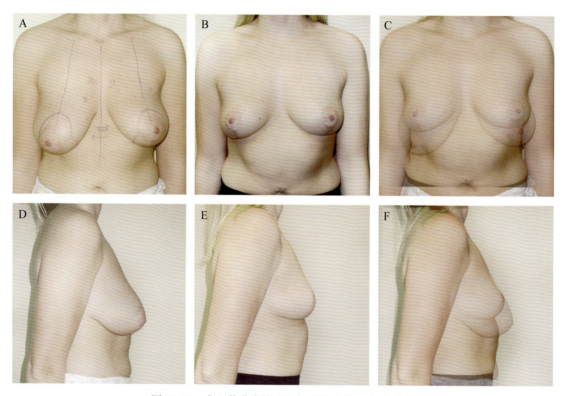

图 12-53　内上蒂乳房缩小法加吸脂术前、术后对比

19 岁女性，身高 5.8 英尺（177cm），体重 150 磅（68kg）。内上蒂乳房缩小整形术去除右侧乳房 310g，左侧乳房 200g，吸脂 40ml。术后 13 个月复查。重叠照片显示手术并未能改变乳房的底盘特征，但去除了多余的乳房组织（下方和外侧）。

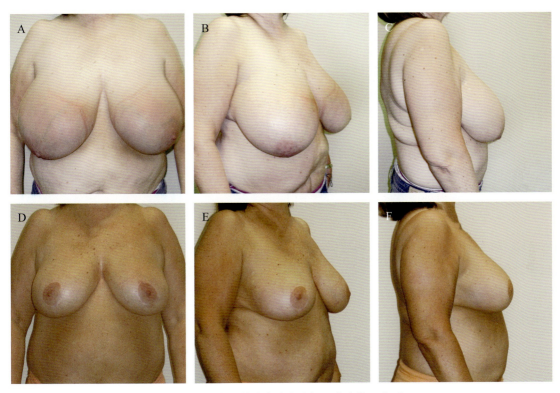

图 12-54　内上蒂乳房缩小法加吸脂术前、术后

54 岁女性，身高 5.4 英尺（约 164cm），体重 175 磅（79kg）。内上蒂垂直法术后。右侧乳房切除 640g，左侧乳房切除 610g，吸脂 1050ml。照片为 2 年后复查所摄。

10　作者的体会

　　最佳的乳房下垂术式应当是指特定外科医生掌握得最好的那一种。笔者尝试过各种蒂部设计及皮肤切除方式。发现使用内上蒂技术时，可以获得最佳的临床效果和最少的并发症。

　　由于切除了真正多余部分的乳房组织（乳房下极），避免乳腺和皮肤的广泛游离，笔者应用这种术式可以获得持久的临床效果。这种术式的原理可以从重力的角度得到更好的理解。垂直梭形切口，切除多余腺体组织，可以有效缩窄乳房的直径，并改善乳房的突度。

　　虽然笔者最初是从标准下方蒂倒 T 形切口技术转向垂直法，但是最终临床效果的改善绝不仅仅是消除了下皱襞横行的瘢痕。这种术式最大的优势在于对乳房形态的可控性，因为它是顺应重力的作用，而不是对抗重力的作用。当然，皮肤松弛太多的情况下，也可以按照倒 T 形模式去除多余的皮肤，乳房形态的持久性并不会因此而受到影响。

　　内上蒂技术具有两套血供支配，看起来是最安全的蒂部设计。内上蒂技术充分考虑了乳房的血供特点，即动脉是由胸廓内血管节段性供血，静脉主要回流至内上区域。

11　小结

■ 乳房美容外科医生应当清楚"高位"和"低位"的乳房概念。

■ 真正的内上蒂技术的优势不仅仅在于瘢痕。

■ 皮肤切除模式可以是垂直切口或者倒 T 形切口。

■ 技术的优势是乳房突度好，形态维持持久。

■ Wise 模板以外所有区域的组织都予以去除。

■ 第 1 个要点是：向上牵拉蒂部，显露腺体断端，对合断端。

■ 第 2 个要点是：将乳房提拉后，观察下极皮肤是否堆积。如果仍有多余的皮肤，可以设计倒 T 形切口。

■ 垂直楔形切除腺体的概念非常重要：可以缩窄乳房基底；应用腺体的塑形来改变乳房的形态，而不是依赖皮肤乳罩来维持形态。

■ 乳房缩小整形术和乳房上提术基本原理一样。

■ 良好的手术效果来自于充分的术前沟通。

Elizabeth J. Hall-Findlay　著

曾　昂　译

参考文献

［1］Wise, Robert J. A preliminary report on a method of planning the mammaplasty［J］. Plastic & Reconstructive Surgery, 1956, 17(5): 367.

［2］Arie G. Una nueva tecnica de mastoplastia［J］. 1957.

［3］Skoog T A. A technique of breast reduction - transposition of the nipple on a cutaneous vascular pedicle［J］. Acta Chirurgica Scandinavica, 1963, 126(194): 453.

［4］Pitanguy I. Surgical treatment of breast hypertrophy［J］. British Journal of Plastic Surgery, 1967, 20(1): 78-85.

［5］McKissock, Paul K. Reduction mammaplasty with a vertical dermal flap［J］. Plastic & Reconstructive Surgery, 1972, 49(3): 245-252.

［6］Regnault, Paule. Reduction mammaplasty by the B technique［J］. Plastic & Reconstructive Surgery, 1974, 53(1): 19-24.

［7］Ribeiro, Liacyrl. A new technique for reduction mammaplasty［J］. Plastic & Reconstructive Surgery, 1975, 55(3): 330-334.

［8］Courtiss E H, Goldwyn R M. Reduction mammaplasty by the inferior pedicle technique. An alternative to free nipple and areola grafting for severe macromastia or extreme ptosis［J］. Plastic & Reconstructive Surgery, 1977, 59(4): 500-507.

［9］Robbins, Thomas H. A reduction mammaplasty with the areola-nipple based on an inferior dermal pedicle［J］. Plastic & Reconstructive Surgery, 1977, 59(1): 64-67.

［10］Georgiade N G, Serafin D, Morris R, et al. Reduction mammaplasty utilizing an inferior pedicle nipple-areolar flap［J］. Annals of Plastic Surgery, 1979, 3(3): 211-218.

［11］Peixoto G. Reduction mammaplasty: a personal technique［J］. Plastic & Reconstructive Surgery, 1980, 65(2): 217-226.

［12］Marchac D, De Olarte G. Reduction mammaplasty and correction of ptosis with a short inframammary scar ［J］. Plastic & Reconstructive Surgery, 1982, 69(1): 45.

［13］Palmer J H, Taylor G I. The vascular territories of the anterior chest wall［J］. Britjplastsurg, 1986, 39(3): 287-299.

［14］Gradinger G P. Reduction mammoplasty utilizing nipple-areola transplantation［J］. Clinics in Plastic Surgery, 1988, 15(4): 641.

［15］Benelli L. A new periareolar mammaplasty: The "round block" technique［J］. 1990, 14(1): 93-100.

［16］Goldwyn R M. Reduction mammaplasty［M］. Boston: Little, Brown and Company, 1990.

［17］Júnior, Chiari A. The L short-scar mammaplasty: a new approach［J］. Plastic & Reconstructive Surgery, 1992, 90(2): 233-246.

［18］Lejour, Madeleine. Vertical mammaplasty and liposuction of the breast［J］. Plastic and reconstructive surgery, 1994, 94(1): 100.

［19］Asplund O A, Davies D M. Vertical scar breast reduction with medial flap or glandular transposition of the nipple-areola［J］. British Journal of Plastic Surgery, 1996, 49(8): 507.

［20］Lassus, Claude. A 30-year experience with vertical mammaplasty［J］. Plastic & Reconstructive Surgery, 1996, 97(2): 373-380.

［21］Würinger E, Mader N, Posch E, et al. Nerve and vessel supplying ligamentous suspension of the mammary gland［J］. Plastic & Reconstructive Surgery, 1998, 101(6): 1486.

［22］Hall-Findlay, E J. A simplified vertical reduction mammaplasty: shortening the learning curve［J］. Plastic & Reconstructive Surgery, 1999, 104(3): 748-759; discussion 60-63.

［23］Hammond. Short scar periareolar inferior pedicle reduction (SPAIR) mammaplasty［J］. Plastic & Reconstructive Surgery, 1999,

［24］Maria G R, André A, Afranio B, et al. Reduction mammaplasty and mastopexy with shorter scar and better shape［J］. Aesthetic Surgery Journal, 2000, (2): 99-106.

［25］Schlenz I, Kuzbari R, Gruber H, et al. The sensitivity of the nipple-areola complex: an anatomic study ［J］. Plastic & Reconstructive Surgery, 2000, 105(3): 905-909.

［26］Hall-Findlay E J. Vertical breast reduction with a medially-based pedicle［J］. Aesthetic Surgery Journal, 2002, (2): 185-194.

［27］Hall-Findlay E J. Pedicles in vertical breast reduction and mastopexy［J］. Clinics in Plastic Surgery, 2002.

［28］Berthe J V R, Massaut J, Greuse M, et al. The vertical mammaplasty: a reappraisal of the technique and its complications［J］. Plastic & Reconstructive Surgery, 2003, 111(7): 2192-2199.

［29］Spear S L, Howard M A. Evolution of the vertical reduction mammaplasty［J］. Plastic & Reconstructive

Surgery, 2003, 112(3): 855.

［30］Hall-Findlay, E J. Invited Discussion: Simplifying the Vertical Reduction Mammaplasty［J］. Plastic & Reconstructive Surgery, 2004, 113(1): 173-174.

［31］Hall-Findlay, E J. Invited Discussion: Superolateral Pedicle for Breast Surgery: An Operation for All Reasons［J］. Plastic and Reconstructive Surgery, 2005, 115(5): 1278-1279.

［32］Spector J A, Kleinerman R, Culliford A T, et al. The Vertical Reduction Mammaplasty: A Prospective Analysis of Patient Outcomes［J］. Plastic & Reconstructive Surgery, 2006, 117(2): 374-381.

［33］Hall-Findlay E J. The three breast dimensions: analysis and effecting change［J］. Plastic & Reconstructive Surgery, 2011, 125(6): 1632-1642.

［34］Mallucci P, Branford O A. Concepts in aesthetic breast dimensions: Analysis of the ideal breast［J］. Journal of Plastic Reconstructive & Aesthetic Surgery, 2012, 65(1): 8-16.

［35］Ben, Strong, Elizabeth, et al. How Does Volume of Resection Relate to Symptom Relief for Reduction Mammaplasty Patients?［J］. Annals of Plastic Surgery, 2015.

［36］Hall-Findlay EJ, Shestak K C. Breast Reduction［J］. Plastic & Reconstructive Surgery, 2015, 136(4): 531e-544e.

［37］Hall-Findlay E J. Discussion: The Blood Supply of the Breast Revisited［J］. Plastic & Reconstructive Surgery, 2016, 137(5): 1398-1400.

［38］Matthews J L K, Oddone-Paolucci E, Lawson D M, et al. Vertical Scar Breast Reduction: Does Gathering the Incision Matter?［J］. Ann Plast Surg, 2014, Publish Ahead of Print(1): 25.

［39］Mistry R M, Maclennan S E, Hall-Findlay E J. Principles of Breast Re-Reduction: A Reappraisal［J］. Plastic & Reconstructive Surgery, 2017, 139(6): 1313-1322.

第13章

垂直法乳房下垂矫正术
—— 个人理念与技术 3

1 概述

乳房下垂矫正术，或称乳房上提术，适用于 3 种情况：单纯乳房下垂、乳房肥大伴下垂、乳房萎缩伴下垂。最后一种情况比较复杂，可能需要同时行假体植入隆乳术，本书另有章节详细介绍（第 16 章）。前两种情况的手术方式其实是一样的，仅是腺体切除量多少不同。根据美国美容外科协会的统计，该术式的临床需求量仅次于隆乳术。

乳房下垂矫正术的术式很多，国内目前应用较多的有双环形乳晕切口法乳房上提术、垂直法乳房下垂矫正术、倒 T 形切除法乳房下垂矫正术等。笔者早期多选择双环形切口法乳房上提术，以及由之而衍生的带外侧附加切口的双环形切口法乳房上提术、内置式真皮乳罩技术等。在 2010 年前后，笔者开始尝试垂直法乳房上提术，并迅速感受到这种手术方式带来的强大优势。目前垂直法已经成为笔者处理乳房下垂的主要术式。本章也主要介绍垂直法乳房上提术。

2 术前评估

术前应充分和患者沟通，明确患者的手术诉求。有些患者是为了缓解乳房下垂带来的不便和不适，而有些患者是为了改善乳房的轮廓。目的不同，对手术的要求也不相同。比如对术后乳房大小的期望，有些患者希望能从 F 杯做到 B 杯，这种情况下，术者应当详细向患者解释手术可能的效果，让患者可以充分理解该术式对乳房的容积缩小是有限的，该术式的主要目的是改善乳房下垂的外观，术后乳房容积不会小于 C 杯。还有些患者希望上提手术可以让乳房变得更加丰满，这也是不切实际的想法，虽然乳房上提术可以让乳房变得挺拔一些，但是总体而言它不能让乳房的容积增加，因而也不可能满足"变得更加丰满"的诉求。

术前应当向患者交代术后瘢痕的情况，最好能向患者展示类似患者的照片，让患者有一个直观的认识。国内部分患者会纯粹因为瘢痕的位置而拒绝手术。但是很多情况下，是患者对该术式瘢痕的恢复没有直观感觉，如果术者向患者展示各种术后远期恢复照片时，大多数患者是可以接受这种术式的。不论如何，术者应该对患者进行充分的术前宣教，告知各种可能的风险和预期效果，而不是简单的签字就可以。

　　术前应该全面评估患者，包括全身情况。一些乳房肥大的患者伴有肥胖，应当注意血糖、血压及服用药物等情况。肥胖可以增加术后切口愈合不良、乳头血运障碍等风险，应引起重视。术前在专科查体时，医生还应注意评价两侧乳房的不对称性，包括两侧乳房容积、乳头位置高低、乳房下皱襞高低等，并将这些情况向患者交代清楚。最好是在镜子前让患者知晓自己乳房存在的各种不完美。获得完美的手术效果的一个重要前提，就是患者对术后形态有一个理性和客观的预期，充分的术前教育正是打消患者各种不切实际的预期。很多患者对自己乳房存在的两侧差异可能并不清楚，如果没有术前的明确告知，她们可能会对术后双侧不对称性难以理解和接受。

3　适应证的选择

　　应当说明一点，垂直法乳房上提术并不是说只有一个棒棒糖切口。垂直法的技术核心在于腺体切除和重塑乳房的方式。垂直法也可以有倒 T 形切口，而倒 T 形切除法也包含有棒棒糖切口。两种方法最大的区别是原理上的：垂直法主要依靠乳房下极腺体的切除和缝合来改善乳房轮廓；而倒 T 形切除法更多是依靠切除乳房下皱襞上方的皮肤和腺体，垂直切除为辅，以此来实现乳房的塑形。

　　因此，2 度和 3 度下垂的乳房都可以用到垂直法乳房上提术。但是有一点，皮肤非常松弛的患者，（比如有些减重后的患者，皮肤非常松弛），垂直法上提乳头乳晕后，下皱襞堆积的皮肤太多，仍然需要做下皱襞的横行切口将多余皮肤切除。或者有时候为了达到术后即刻塑形的效果，医生也会将垂直切口远端的猫耳畸形修整，形成小 T 形切口。这样做的目的是让患者术后即刻满意度更高。

　　对于轻度的乳房下垂，或者腺性下垂，也有学者建议用双环形切口或者环乳晕切口来处理，理由是这样的瘢痕会更小。但是由于双环形切口仅仅是改变了乳头乳晕的位置，对于导致真正下垂的腺体重力因素并没有任何针对性的处理，很容易将来出现乳房下垂的复发。笔者目前基本弃用了单纯的双环形切口法乳房上提术。但对于某些需要同时行假体植入术和乳房上提术的患者，笔者认为双环形切口法仍有其应用价值。

4　蒂部的选择

　　乳房下垂矫正术需要将下垂的乳头乳晕复合体上移到更高的位置，因此手术需要设计携带特定血供来源的"乳头乳晕组织瓣"。根据蒂的方向，可以是下方蒂、上方蒂、内侧蒂、外侧蒂等。不同方向的蒂，代表了不同来源的动脉血供。Hall-Findley 医生提出内上蒂的方法，具有血供稳定、蒂部移动灵活度高等优点，成为笔者首选的技术。这种蒂部设计保留了乳头乳晕复合体来自于第 2、第 3 胸廓内穿支动脉的血供，非常充沛，因此很少会有血运问题。内上蒂技术的应用，在实际操作中，也可根据蒂部旋转的需求，修改形成上蒂或者内侧蒂。

蒂部的选择和乳头乳晕上提的距离也有关系。如果蒂部长度不长、锁乳线小于 30cm 时，一般单蒂就可以。如果患者乳房下垂很严重，锁乳线大于 30cm，单蒂技术可能会造成乳头乳晕的血供障碍，出于安全的考虑，也可以采用双蒂技术。常用的双蒂技术就是同时保留乳头乳晕复合体上、下真皮瓣，形成上、下双蒂。但是保留下蒂会形成一个新的问题，就是可能会导致下方腺体的切除量不够多，这个问题对于巨乳的患者尤为明显。此时也可以采用内上蒂技术加中央隔技术，在常规形成内上蒂时，也分离乳头乳晕深面的中央隔血管束，保留此血管束不受破坏，从而减少术后出现血运障碍的风险。

5　定位新乳头的高度

这是术前切口设计里最关键的一点。在经典的方法里，新乳头的位置是以乳房下皱襞在乳房中线皮肤上的投影点来设计。但是也有学者观察到，垂直法乳房上提术术后乳头的位置可能会上移，因此建议可以更加保守的设计新乳头的位置，将新乳晕上缘设计在乳房下皱襞的乳房中线投影水平，术后短期乳头位置会显得略低，但是远期会逐渐变高。在乳房上提术里，最容易犯的错误是乳头位置设计太高，这种错误一旦发生，很难修复。因此笔者往往会偏于保守设计，新乳头的位置以下皱襞在乳房中线上的投影点或者略低一点都可以。

6　切口的设计

患者在站立位时设计手术切口。首先将乳房中线标出，并测量在该线上乳头到锁骨的距离，以此来定量两侧乳头高度的差异。根据下皱襞最低点在乳房中线上的投影点，确定新乳头或者新乳晕上缘的位置。以此点向下，做半圆弧形设计，形成新乳晕的边缘。如果新乳晕直径为 4cm，则半圆弧长为 12cm。半圆弧长的形态没有严格的要求，设计为清真寺顶部穹隆形状（尖顶），或者半圆形（圆顶）都可以。笔者倾向于圆顶设计。需要注意一个细节，就是在圆顶的最下缘，应该形成一个直角三角形，然后再向下和垂直切口延续。两个直角三角形的对合，形成新乳晕的最下缘。如果此处没有三角形设计，可能会导致新乳晕最下缘的张力过大，对切口愈合或者远期瘢痕都有不利影响。

　　嘱患者站立保持上半身不动，向外上轻推右侧乳房，推移力度以胸骨中线不变形为宜。维持乳房轻推状态不动，在乳房内侧皮肤上标记乳房中线的投影线，形成右侧乳房垂直切口的内侧臂。同法内推乳房，标记垂直切口的外侧臂。将内、外侧臂向上和顶部的半圆弧形连接，向下内、外侧臂弧形连接于下皱襞上方 2~6cm，完成垂直切口的设计（图 13-1）。

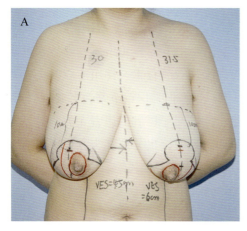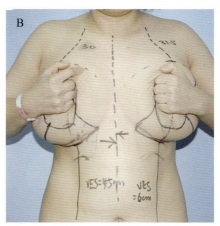

图 13-1　垂直法乳房上提术的切口设计

A：除了标记锁乳线外，笔者还标记了乳房上缘，从乳房上缘向下 8~10cm 也可用作新乳头的定位点参考。手术切口的设计可见新乳头位置为乳房下皱襞在乳房中线上的投影点，该点往上 2cm 处为新乳晕最高点，以此点设计圆弧顶（长 14cm）。圆弧顶两侧基底为直角三角形，然后再向下延续；B：将乳房提起后，可显示乳房下极垂直切口的弧形设计，位于乳房下皱襞上方 6cm 处。垂直切口之下、乳房下皱襞之上的楔形设计为乳腺下缘腺体和脂肪的切除范围，该区域的皮肤将予以保留。

7　手术技术

■　手术在全麻下完成。首先完成各切口的浸润麻醉（图 13-2）。

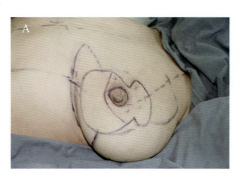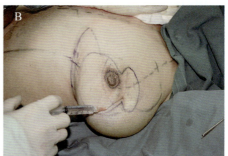

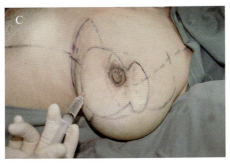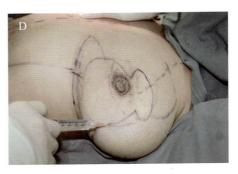

图 13-2 切口的浸润麻醉

A：平卧位时，可以看到此患者蒂部的设计为上蒂法，乳头乳晕的血供将来自于上方的真皮下血管网及上方乳腺浅层的血管。乳头的周围已经用直径 4.2mm 的乳晕刀标记内环切口。上蒂切口的最下缘位于内环下 1cm 处；B：去表皮区域的真皮内浸润麻醉：将吸脂肿胀液注入上蒂区域、内环之外的范围，注射层次为真皮内，以达到皮丘状态。目的为去表皮时减少真皮内的出血；C：垂直切口之下、乳房下皱襞上方区域为皮下潜行分离区域，将肿胀液注射在皮下脂肪浅层；D：沿垂直切口标记线，将麻药全层浸润注射，从皮下至胸大肌表面。注意该部分的浸润麻醉只限于垂直切口两侧，不需要扩展到圆弧顶切口。

■ 切开切口的真皮浅层。乳晕周围去表皮（图 13-3）。

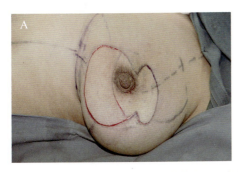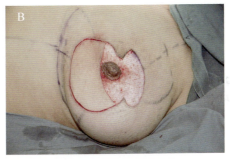

图 13-3 乳晕周围去表皮

A：用 15# 手术刀片沿切口线切开至真皮中层；B：在上蒂切口范围内、乳晕刀标记范围之外区域，用 10# 手术刀片去表皮操作，注意保留真皮的深层，不损伤真皮下血管网即可。勿使表皮残留，否则容易术后出现表皮样囊肿。

■ 手术的一个主要部分就是分离和切除乳晕下方的垂直乳腺皮瓣。不同医生的分离顺序各不相同。笔者的习惯是首先第 1 步分离垂直乳腺皮瓣的尾侧缘，因为这部分涉及下皱襞上方两侧的分离，分离范围大，此时分离操作相对方便（图 13-4）。

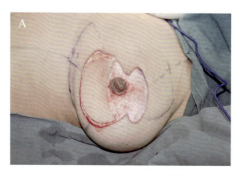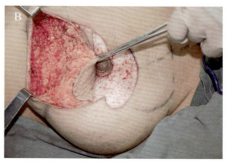

图 13-4　分离和切除乳晕下方的垂直乳腺皮瓣

A：用电刀切开垂直切口周缘的真皮全层；B：在垂直乳腺皮瓣的尾侧端切口，沿浅筋膜表面朝向乳房下皱襞的方向分离，至显露下皱襞深面的深筋膜为止。一般单纯的分离乳房下极还不够，笔者还会朝向乳房的内下和外下分离楔形的面积，这些都是需要切除的垂直皮肤腺体瓣的一部分。由于之前注射了少量肿胀液，因此分离过程中并不会有明显出血。

■　第 2 步是切开垂直皮肤腺体瓣的头侧端，这也是乳晕周围去表皮区域的最下缘（图 13-5）。

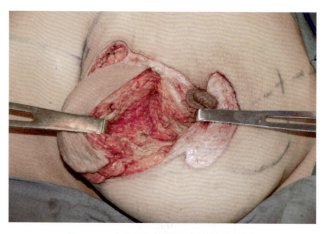

图 13-5　切开垂直乳腺皮瓣的头侧端

用拉钩分别牵拉乳晕和垂直切口内的皮瓣，用电刀沿乳晕下方去表皮区域的最下缘处，垂直切开，至胸大肌筋膜表面。对于一些腺体较大的患者，切开的方向也可以朝向头侧方向，这样可以切除乳头乳晕复合体深面更多的腺体组织。但要注意乳头乳晕深面一定要保留一定厚度的腺体（至少应保留 3cm 厚度）。因为在乳头的上方和上内侧，第 2、第 3 胸廓内动脉穿支的分支走行在乳腺腺体的浅层，因此保留适当的腺体厚度，将保证乳头乳晕区域的血供支配。

■　第 3 步切开垂直切口外侧臂（图 13-6）。

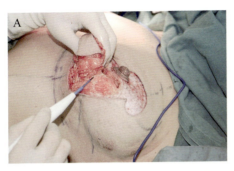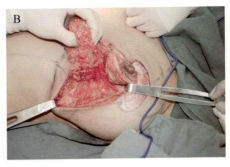

图 13-6　切开垂直切口外侧臂

A：用右手将垂直切口中央的皮肤提起，用电刀沿垂直切口外侧臂垂直切开；B：用拉钩将外侧皮肤牵拉开，垂直切开腺体至胸大肌筋膜表面，至此完全游离垂直乳腺皮瓣的外侧缘。如果需要切除更多的组织，也可沿乳房外侧腺体深面潜行分离，将一部分乳房外侧的腺体脂肪组织予以切除。外侧腺体厚度至少应保留2cm厚。

■ 第4步是切开垂直切口内侧臂（图13-7）。

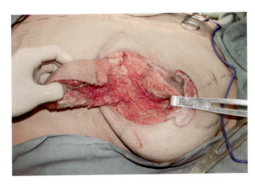

图 13-7　分离垂直乳腺皮瓣的内侧缘

完成外侧部分游离后，术者右手将垂直乳腺皮瓣向外下牵拉，助手用拉钩将上方的腺体对抗牵拉，用电刀沿垂直切口内侧臂垂直切下，至胸大肌筋膜表面，从蒂部下缘至垂直切口下缘，完成内侧臂的松解和游离。

■ 最后一步完成垂直皮肤腺体瓣的游离和切除（图13-8）。

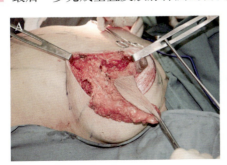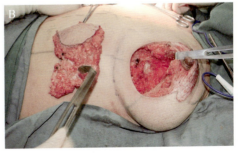

图 13-8　垂直乳腺皮瓣的游离和切除

A：此时在乳房的内下区域，垂直乳腺皮瓣和腺体及胸壁仍有连接，术者可将其向外上方向牵拉，助手用拉钩将乳腺分别向内下和内上方向牵拉，可显示需要离断的组织；B：垂直腺体皮瓣的切除，按照前述步骤可以一气呵成、整块切除。这样可以最大限度节省手术时间，并直接进入下一个环节。

■ 完成两侧腺体的对合（图 13-9），这也是垂直法乳房上提术最重要的一个环节。整个乳房的塑形是由这一步决定的。由于内、外侧腺体的对合，整个乳房的基底径缩小，乳房的突度增加，乳房整体轮廓发生根本性改变。

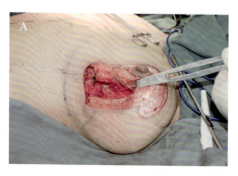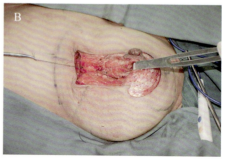

图 13-9　完成两侧腺体的对合

A：助手用拉钩将乳头乳晕复合体向上牵拉，显露两侧的乳腺断端。腺体对合的第 1 针就是从断端的最下端（尾侧）开始，用 2-0 薇乔线缝挂两侧的腺体组织；B：依次向上，用 2-0 薇乔线缝合腺体断端的深层。然后浅层再缝合一层。如果乳腺组织腺性组织很少，或者仅有脂肪组织，也可以用数针简单对合即可。

■ 腺体缝合完毕，乳房的轮廓基本显现，然后我们需要将皮肤对合，评估乳房形态（图 13-10）。

■ 判断下皱襞需要去皮的范围（图 13-11、图 13-12）。

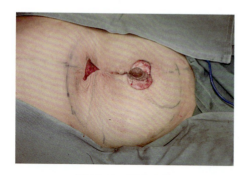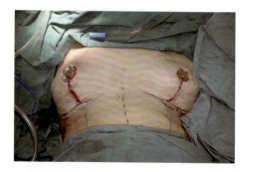

图 13-10　对合皮肤

将垂直切口两臂对合，首先缝合垂直切口最上缘，也就是新乳晕的下缘。用 3-0 薇乔线真皮深层缝合。向下缝合至术前标记的水平楔形上缘标记线即可，下方的切口可暂不缝合。用 4-0 薇乔线将乳晕最上缘对合。

图 13-11　判断下皱襞需要去皮的范围

双侧缝合完毕，将手术床调整上半身至 70°立位，观察两侧乳房的对称性和乳房下下皱襞皮肤的松弛程度。下皱襞明显堆积的松垂皮肤，可用皮钉将其收紧，至乳房下缘弧度满意。

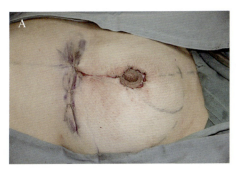
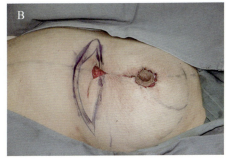

图 13-12　美蓝标记的多余下皱襞皮肤范围

A：将手术床放平，用美蓝标记订合线；B：将皮订拆除，可以看到美蓝标记线内缘显示的下皱襞皮肤多余的范围（蓝色内圈）。

■　去除下皱襞多余的皮肤（图 13-13）。

对于皮肤弹性好的青年患者，一般不需要另做附加切口。对于重度松垂的乳房，由于皮肤非常松弛，一般都需要附加切口。对于中度下垂的患者，是否做附加切口，尚存在争议。笔者的观点是需要兼顾患者的需求，如果患者对术后即刻效果期望高，并不在意瘢痕的长短，可以将多余的皮肤切除，在手术台上将乳房轮廓处理更完美一些。如果患者更希望短切口，就需要术前充分沟通，患者需要能接受术后短期局部形态臃冗的情况，但是乳房形态会随时间延长而明显改善。

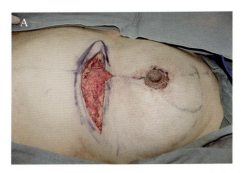
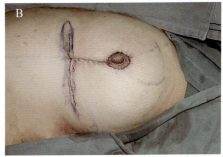

图 13-13　去除下皱襞多余的皮肤

A：将标记的多余皮肤全层切除；B：切口缝合完毕。这是垂直法乳房上提术典型的手术台上的形态，乳房上极饱满、下极空虚。但是这种情况在 2 ~ 4 周后开始改变，逐渐恢复为正常的乳房形态。

■　切口缝合用可吸收线全程皮内缝合，因此术后不需要拆线。整个手术没有明显出血，也不需要放置引流管。术后用敷料填塞乳房下皱襞后，加压包扎。

8　术后护理

　　垂直法乳房下垂矫正术术后的护理非常重要。术后护理有两个重要的方面：乳房下极的塑形和瘢痕的护理。乳房下极一般存在皮肤松冗的情况，需要妥善加压包扎。比较方便的是让患者穿较紧的弹力衣，有时为了增加加压效果，还可以增加一个小毛巾或者小棉垫在弹力衣内（图13-14）。瘢痕的护理同隆乳术后的护理，需要坚持用瘢痕贴，如果早期发现瘢痕增生，可以积极应用光电治疗技术改善。

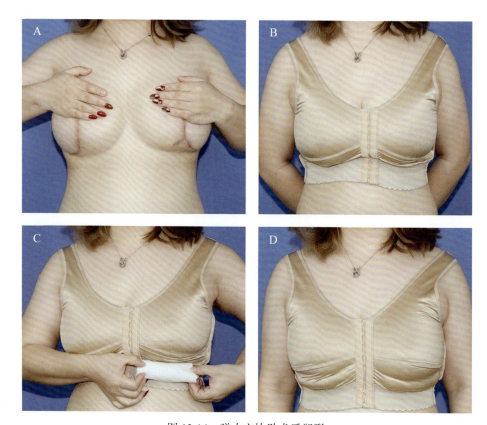

图 13-14　弹力衣协助术后塑形

A：垂直法乳房上提术术后 1 个月，乳房下极轮廓已经成形；B：该患者日常即穿戴量身定制的弹力衣协助术后塑形；C：患者为了增加乳房下极的塑形效果，会用一个大纱布卷，或者小毛巾垫在乳房下极部位。此为患者示范在弹力衣填塞的位置；D：双侧都将纱布卷填塞于弹力衣内相应位置，与右上图相比，双侧乳房下极的塑形效果无疑更加有效了。

9　典型病例

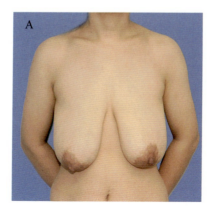
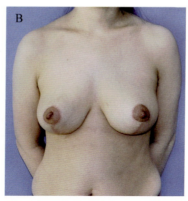

图 13-15　垂直法乳房下垂矫正术前、术后对比

A：术前正位；B：垂直法下垂矫正后 8 个月。

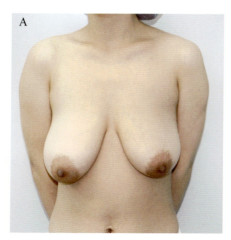
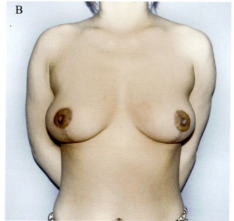

图 13-16　垂直法乳房下垂矫正术前后

中年女性，34 岁，双侧乳房重度下垂；A：术前正位；B：应用垂直法乳房下垂矫正术后 14 个月。

10　并发症

　　乳房上提术最严重的并发症是乳头乳晕的坏死，文献报道其发生率可为 1.1% ~ 9.4%。发生乳头乳晕血运障碍的因素包括肥胖、吸烟、既往手术史、服用激素药物、同时植入假体等。注重手术设计环节，尤其是维持蒂部适当的宽度和厚度，可以有效降低坏死和严重血运障碍的情况发生。此外，在蒂部旋转时如果张力太大，也会造成乳头乳晕复合体的血供障碍，也应当予以注意。

　　切口愈合不良、皮下脂肪液化是术后最常见的并发症。这主要和垂直切口张力太大，或者皮下广泛潜行分离导致血供遭到破坏等因素相关。如果按照本文所示的手术步骤，基本可以避免垂直切口两侧的皮下潜行分离操作，可以大幅降低术后切口愈合不良的发生率。术后如果发生切口愈合问题，处理原则就是拆除部分缝线，创面填塞湿性敷料换药，待创面清洁红润后，可二次清创手术缝合。更多的情况下，伤口也会自行慢慢愈合，但需要时间可长达 1 个月。

瘢痕增生是患者术前最担心的并发症。得益于良好的缝合技术和术后护理，术后发生增生性瘢痕的概率不会超过 6%。增生性瘢痕可以考虑注射曲安奈德、等离子激光及其他光电治疗。

其他少见的并发症包括血肿、血清肿、乳头乳晕的感觉减弱或丧失、感染、继发二次下垂等。

11　小结

垂直法乳房下垂矫正术是一种发展相对成熟的乳房整形手术，其流程已经实现完全标准化，具有易于掌握、手术风险低、术后效果好等优点。这种方法不仅适合不同程度乳房下垂的患者，还可适用于各种乳房肥大的患者。对于乳房下垂伴乳房萎缩的患者，我们还可以将其和乳房假体联合使用，同时解决乳房下垂和容积不够的问题。因此，掌握垂直法乳房下垂矫正术，就是掌握了一种全天候的矫正乳房下垂的外科技术，可以让乳房整形外科医生游刃有余地应付各种不同的临床情况。

曾　昂　张文超　龙　飞　著

参考文献

[1] Hall-Findlay E J. The three breast dimensions: analysis and effecting change [J] . Plast Reconstr Surg, 2010, 125(6): 1632-1642.

[2] Hall-Findlay E J. Vertical breast reduction [J] . Semin Plast Surg, 2004, 18(3): 211-224.

[3] Ahmad J, Lista F. Vertical scar reduction mammaplasty: the fate of nipple-areola complex position and inferior pole length [J] . Plast Reconstr Surg, 2008, 121(4): 1084-1091.

[4] Blondeel P N, Hamdi M, Van de Sijpe K A, et al. The latero-central glandular pedicle technique for breast reduction [J] . Br J Plast Surg, 2003, 56(4): 348-359.

[5] Adham M, Sawan K, Lovelace C, et al. Unfavorable outcomes with vertical reduction mammaplasty: part II [J] . Aesthet Surg J, 2011, 31(1): 40-46.

［6］Uebel C O, Piccinini P S, Ramos R F M, et al. Breast Reduction: The Superolateral Dermoglandular Pedicle Revisited［J］. Aesthetic Plast Surg, 2019, 43(1): 36-45.

［7］Swanson E. All Seasons Vertical Augmentation Mastopexy: A Simple Algorithm, Clinical Experience, and Patient-reported Outcomes［J］. Plast Reconstr Surg Glob Open, 2016, 4(12): e1170.

第14章

内上蒂垂直法乳房缩小整形术
—— 个人理念与技术 4

1 概述

垂直法乳房缩小整形术具有术后瘢痕更小的优势，于 1994 年由 Lejour 报道后，该法得到广泛认可。该方法术中联合吸脂技术消除增加乳房体积的皮下脂肪，以乳房上极为蒂，于下极游离腺体组织，切除适量乳房中下极组织，通过缝合乳腺实质以拉近乳房双侧皮瓣获得满意的乳房形态。1999 年，Hall-Findlay 报道了一种 Lejour 的改良技术，通过内侧全真皮乳腺组织蒂转移乳头乳晕复合体。根据 2002 年美国美容整形外科协会和 2006 年美国整形外科医师协会的调查结果，Hall-Findlay 技术成为最广泛应用的小切口乳房成形术。笔者采用 Lejour 与 Hall-Findlay 相结合的方法，以乳房内上为蒂，总结出一套改良术式，以此进行巨乳缩小和乳房悬吊术，乳头乳晕复合体的血供得到了有效地保护，患者对乳房形态及术后瘢痕均较为满意，现作以下介绍。

2 适应证的选择

内上蒂垂直法乳房缩小整形术，能够切除的乳腺腺体组织的量较多，笔者一侧腺体组织切除量最 800~900g。在手术之前一定要对患者充分告知，即便是切除较多组织，但是术后她们的乳房大小可能还是会比使用"倒 T"技术的患者更大一些，因为使用该技术时保留的皮肤量较多。当乳房严重肥大的患者寻求非常小的术后乳房尺寸时，术者应根据自身对手术方法的掌握程度，酌情选择。笔者推荐在初学此技术时选择乳房轻度至中度肥大的患者进行手术。在取得更丰富的经验后，可以将此法应用于乳房肥大程度更高、皮肤条件更差的患者。

3 内上蒂解剖学基础

大量研究表明，乳头乳晕复合体通常存在双重血供，从内侧深层供血的胸廓内动脉 –

肋间血管系统，和从外上方供血的胸外侧动脉和其他较小的血供来源，而其中最重要可靠的血供来自胸廓内动脉。

内上蒂的动脉血供来自 1~2 支优势血管（一般认为胸廓内动脉的第 2、第 3 肋间穿支血管为其优势血管），而静脉则通过广泛的侧支血管网回流，与支配蒂部的肋间神经伴行，供血血管在浅筋膜层穿过蒂部。因此，若内上蒂真皮复合组织瓣修剪较薄，则可能出现血管危象或乳头乳晕复合体的去神经支配，因此在手术分离时推荐在深筋膜层进行，乳头乳晕复合体部组织瓣厚度不应少于 2cm。

笔者认为上方蒂可能多为轴型或任意型血供，而内上蒂则更倾向于轴型血供，这也为我们的手术方法中应用的中等厚度的上方蒂或内上蒂设计的安全性，提供了进一步的理论支持。

如果计划乳头乳晕复合体上提超过 5cm，笔者经常采用内上蒂腺体瓣，此类患者乳房塑形难度较大，内上蒂对于乳头乳晕复合体的旋转、悬吊更为灵活。

4 术前设计

患者直立位，首先标记乳房中线，即穿过乳房下皱襞中点垂线的体表投影（通常经锁骨中点和乳头）。乳头新位置的标定：位于乳房下皱襞的投影线与乳房中线的交点处。新乳晕的切口设计：类圆形穹顶样设计，新乳晕直径一般设计为 4cm，周长 13~14cm。内外侧切口的确定参考 Lejour 的方法：分别轻推乳房向内、外侧，于乳房中线的投影线标出两侧切口线，切口下极交汇点在乳房下皱襞线上 2~4cm 处的乳房中轴线上（图 14-1）。

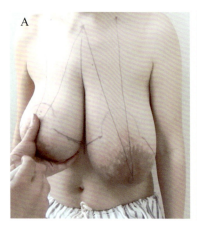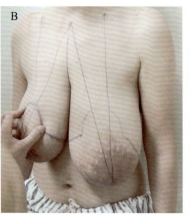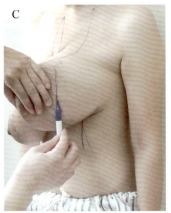

图 14-1　术前设计

A：新乳头的标定：左手中指顶在下皱襞的中点处，拇指在乳房中线上定出其投影点；B：新乳头上方 2cm 处画出类圆形穹顶样新乳晕，其周长为 14cm（橡胶管长度 14cm），两端与内外侧切口线相交；C：向内轻推左侧乳房，标定出左侧乳房的外侧切口线。

5　手术技术

5.1　肿胀液浸润

　　于切口皮肤皮下注射少量局麻药，乳房下极内侧、外侧皮下筋膜及乳房基底灌注适量肿胀液，乳房基底（乳腺后间隙）灌注量应适当减少，且不应超过乳头水平面，以免影响上蒂或内侧蒂的血供（图 14-2）。乳晕周围灌注含利多卡因的肿胀液，可能导致暂时性乳头乳晕缺血，不利于术中判断，故不建议在乳头乳晕复合体周灌注过多肿胀液。如需辅助脂肪抽吸，则常规灌注吸脂区。

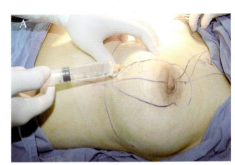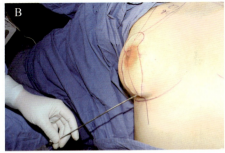

图 14-2　肿胀液浸润

A：锐针进行切口皮肤皮下局麻药注射；B：钝针进行乳房下极两侧及乳房基底肿胀液灌注。

5.2　乳头乳晕周围去表皮（图 14-3）

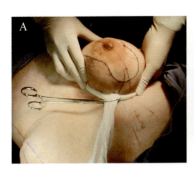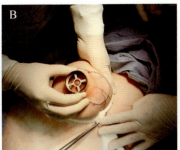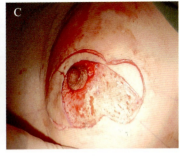

图 14-3　腺体瓣的分离

A：绷带束紧乳房基底以便于去除表皮；B：直径为 4cm 的乳晕标记器标记保留乳晕皮肤；C.内上蒂组织瓣去除表皮。

5.3 腺体的分离

于两侧切口线向下切开皮肤至浅筋膜层，沿腺体表面向两侧做皮下适当分离，向下至下皱襞，于下皱襞平面绕至腺体后间隙，即胸大肌筋膜浅面向上分离，一般不应超过水平横隔（约平第 4～5 肋间），尤其是重度乳房肥大下垂的患者，向上分离超过水平横隔，可能会影响乳头乳晕血运。两侧切开深度至胸大肌筋膜浅面，于胸大肌筋膜浅面游离乳房下极基底，形成内上蒂（图 14-4）。

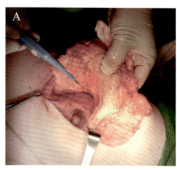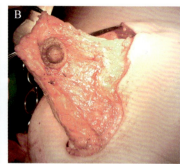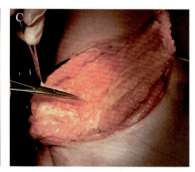

图 14-4　分离及形成内上蒂

A、B：分离及形成内上蒂复合组织瓣；C：腺体分离至水平横隔（止血钳所示膜性结构）。

5.4 塑形及固定

乳腺实质部分切除与固定（图 14-5）：切除范围为乳房下部，多以楔形切除或外侧偏多，切除后形成内上蒂复合组织瓣，以及内、外侧腺体组织柱。将包含乳头乳晕的复合组织瓣向上旋转，深层腺体组织进行缝合固定；然后用粗线再把内外侧腺体柱拉拢缝合并固定于胸肌筋膜上；由上向下依次缝合固定 2～3 针。深层腺体组织缝合完成后，再依次缝合浅层组织。如需调整下皱襞，则于下皱襞皮下深层缝合固定。

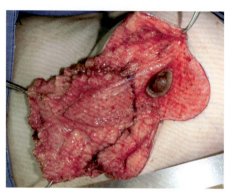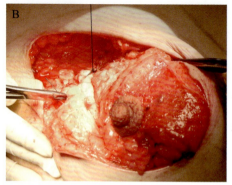

图 14-5　乳腺实质部分切除与固定

A：标记腺体切除部分；B：腺体组织塑形，腺体深层缝合，并与胸肌筋膜缝合固定。

5.5　切口缝合

　　所有切口须严格减张（图 14-6）。新乳晕切口缝合遵循充分减张和对称缝合原则，首先使用 4-0 可吸收线于 12 点、3 点、6 点、9 点皮下间断缝合，再依次取中点缝合，皮肤缝合使用 6-0 尼龙线。纵行切口缝合主要要求即充分减张，即皮下缝合时，适当远离切缘与真皮深层拉拢缝合，缝合后对合切缘完全皱缩隆起，表皮以 6-0 尼龙线缝合，皱缩隆起皮肤于 1～3 个月逐渐回归平整。

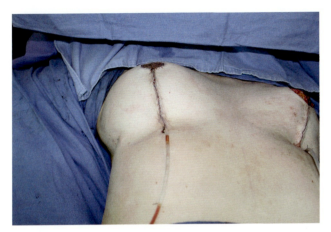

图 14-6　切口缝合

皮下充分减张缝合至皮缘微隆起，表皮可选择皮肤胶水黏合。

6　术后护理

　　术中常规于乳房下外侧放置引流。术后下皱襞以弹力自粘绷带加压包扎，乳房覆盖棉垫适当加压包扎。术后 1 周改穿弹力塑胸衣。

7　典型病例（图 14-7～图 14-9）

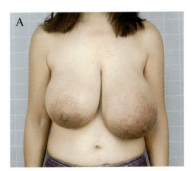
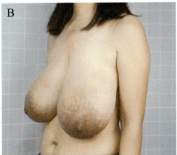
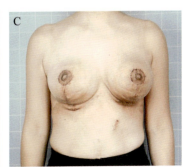

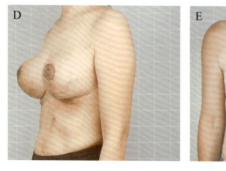
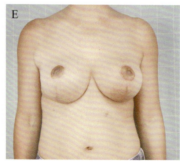
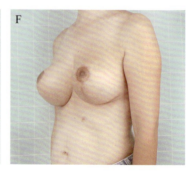

图 14-7　典型病例 1

34 岁女性，切除乳腺组织左侧 700g、右侧 500g。A：术前正位；B：术前左前斜位；C：术后 1 周拆线后正位；D：术后 1 周拆线后左前斜位；E：术后 6 个月正位；F：术后 6 个月左前斜位。

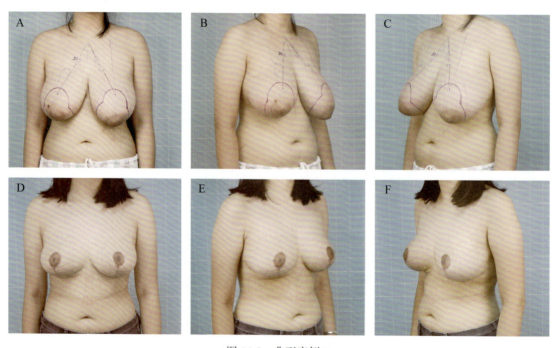

图 14-8　典型病例 2

17 岁女性，左侧切除乳腺组织 600g，右侧切除乳腺组织 400g，两侧胸部外侧及下皱襞处分别予以抽脂处理，术后 3 个月效果（D、E、F）。

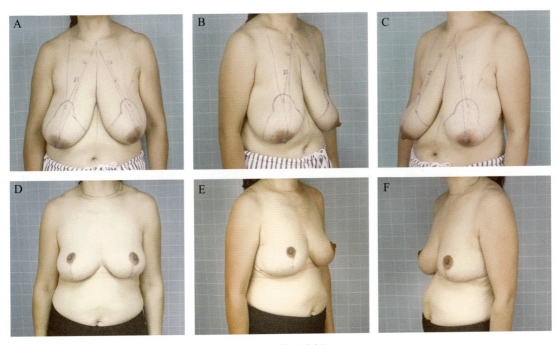

图 14-9　典型病例 3

40 岁女性，乳腺组织切除量左侧 500g，右侧 600g，双乳外侧胸部及下皱襞处分别抽脂约 150ml，术后 6 个月效果（D、E、F）。

8　并发症

　　笔者依上述手术方法进行 128 例乳房成形术，术后并发症包括重度增生性瘢痕 1 例，术后血肿 1 例，伤口愈合不良 3 例，其中仅 1 例术后出现乳头乳晕复合体缺血、部分坏死情况，该患者病史包含诸多诱发皮瓣缺血的高危因素，包括①体重严重超重，BMI 达到 29.5；②有多年的吸烟史，术前未戒烟；③剖宫产术后切口愈合不良病史。该例患者治疗以术后早期高压氧、血管解痉为主，一周后情况明显改善，乳头乳晕得以保留。因此对于严重肥胖、有长期吸烟史患者，建议通过运动减肥、主动戒烟后，再行乳房成形术，术后发生相关并发症的概率将大大降低。

9　小结

　　■　笔者通常选用保留内上蒂的分离方法是基于乳房解剖特点设计的，如患者为重度乳房肥大，除应保留内上蒂之外，还应考虑保留水平横隔解剖结构，以确保乳头乳晕的血供。
　　■　该方法对乳房塑形效果好，外观自然。术中通过拉拢缝合两侧腺体组织，使得位于中央部位的内上蒂复合组织瓣能够形成向上旋转的推力，并增加乳房的突出度，有利于乳房塑形，形成较为对称、突出的圆锥体形，术后乳房较为挺拔，后期由于重力作用，出现轻度下垂，乳房形状逐渐演变成水滴型，亦较为美观；同时，该法乳头乳晕上移距离较大，有利于形成乳房上极占总体积45%、下极占55%的最佳比例。此外，该法去除的主要是乳房下极下垂的乳腺组织，将上极及内侧的腺体组织堆积，使得乳房更加挺拔，更容易形成乳沟，符合当前大众对乳房的审美观。

■ 术后效果持久。确实的悬吊，是术后效果持久的有力保障。术中应用的悬吊措施有：①术中腺体与腺体组织缝合固定，能够承受较大的拉力；②内外侧腺体柱于乳房中线处拉拢缝合，并固定于胸肌筋膜，形成较持久的向上的推力；③皮肤罩充分的减张缝合处理。

■ 皮肤瘢痕的控制。垂直法乳房成形术手术瘢痕本就比传统倒"T"法手术瘢痕小，属于短瘢痕技术中较为常见的一种，通过术中一些手术技巧，尽可能更加减小切口愈合后的瘢痕增生，目标是达到"较好的纤细的直线瘢痕"（fine line scar）。主要措施有：①术前设计乳晕周长保留适中，与新乳晕的周长相匹配；②切口减张缝合应将张力分散于深层组织中；③真皮缝合应距离切缘稍远，以达到皮肤轻度隆起、外翻。

冯传波　姚　尧　著

参考文献

［1］Lejour, Madeleine. Vertical mammaplasty and liposuction of the breast［J］. Plastic and reconstructive surgery, 1994, 94(1): 100-114.

［2］Hall-Findlay, Elizabeth J. A simplified vertical reduction mammaplasty: shortening the learning curve［J］. Plastic & Reconstructive Surgery, 1999, 104(3): 748-759; discussion 760-743.

［3］Rohrich R J, Gosman A A, Brown S A, et al. Current preferences for breast reduction techniques: a survey of board-certified plastic surgeons 2002［J］. Plastic & Reconstructive Surgery, 2004, 114(7): 1724.

［4］Okoro S A, Barone C, Bohnenblust M, et al. Breast Reduction Trend among Plastic Surgeons: A National Survey［J］. Plastic & Reconstructive Surgery, 2008, 122(5): 1312-1320.

［5］罗盛康, 冯传波, 刘晓军, 等. 直线法乳房成形术的临床应用［J］. 中华医学美学美容杂志, 2005, 11(6): 329-331.

［6］Mugea T T, Shiffman M A. Aesthetic Surgery of the Breast［J］. 2015, 10.1007/978-3-662-43407-9.

［7］McKISSOCK, Paul K. Reduction mammaplasty with a vertical dermal flap［J］. Plastic & Reconstructive Surgery, 1972, 49(3): 245-252.

［8］Wise R J, Gannon J P, Hill J R. Further experience with reduction mammaplasty［J］. Plastic & Reconstructive Surgery, 1963, 32(1): 12-20.

［9］Courtiss E H, Courtiss E H, Goldwyn R M, et al. Reduction mammaplasty by the inferior pedicle technique: An alternative to free nipple and areola grafting for severe macromastia or extreme ptosis［J］. Plastic and reconstructive surgery (1963), 1977, 59(4): 500-507.

［10］Hall-Findlay, Elizabeth J. Pedicles in vertical breast reduction and mastopexy［J］. Clinics in Plastic Surgery, 2002, 29(3): 379-391.

［11］郑惠, 苏映军, 张兆祥, 等. 乳房肥大患者与正常人群乳头乳晕血供研究分析［J］. 中华整形外科杂志, 2018, 34(2): 92-97.

第 15 章

假体植入联合乳房上提术

1 概述

假体植入联合乳房上提术适合于乳房下垂且扁平的患者。虽然临床需求很多，但整形外科医生发现如果同时施行隆乳术和乳房上提术，非常具有挑战性。Ⅰ期同时行两种术式的困难会很多，但主要涉及两个问题：①如何处理好假体和软组织之间的关系；②如何准确定位假体植入后新乳头的最佳位置。基于这些问题难以寻找到理想的答案，很多整形外科医生们建议用分期完成两个术式。一般而言，先完成乳房上提术，然后择期安排完成假体隆乳术。

然后对于一些有经验的医生而言，通过术前准确测量、全面评估后制定周全的方案，仍然可以Ⅰ期完成假体植入隆乳和乳房上提两种术式，并获得稳定可靠的临床效果。在开展假体植入联合乳房上提术之前，整形外科医生应当明确一些基本的手术原则，并清楚了解术前沟通的重要性。如果不遵循这些基本的手术原则，不良的临床效果或者并发症就可能接踵而至；如果忽略充分术前沟通的必要性，患者术后就可能产生不满，甚至纠纷。

2 手术原则

2.1 原则 1：乳房假体容积选择切忌过大或过小

假体植入联合乳房上提术其实是一个相互矛盾的术式。假体植入后会填充乳房，让乳房变大；而乳房上提术则是切除多余的皮肤，让乳房变得更小。因此在假体的选择上，需要做一定的妥协。如果选择太大的假体，不仅会让新乳头的定位更加困难，而且还可能影响乳房的血供，增加术后组织坏死的风险。当然，如果选择假体的容积太小，则会难以达到乳房填充的理想效果，乳房组织在假体表面会向下"滑落"，形成乳房瀑布效应的畸形外观。理想的假体选择，应当基于术前对患者乳房软组织的评估结果，形成有限的几个型号 / 大小选择。这里蕴含一个重要的原则：在隆乳术时，我们会在乳房承受的范围之内尽量选择更大的假体；而在假体植入联合乳房上提术之前，我们更多考虑的是如何对乳房形成有效支撑和让乳房形态改善更加满意。

2.2 原则2：新乳头位置应当比单纯乳房缩小术更高

在常规的乳房缩小术术后数月时，经常可见由于患者乳腺组织缓慢下移，而导致乳头慢慢上移的现象。基于此，我们在乳房缩小术前会考虑这个因素，避免将乳头位置设计过高。通常我们会将新的乳头位置定位在乳房下皱襞的投影点（Pitanguy点）。但如果我们在假体植入联合乳房上提术中，也参考这个定位方法，术后会发现乳头的位置会明显偏低。这是由于以下两个因素：①术后乳腺腺体下移的现象更少见；②由于乳房假体的容积占位效应，乳头会受到推挤而向下移位。因此术前标记时，我们会采用新的定位方法来确定新乳头位置（详见下文）。

2.3 原则3：乳房下皱襞应当固定在胸壁上

理论上而言，乳房下垂是由于皮肤和软组织的弹性、质地、强度发生了一定程度的退化而发生，否则下垂就不会发生。乳房下垂手术的适应证一般是产后女性，或减重后女性，或者是衰老的人群。（当然也有例外情况，但不是主要群体）。不论是何种情况，这些患者的一个共性就是软组织的弹性已经变差。这种情况下，如果我们再植入乳房假体，势必会增加乳房额外的重量，对原本已经薄弱的乳房下皱襞增加新的压力。因此在假体植入联合乳房上提术中，加固下皱襞的结构是一个必要的操作，此举可以降低术后假体下移的风险。

2.4 原则4：乳房下极组织应当予以切除

乳房下极的皮肤和腺体一般需要切除，这样才可以形成垂直切口两侧的腺体组织，并让假体表面覆盖的腺体厚度均匀。一般最少应该按Wise切口形状，切除乳房下方和两侧的皮肤和腺体，否则会造成假体植入后乳房下极的组织堆积，最终导致瀑布症的发生。

2.5 原则5：腺体塑形而非皮肤塑形

仅通过收紧皮肤乳罩的方式，易于出现切口愈合不良的情况，术后瘢痕也会明显。假体植入联合乳房上提术的一个重要部分就是通过外科手段，完成腺体的塑形。腺体塑形完成后，皮肤的缝合一般在无张力情况下完成。

2.6 原则6：术中确定皮肤的切除量

假体植入联合乳房上提术时，应首先完成假体隆乳术。只有在完成假体隆乳环节后，才能在手术台上去评估皮肤量的多余程度，最终才能确定皮肤切除的范围。此时，也可以再次评估新乳头的位置是否合适。

3　术前设计

患者术前标记体位取站立位，双上肢放松垂于身体两侧（图 15-1）。医生标记胸骨中线、乳房中线（包括腹壁上部的延长线）、乳房下皱襞等。下皱襞水平应水平延伸至中线，这样还可以明确双侧下皱襞高度的差异。

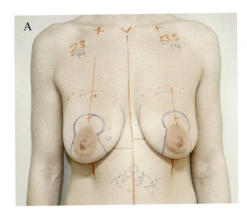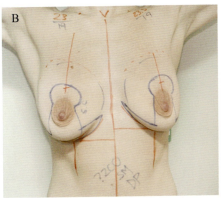

图 15-1　乳房假体植入联合上提术的典型切口标记

注意 A 中红色的胸骨中线和乳房中线，乳房中线在上腹部的投影线也予以标记。红色短横线为新乳头的位置。A 中右侧乳头的位置略高，实际手术前已予以调整，以和对侧匹配。蓝色的线为新的乳晕外缘切口和垂直切口部分。乳房假体的剥离腔穴也通过红色虚线标记。患者身体也同时标记了计划植入 200ml 圆形光面假体（SM），手术层次计划为双平面（DP）；B：嘱患者将双上臂上抬，可以显示 Wise 切口的水平部分设计。同时可以显示两侧乳房下皱襞的高度和长度的不对称性。

接下来是一个很关键的步骤：确定新乳头的位置。捏住乳晕上缘的皮肤，向上反复提升，观察乳头在不同位置时乳房的形态，由此确定"最理想"的新乳头位置并予以标记。同样的方法，在对侧标记新乳头的位置，并对比调整两侧新乳头的位置，高低水平差距不超过 0.5cm。

新乳晕的标记可以用 3cm × 6cm 方法：在新乳头的上方 1.5cm 处，标记新乳晕的最高点，新乳头两侧 3cm 处，标记新乳晕的最外（内）缘。徒手将这 3 点连接形成椭圆形，构成新乳晕切口的标记。

将乳房向内侧轻推移，根据乳房皮肤在乳房中线上的投影，确定垂直切口的外缘。同法确定垂直切口的内缘。从新乳晕切口椭圆开口的最下点开始，向垂直切口内、外缘延伸 6cm，形成乳晕下方垂直切口的标记。注意因为有假体植入，术后垂直切口张力会变大，因此标记垂直切口时，不应用力推移乳房，以达到保守设计的目的。

完成新乳晕和垂直切口的设计后，按照 Wise 手术理念完成两侧的切口设计。Wise 切口的下缘应避免超过原有乳房下皱襞范围，这样将来的乳房下极切口会很好地隐蔽在乳房自然皱褶内。

最后在乳房表面标记出乳房假体的轮廓。乳房假体按照基于组织学测量结果选择。笔者一般选择中突或者中高突假体，高突假体因为张力太大，并不适合用于假体植入联合乳房上提术中。

4　手术技术

手术在全麻下完成。患者取平卧位，双上臂外展。患者体位应术中可调整为坐位观察。患者术中全程有温毯保温。消毒完毕，手术铺巾范围应能显露整个乳房区域，包括上腹部。

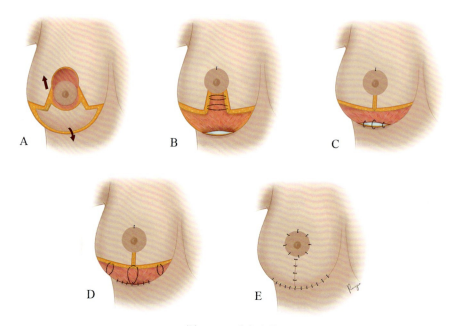

图 15-2　手术步骤

A：切除乳房下极多余的组织，植入假体模具；B：将乳晕下方腺体缝合；C：将假体模具更换为乳房假体，并将下皱襞切口的深层筋膜予以缝合；D：缝合下皱襞切口；E：缝合所有的切口。按照术前设计的乳房上提术的切口，用订皮机或手术缝线将各切缘对合。将患者上半身体位更换为大约 90 度直立位。评估乳房的形状、乳头的位置和皮肤的张力。可以适当调整切口的位置，并予以标识，并用交叉线标示各切口精准对合的位点。

手术方法如图 15-2 所示。下皱襞处做横行切口，长约 5cm。经此切口完成乳房假体植入隆乳术。层次分离可按照术前计划方案，形成 II 型双平面、筋膜下层次或乳腺后层次。腔隙分离原则同初次隆乳手术，需用到预防性止血技术。腔穴分离完毕，可先植入无菌的假体模具，检查剥离范围是否充分。假体模具的容积建议和计划使用的假体相同。这样可以准确地模拟假体植入后的乳房形态。可先将假体模具放置在腔穴内，切口缝合 3 针暂时关闭切口。

调整患者为平卧位，移除皮钉。在新乳晕切口内，设计乳头乳晕的上方蒂，乳晕内环用 4.3cm 乳晕刀标识环形切口。上方蒂部的内环外区域予以去表皮。蒂部两侧、下方予以切开，上方可少量分离，蒂部厚度修剪为 1.5cm 厚。

乳晕下方的垂直切口部分，可用类似于水果"削皮"的方法去除。两侧腺体瓣应具有足够厚度，否则两侧腺体无法缝合。但也不能太厚，否则不能显露深层的假体模具。Wise 切口的水平横行部分也切除浅层的组织，切除的层次应达到皮下浅筋膜层（或乳腺腺体层，类似于乳房切除术的分离层次）。这部分的组织切除会将之前隆乳入路缝合的切口一并切除，并让深面的假体模具暴露出来。

切口缝合可按照以下顺序完成：

■ 首先用 3-0 单乔线（爱惜康）皮下对合新乳晕最高点的切缘，上移新的乳头乳晕复合体。

■ 用 3-0 单乔线缝合新乳晕最低点两侧的皮肤，封闭乳晕环。

■ 用 2-0 薇乔线（爱惜康）对合垂直切口两侧的腺体层，完成腺体的塑形，应充分减张。注意缝合的张力应该根据组织的特点而调整，如果组织质量很差，可以稀疏缝合数针即可。

■ 一旦腺体塑形缝合完毕，可完成乳房下皱襞切口的缝线定位。用 2-0 薇乔线，共定位 3 针，分别对合切口的中间（中线）和两侧。对合时，每针 2-0 薇乔线首先缝挂下皱襞切口下缘深层筋膜，然后缝挂深面的胸壁组织，最后缝挂下皱襞切口上缘深层筋膜。3 根缝线远端用血管钳钳夹，暂不打结。

■ 由于缝合下皱襞切口的 2-0 薇乔线尚未打结，切口仍属于敞开状态。经下皱襞切口将乳房假体模具取出，再次止血彻底后，依次用碘伏、含 750mg 头孢呋辛溶液、含 800mg 庆大霉素盐水冲洗后，经下皱襞切口植入永久性假体。放置假体时应用递送袋（Keller）辅助的非接触式植入技术。假体放置到位后，将下皱襞切口缝线定位的 3 根 2-0 薇乔缝线打结，固定下皱襞位置，并关闭下皱襞切口。

■ 切口缝用 3-0 单乔线缝合皮肤深层，4-0 单乔线皮内连续缝合。缝合乳晕时，2-0 单乔倒刺线（Stratafix 线，爱惜康）效果最佳。但也可以用 4-0 单乔线代替。缝合完毕，将切口清洁干净后，表面涂抹多抹棒胶水（爱惜康），外贴免缝胶布（3M），乳房外穿戴外科文胸，持续佩戴 6 周（图 15-3）。

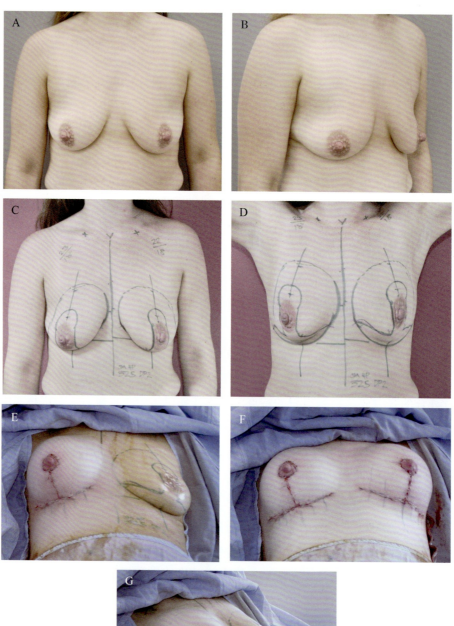

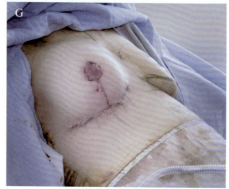

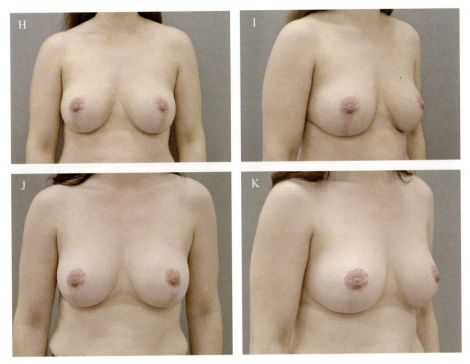

图 15-3　假体植入联合乳房上提术前、术后对比

A 和 B：这是一位典型的乳房假体植入联合上提术的患者，照片可以显示哺乳后乳房改变：乳头位置下垂、乳房上极空虚、皮下可见条纹改变等。这些临床表现提示患者皮肤弹性很差。

C 和 D：术前设计方案为 2 型双平面层次植入 325ml 光面高突假体。

E ~ G：术中照。E 显示右侧乳房手术已经完成。F 显示从斜位观察右侧乳房术中的外形。G 显示为双侧乳房缝合已经完成的外形。

H 和 I：术后 7 个月随访时，可以看到患者乳房的形态已经明显改善：乳头乳晕的位置已经提升、乳房的各部分比例更加合理。从斜位可以观察到乳房下垂已经被矫正。

J 和 K：术后 2 年，仍然可以看到乳房的外形可以稳定地保持。

5　术后护理

手术当日或术后第 1 日患者即可出院。出院前预约好 1 周或 2 周后的随访。术后随访时，可将伤口的免缝胶布揭掉，查看伤口愈合情况，如无问题可再将 3M 胶布贴上，持续固定 2 周。随后开始瘢痕的护理（图 15-4）。

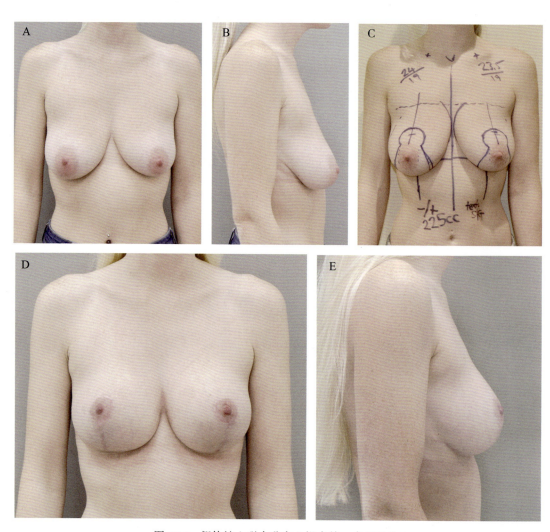

图 15-4　假体植入联合乳房上提术前、术后对比

A 和 B：患者为双侧乳房不对称，并伴下垂。手术的策略为将容积大的一侧乳房（右侧）切除更多的组织，然后两侧植入同样的假体。最终将改善乳房的下垂外观，并同时改善乳房的不对称性。

C：手术计划使用 225ml 的中高突微绒毛面的假体，植入层次为乳腺后。

D 和 E：术后 6 个月，患者乳房的对称性和下垂都得到了满意的矫正。

　　术后肿胀消退需要 3 个月，因此可建议患者 3 个月后再选购合适的乳房文胸，此时乳房形态已经稳定，可以选购文胸进行长期佩戴了。

6　并发症

　　术后最常见的短期并发症和以下两个因素相关：切口愈合不良和血运障碍。垂直切口两端的"T"形切口是最容易发生切口愈合问题的部位。皮肤张力过大，或乳头乳晕瓣的厚度太薄，都可能导致血运障碍，最终出现乳头乳晕的部分坏死。这些因素都可以通过改进手术的设计而避免。

由于植入了乳房假体，本术式术后仍可出现各种假体相关的并发症，具体可参见本书相关章节。

假体植入联合乳房上提术特有的一个术后并发症是和美学相关的，即术后乳房的再次松弛和瀑布症。这种现象发生的原因和患者软组织结构老化相关，因此对于一些患者而言将来几乎是必然的现象，需要术前沟通时向患者说清楚这个问题。对于部分患者，将来二次手术基本不可避免。

7　小结

通过周密的术前设计、细致的手术操作，假体植入联合乳房上提术是一种疗效可靠、效果可期的术式。但是对于新手而言，建议在对假体隆乳术和乳房上提术两种术式都分别熟悉以后，才可开展联合术式。毕竟手术的风险仍然存在，只有熟悉各种术式相关的并发症后，才可能做到有效的预防和避免。

Marc D. Pacifico　著

曾　昂　龙　笑　瞿海昕　译

董芮嘉　绘图

参考文献

［1］Regnault P. Breast ptosis. Definition and treatment［J］. Clin Plast Surg, 1976, 3(2): 193-203.

［2］Qureshi A A, Myckatyn T M, Tenenbaum M M. Mastopexy and Mastopexy-Augmentation［J］. Aesthet Surg J, 2018, 38(4): 374-384.

［3］Swanson E. Prospective photographic measurement study of 196 cases of breast augmentation, mastopexy, augmentation/mastopexy, and breast reduction［J］. Plast Reconstr Surg, 2013, 131(5): 802e-819e.

［4］Tebbetts J B, Adams W P. Five critical decisions in breast augmentation using five measurements in 5 minutes: the high five decision support process［J］. Plast Reconstr Surg, 2005, 116(7): 2005-2016.

［5］Adams W P, Jr., Culbertson E J, Deva A K, et al. Macrotextured Breast Implants with Defined Steps to Minimize Bacterial Contamination around the Device: Experience in 42,000 Implants［J］. Plast Reconstr Surg, 2017, 140(3): 427-431.

第16章

乳房假体包膜的完整切除术

1　概述

一般情况下，整形外科医生只会对中度以上的包膜挛缩患者（例如 Baker 分级的 Ⅲ 级和Ⅳ级）施行包膜完整切除术。对于大多数的假体植入的患者而言，这并不是一个被普遍建议的术式。而且包膜完整切除是否优于部分包膜切除术，这个问题在业内也存在争议。但由于假体相关性间变性大细胞淋巴瘤病例的报道，让越来越多医生和患者都选择这种术式。尤其在 2019 年某厂商毛面假体召回事件发生后，韩国很多患者都希望在取出假体时，可以完整地取出包膜。如果包膜薄的话，完整取出会比较困难。不论处于何种挛缩程度，假体的包膜包括和假体接触的致密纤维部分，以及和周围组织接触的结缔组织部分。如果在手术取包膜的时候，保留假体在包膜腔内，然后将包膜的外层结缔组织和周围正常组织分离开，可以最大程度避免对周边正常组织的损伤。手术技术固然重要，但是术中准确的判断更为关键。对于每个患者，整形外科医生都要充分权衡包膜全切术的利弊，以最大限度降低包膜全切术的手术风险。

2　假体隆乳术后并发症的管理

假体隆乳术后并发症的管理包括四个部分。首先，需要医生和患者充分沟通，询问其主诉、手术情况、假体类型、放置层次，并充分体格检查，明确包膜挛缩的程度。明确患者目前的最主要的诉求，是解决术后并发症最重要的因素之一。当然，整形外科医生也需要明确之前的手术情况，而患者往往并不清楚手术的技术细节，因此最好能获得之前的病历资料以及相应的影像学资料，包括 CT、MRI、超声检查等。其次，需要做好周全的手术计划，明确是否需要重置假体，包膜是否切除等。再有，就是确定手术方法，采用怎样的手术技术才能安全地完成手术过程？这也是本章讨论的主要内容。最后就是术后的护理，我们通常采用以下措施减少术后并发症（例如包膜挛缩）的发生：定期超声检查、术后射频治疗等。

3 包膜切除术的适应证

包膜挛缩是假体隆乳术后最主要的并发症之一。由于乳房假体是异物，人体会自然在其周围形成含有多种细胞成分的包膜。如果这种反应过于剧烈，就会形成一种病理状态，即包膜挛缩。包膜挛缩一旦发生，植入假体的乳房会发生变形、假体移位、手感变差、两侧不对称等临床表现。

包膜挛缩的处理方法有多种。最简单的方法就是切开包膜，松解挛缩。如果挛缩严重，也可以切除包膜前壁或者后壁。但是这种部分包膜切除的技术，其损伤正常组织的风险会高于全部包膜切除术。如果包膜挛缩非常严重，或者术后复发的风险较高，我们建议行包膜完整切除术（图16-1）。

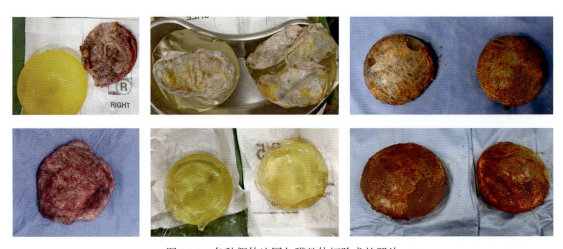

图16-1　各种假体连同包膜整体切除术的照片

然而，也有很多研究建议可以采用更为保守的方法来治疗重度包膜挛缩。最近的一项研究更建议行包膜切开术，而非包膜切除术。它认为，整形外科医生可以根据假体植入的层次和周围软组织的状况来选择治疗策略。只有在假体植入在乳腺后层次、周围软组织覆盖又较好的情况下，才考虑行包膜切除术。对于双平面层次植入的假体，该研究建议仅行部分包膜切除术，因为没有证据显示包膜完整切除会更有益处。相反，这个层次如果施行包膜完整切除术，反而会增加损伤胸壁的风险。因此，包膜完整切除术的适应证以选择乳腺后层次植入的假体更为合适（图16-2、图16-3）。

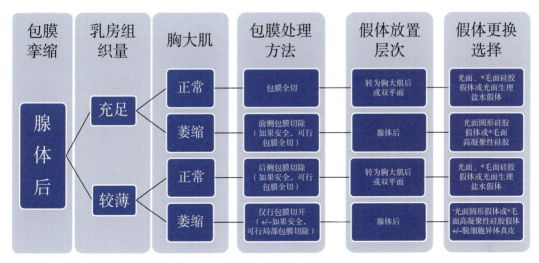

图 16-2 乳腺后层次Ⅲ级、Ⅳ级包膜挛缩的处理策略

乳腺后层次严重包膜挛缩（Baker 分级Ⅲ～Ⅳ级）处理流程：^ 如果不进行包膜切除术，可以考虑使用光面假体。

* 如果进行了包膜切除术和 / 或乳房假体放置腔隙过大，需要控制假体的位置，可以考虑使用毛面假体。

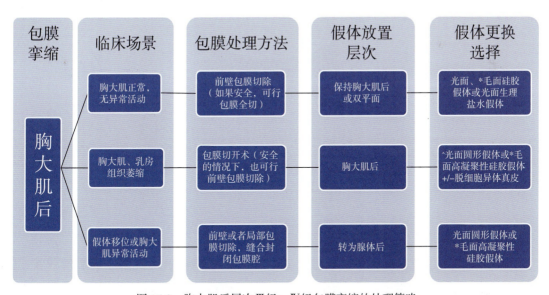

图 16-3 胸大肌后层次Ⅲ级、Ⅳ级包膜挛缩的处理策略

胸大肌后层次严重包膜挛缩（Baker 分级Ⅲ～Ⅳ级）处理流程：^ 如果不进行包膜切除术，可以考虑使用光面假体。

* 如果进行了包膜切除术和 / 或乳房假体放置腔隙过大，需要控制假体的位置，可以考虑使用毛面假体。

对于严重包膜挛缩的患者，还是建议行包膜完整切除术，当然手术的过程应当非常小心，以减少不必要的损伤。以下是应用包膜完整切除术治疗重度包膜挛缩的临床病例。病例 1，39 岁女性，10 年前接受腋窝入路假体隆乳术，假体品牌不明，大小为 180ml。此次修复手术采用乳房下皱襞，包膜完整切除后，假体更换为 Motiva 的 ERSF 型号 275ml 假体（图 16-4）。病例 2，59 岁女性患者，1 年前接受了腋窝入路假体隆乳术，为宝丽假体，250ml 和 260ml 解剖型，此次经乳房下皱襞入路切除所有包膜，更换假体为 Motiva 的 ESRD 型号 205ml 大小（图 16-5）。完整的包膜切除技术适合治疗Ⅲ度、Ⅳ度包膜挛缩的情况，如果手术过程中关注了所有的细节，可以最大限度避免对正常组织的损伤。

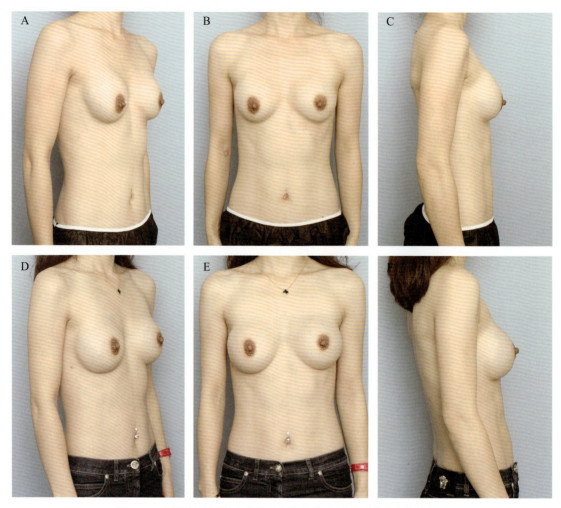

图 16-4　包膜完整切除术术前（上排）和术后（下排）2 个月照片

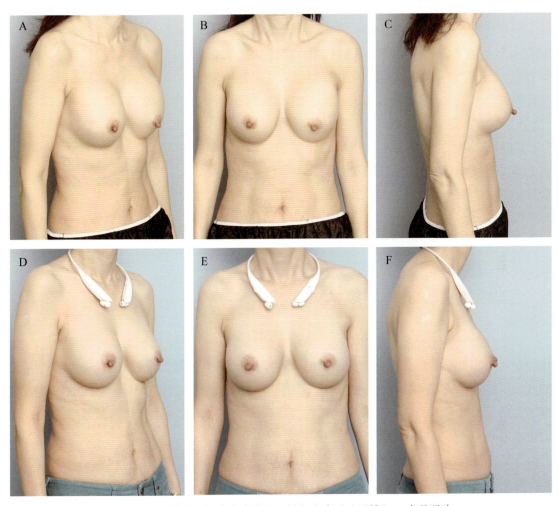

图 16-5 包膜完整切除术术前（上排）和术后（下排）12 个月照片

4 完整的假体包膜切除术

　　传统的观点认为，完整的假体包膜切除术的适应证非常局限。但自从 BIA-ALCL 事件发生后，包膜完整切除术有了新的临床需求。通过复习文献，我们知道 BIA-ALCL 通常位于假体周围的纤维包膜内，而不是位于乳腺组织内。以下这张图显示了文献报道的 BIA-ALCL 的发生位置。多数情况下，ALCL 的细胞位于假体周围的血清肿内，或者位于包膜腔内（图 16-6）。虽然美国 FDA 并不建议预防性取出乳房假体，但是仍有部分患者（有些人甚至没有任何症状）要求取出假体和所有包膜。

在施行包膜完整切除术之前，我们需要首先了解假体包膜的一些特性。根据 Baker 分级，并依据医生和患者的主观判断，将包膜挛缩分为 4 级。超声检查可以提供更加客观的分级标准。Ⅲ 级和 Ⅳ 级挛缩的包膜明显比 Ⅰ 级和 Ⅱ 级的包膜更厚。一般来讲，包膜厚度超过 2mm 即可定义为"增厚"。

Baker 分级不同，包膜的组织学表现也不一样。但即便是低级别的 Baker 分级，显微镜下也可以看到一层致密的纤维组织，而包膜和周围组织之间则是一层疏松的结缔组织。如果在这一层疏松结缔组织层次内分离，可以安全地将包膜剥离，而不损伤周围的正常组织。

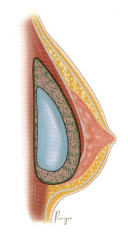

图 16-6　乳房假体相关性间变性大细胞淋巴瘤

可见假体周围有血清肿，大多数的情况下，肿瘤细胞存在于血清肿内。

5　包膜完整切除的外科技术

如果要做包膜完整切除手术，经乳晕切口最容易，经乳房下皱襞切口的难度次之。而从腋窝入路难度非常大。在下图中，我把相对容易分离的区域用蓝线标记，手术剥离困难的区域用红线标记（图 16-7）。一般而言，距离切口最远部位的包膜是最难剥离的部分。如果采用的是经乳晕入路，一般首先分离乳房下极部分，因为这是距离切口最近的区域。然后再依次分离乳房上极、假体背面的包膜。

经乳晕入路　　　　　　经下皱襞入路　　　　　　经腋窝入路

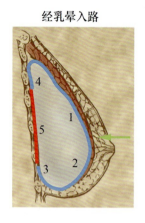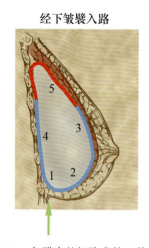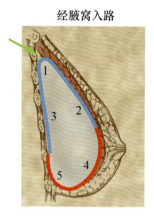

图 16-7　包膜完整切除术的三种入路

如果之前患者采用的是乳房下皱襞切口，此次修复手术仍可采用原切口，这样可以避免增加新的手术瘢痕。从乳房下皱襞入路，乳房后大部分区域的分离都没有难度，仅乳房上极附近的分离相对困难。首先充分分离假体前壁的包膜，然后再分离假体后壁的包膜，最后剥离上极周围的包膜。如果采用经腋窝入路，通常需要切开部分包膜，才能明确包膜的具体位置。

最后，如果采用经腋窝入路来完成包膜全切术，则必须采用内窥镜辅助的技术。距离切口较近区域的分离相对容易，但假体前壁和下皱襞两个部位的包膜分离会非常困难。尤其在分离下皱襞上方的假体前壁时，很难固定内窥镜的视野，因此分离也变得异常艰难。

分离包膜时会用到三种外科操作，即牵拉、牵引和锐性离断（图16-8）。牵拉是指用拉钩牵拉正常组织或者推挤假体的操作；牵引是通过对包膜的拉扯，扩大了包膜和周围软组织之间的间隙，从而使分离更加容易。通过牵拉和牵引等操作，术者用锐性分离的方法将包膜剥离下来。

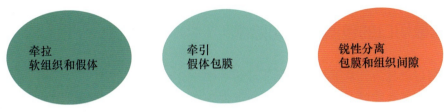

图16-8 包膜分离三种关键的技术

手术成功的一个要素就是视野显露充分。通常情况下，假体修复性手术会首先将假体取出，然后再在狭小的腔穴内施行包膜切除术。但在包膜完整切除术时，如果将假体保留在包膜囊内而不取出，手术过程会变得更简单一些。包膜分离至显露困难区域时，可以通过对假体的牵拉等操作，充分显露手术视野，从而完成最后的分离。

之所以不取出假体，是因为假体和包膜之间有黏附力，这种黏附力是强于正常组织和包膜之间的连接，因此可以通过对假体的牵拉而维持包膜和周围软组织之间的张力。手术分离过程中，可通过牵引和牵拉等操作，准确的分离包膜和正常软组织之间的疏松间隙，避免对正常组织的损伤。对于严重包膜挛缩的患者，由于包膜明显增厚，因此手术相对容易。但对于因顾虑BIA-ALCL而行假体取出的患者，假体包膜通常并非增厚的包膜，因此分离难度明显增加。一旦菲薄的包膜不慎撕破，通常需取出假体，然后继续从软组织表面剥离残留的包膜组织，这个过程容易损伤正常的组织。如果为大颗粒毛面假体时，包膜和假体表面会紧密连接在一起，充分利用这种特性有助于完整切除菲薄的假体包膜（图16-9）。

由于分离包膜时容易出血，常需要用到电凝模式止血。但是电凝模式会导致肌肉收缩，让分离过程变得困难；而且电凝形成的组织焦痂会影响手术层次的判断，因此我们更倾向于用低功率电切模式来分离包膜。恰当地使用电凝和电切等不同模式，是分离成功的一个关键因素。

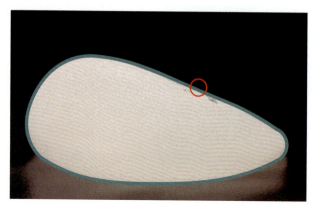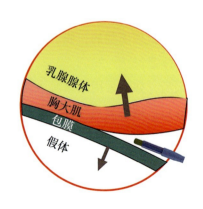

图 16-9 利用包膜和假体的黏附力，协助剥离包膜

6 经乳晕切口的包膜完整切除术

乳晕切口设计为乳晕下半缘，从 3 点到 9 点。如果原来乳晕有手术瘢痕，首先将瘢痕予以切除。切开皮肤后，经过皮下脂肪，垂直分离到乳腺腺体，这样最为方便。注意拉钩的力度，避免非垂直进入包膜表面。如果假体植入时间越长，乳腺腺体可能越薄，甚至略做分离就可以显露假体。由于我们的目标是完整地切除包膜，因此注意不要分离过快，否则容易突入包膜囊内，不便于完整切除包膜。显露包膜后，首先向头侧方向分离，将包膜表面的胸大肌分离起来。为减少术后并发症的发生，应尽量保留胸大肌的厚度，避免将肌肉纤维残留在包膜上。如果假体植入的层次为筋膜后，而非双平面，则在包膜浅面将腺体小心分离起来。在分离结束之前，尽量将假体维持在包膜腔内，并努力维持包膜腔的完整性，避免包膜破损。这项工作需要足够的耐心和细心，是一件费时费力的事情。包膜一般在中心区域和组织粘连紧密，边缘略松散。如果分离到了周边区域，包膜表面有一层疏松的层次，分离操作会相对容易很多。沿包膜往头侧方向分离越远，可能需要长柄的工具协助，比如长柄电凝器和拉钩等。在分离后期，假体可能会一定程度影响手术术野，此时需要借助一些工具，施行适当的牵拉操作，保证视野始终良好。分离完前壁后，开始后壁分离。后壁的包膜和基底粘连更加紧密，而且容易出血，因此需要更加谨慎。后壁分离完成后，假体连同表面的包膜就完全游离了，可以将其一并取出。

完整取出假体和包膜后，用 Adam 溶液冲洗假体腔穴，再次确认没有活动性出血后，重新植入新的假体，关闭切口。

7 经下皱襞切口的包膜完整切除术

如果既往为下皱襞切口植入的假体，此次手术可经原切口进入。修复性手术强调充分的手术视野，因此切口长度一般较原切口更长。如果下皱襞存在瘢痕，可以一并切除。切开皮肤后，皮下分离，切口中段用手指感触假体的位置，并小心分离皮下组织，至包膜表面，应小心避免包膜破裂。在包膜浅面朝向患者头侧方向继续分离。如果假体在双平面层次，向上分离就会显露胸大肌。包膜和肌肉之间有一层疏松的结缔组织层，分离相对较易。如果假体植入在筋膜下层次，则包膜表面只有脂肪组织，而且脂肪会紧密粘连在包膜上。为了避免包膜破裂，有时需保留部分脂肪组织于包膜上。筋膜下层次的分离，有时需要分离更远的路径，才能找到一个清晰的解剖层次，这样才可有效避免包膜撕裂的风险。分离至假体上半部分时，需要更换长柄的工具和拉钩，并且需要通过适当的牵压假体，才可以获得一个充分的手术视野。剥离完假体前壁的包膜后，再分离下皱襞部位及假体后壁的包膜。乳房下皱襞邻近切口位置的包膜通常更加致密，在其与假体后壁包膜衔接处，包膜与胸壁的粘连非常紧密，这个区域的分离需要特别小心。但只要在正确的层次分离，通过适当的牵拉、牵引技术，可以顺利地完成分离。如果假体是放置在筋膜后或者乳腺后层次，假体后壁包膜分离是在胸大肌表面完成，技术上相对简单，沿包膜和胸大肌之间的清晰层次分离即可。但如果用电凝模式分离，容易引起肌肉的收缩，会造成不便。如果手术时间延长，注意加用肌松药物，有助于在肌肉表面的分离。也可以使用电切模式，可以减少肌肉的收缩程度。假体包膜的上极、最内侧和最外侧是最难分离的几个部位，应注意勿使用暴力撕扯，否则容易出血。如果包膜所有区域都分离完毕，可以将假体连同包膜整体取出。假体腔穴用 Adams 溶液冲洗。

重新检查假体腔穴，除外活动性出血。按照手术计划，重新植入假体，或者关闭假体腔穴，结束手术。

8　术后护理

术后需留置闭式引流，避免积血或者积液。引流一般保留 2～4 日，至每日引流量少于 20ml 后可予拔除。由于这是修复性手术，因此引流量和放置引流时间可能会超出预期。术后也可用氨甲环酸减少术后出血，这是一种人工合成的赖氨酸类似物，可以竞争性抑制纤维蛋白溶酶原向纤维蛋白溶酶的转变，从而短时避免纤溶、增强血凝块的止血效应。术前和术后可以静脉输入氨甲环酸发挥药效。

9　小结

包膜完整切除术并不是一项容易完成的手术。该手术时间会较长，手术并发症可能会更多。术前应当充分评估风险，谨慎选择适应证。注重手术细节和术中手术技巧的应用，可以实现安全的包膜完整切除术，满足越来越多的临床需求。

Jeongmok Cho　著

曾　昂　俞楠泽　谢江淼　译

董芮嘉　绘图

参考文献

［1］Wan D, Rohrich R J. Revisiting the Management of Capsular Contracture in Breast Augmentation: A Systematic Review［J］. Plast Reconstr Surg, 2016, 137(3): 826-841.

［2］Zahavi A, Sklair M L, Ad-El D D. Capsular contracture of the breast: working towards a better classification using clinical and radiologic assessment［J］. Ann Plast Surg, 2006, 57(3): 248-251.

［3］Bui J M, Perry T, Ren C D, et al. Histological characterization of human breast implant capsules［J］. Aesthetic Plast Surg, 2015, 39(3): 306-315.

［4］Alkatout I, Schollmeyer T, Hawaldar N A, et al. Principles and safety measures of electrosurgery in laparoscopy［J］. JSLS, 2012, 16(1): 130-139.

［5］Rohrich R J, Cho M J. The Role of Tranexamic Acid in Plastic Surgery: Review and Technical Considerations［J］. Plast Reconstr Surg, 2018, 141(2): 507-515.

第 17 章

男性乳房发育的手术治疗

1 概述

男性乳房发育是乳房整形的常见病之一，指男性乳腺组织的良性增生，常见于婴儿期、青春期和中老年期。其中，因脂肪沉积而无腺体增生者称为假性男性乳房发育（乳房脂肪沉积），多系肥胖引起。

男性乳房发育可见于婴儿期、青春期和中老年期。据报道，约 60%～90% 的婴儿因母体高浓度雌激素环境会出现短暂一过性的男性乳房发育，在出生后 2～3 周即可消退。青春期男性乳房发育的发病率为 4%～69%，发病高峰期为 13～14 岁。通常会在 18 个月内消退，但也有约 20% 者可持续至成年。中老年期男性乳房发育好发于 50～80 岁，发病率可达 24%～65%。

男性乳房发育的发病机制主要与体内性激素有关。已经证实，男性与女性个体的乳腺组织对性激素的反应几乎没有差别。腺体组织增生与导管分化的程度，取决于个体乳腺组织敏感性、激素刺激的持续时间和强度。雌激素可以诱导导管上皮增生、分化，导管周围成纤维细胞增生、血管分布增多。此外，由于女性体内存在孕酮，可促进乳腺腺泡发育，这是男性与女性乳腺腺体反应的唯一区别。多种原因可导致男性体内雌激素刺激变化，以及雄激素抑制效应的失衡，均可能进一步导致腺体的增生发育。

目前认为主要有以下几种病因：

■ 外源性雌激素长期暴露：机体因机会性接触而摄入过多的性激素，如茶树油、薰衣草油。

■ 雌激素／雄激素比例失衡，如青春期内分泌水平的变化，多种激素分泌水平的改变导致的激素比例失衡；肝硬化患者；亦可见于前列腺癌激素治疗的患者，因雄激素被剥夺导致雌激素／雄激素比例失衡；原发性或继发性男性性腺功能减退症患者。

■ 乳腺组织对雌激素的敏感性上升，常见于特发性男性乳房发育患者。

■ 乳腺肿瘤病变或乳腺组织增生性疾病。

■ 肥胖：由于乳腺脂肪组织内含有的芳香酶复合物具有将睾酮和雄烯二酮转化为雌

激素的可能，因此有人认为肥胖患者的乳腺内过多的脂肪组织会产生更多的雌激素，并以旁分泌形式刺激乳腺组织增生。此外，肥胖患者皮下过多的脂肪亦会导致乳房外形女性化，成假性乳房发育状。

■ 内分泌慢性疾病或肿瘤，如睾丸肿瘤、垂体腺瘤、肾上腺皮质肿瘤；甲状腺功能亢进。

■ 药物治疗的不良反应，如螺内酯、西咪替丁、酮康唑、重组人生长激素、他汀类药物等。

■ 遗传学疾病：家族性青春期前男性乳房发育是一种罕见的常染色体显性遗传病，病因为细胞色素 P450 芳香酶基因（*CYP19*）的杂合性倒位或形态异常，导致患者表达芳香酶活性增强进而导致雌激素分泌显著增多。

一般来说，大部分的男性乳房发育为良性疾病，不影响患者的生存寿命，但基于现代审美等因素，女性化的乳房外观会给患者带来巨大的心理及社交压力。很多患者因此寻求医疗帮助。在中国，也有部分乳房外科医生参与相关治疗，但更多的是由整形外科医生应用美容外科的技术和理念处理此类患者，以获得理想的形态效果。

2 术前检查与适应证

大部分男性乳腺发育症患者没有身体上的不适，青少年男性乳房发育可能伴有疼痛和压痛。当腺体组织的直径超过 0.5cm 时，可触及腺体，并可据此判定为真性男性乳房发育。男性乳房发育通常为双侧性，也有一些患者呈单侧增大，双侧不对称性增大，或双侧不同步增大。

术前应常规行 B 超检查，判断腺体性质，以除外乳房肿物等疾病。为指导手术方式，也可行乳腺磁共振检查，明确增生乳房的类型（脂肪型，腺体型，混合型）。此外，对乳房的皮肤松弛程度、腺体容积、形态、下垂程度、对称性等都需要做出评价。通过客观的评价指标，可以明确手术的方式以及明确切除范围大小。目前存在有十余种临床分型方法，其中最常用的为 Simon 的分型，将男性乳房发育分为 3 种类型：Ⅰ型：乳房轻度增大，没有皮肤的松弛；Ⅱa 型：乳房中度增大，不伴有皮肤的松弛；Ⅱb 型：乳房中度增大，伴有轻度的皮肤松弛；Ⅲ型：乳房明显增大，伴有明显的皮肤松弛。Simon 的分型评估方法简单，可以直观迅速地做出临床分级诊断，是大部分分级的基础，但描述稍显粗略、过于主观。2017年 Waltho 等在既往分级的基础上引入了女性乳房下垂的 Regnault 分级，对皮肤冗余程度和乳房下垂程度等因素进行了分类，是目前为止较为详细且全面的分级标准，包含了对男性乳房发育的定量和定性评估。此分级将男性乳房发育分为 3 级：Ⅰ级，乳房重量 < 250g；Ⅱ级，乳房重量 250 ~ 500g；Ⅲ级，乳房重量 > 500g，含腺体、纤维或脂肪组织。根据乳房内容物的组成又将Ⅰ级和Ⅱ级具体分为：Ⅰa 和Ⅱa，乳房以腺体或纤维组织为主；Ⅰb

和Ⅱb，乳房以脂肪为主。结合皮肤冗余情况，将Ⅰa、Ⅰb、Ⅱa、Ⅱb再分出 i 型和 ii 型，i 型为无皮肤冗余，ii 型为有皮肤冗余。Ⅲ级根据乳房下垂程度细分为：Ⅲa 乳房一级下垂 – 乳头在乳房下皱襞水平；Ⅲb 乳房二级下垂 – 乳头低于乳房下皱襞但高于乳房下象限组织；Ⅲc 乳房三级下垂 – 乳头低于乳房下皱襞且位于乳房下象限组织。但此分级对于手术不同的指导意义尚缺乏临床检验。

男性乳房发育症的患者，应首先明确病因，特别是青春期前即出现发育的患者。除了乳腺部位外，不要疏漏与甲状腺、睾丸、肾上腺、垂体等疾病相关的症状与体征，肾上腺和睾丸的超声检查亦是推荐的。如不能除外乳腺癌时，可对乳腺病灶进行活检。还应当对以下激素进行血清浓度检测：性激素、甲状腺功能激素、肾上腺皮质功能激素等。一旦明确病因，则应首先控制或根治原发病。对于假性男性乳房发育者，可推荐患者行饮食与运动治疗。对于特发性腺体发育者，可尝试内科治疗，如抗促性腺激素药、选择性雌激素受体调节剂、芳香化酶抑制剂等。排除其他疾患后，若患者出现不适等症状，或患者本人心理症状明显，有强烈改善外观的意愿，可以考虑手术治疗。青春期乳房发育的患者应在观察1年后，如果乳房形态没有明显改善，患者有手术意愿时可以选择。

3　手术技术

临床所见绝大多数患者属于Ⅰ度、Ⅱ度肥大，仅需要两种处理方式2种：去脂处理，和去腺体处理。少数患者为重度乳房肥大（Ⅲ型），伴有一定程度乳房下垂，处理可参考乳房下垂的处理章节，行双环形切口或者垂直法乳房上提术切口，将多余皮肤去除。在国内的环境下，患者对手术瘢痕一般都畏惧，即便是重度的男性乳房肥大伴下垂，通过吸脂和去腺体的处理方式，也可以明显改善外观，多数患者也能接受最终的临床效果。

■ 吸脂术：主要处理男性发育乳房内的脂肪成分。男性发育乳房一般都伴有脂肪成分的堆积。尤其是乳房的周缘和外侧胸壁部位，主要为脂肪成分。因此吸脂术是男性乳房发育术式中不可或缺的一部分。仅在极个别情况下，男性乳房以单纯腺体增生为主，吸脂术用处不大，但是吸脂麻药浸润的作用同样重要。

■ 腺体切除术：用于处理增多的腺体部分。由于腺体组织致密，无法用传统吸脂针抽出，因此需要另做切口将其锐性切除。在手术台上，通过吸脂操作后，腺体的轮廓可以清晰触及，一般可以据此标记手术切除的范围。

■ 皮肤切除术：一般适用于严重乳房下垂的患者。可以用双环形切口去除少量的乳房多余皮肤，上移乳头乳晕位置。如果皮肤松弛明显，或需要倒 T 形切口或者垂直切口去除多余的松弛皮肤。

4 手术步骤

4.1 吸脂法

■ 术前标记：站立位，标记乳房隆起部位和外侧胸壁脂肪堆积部位，这些是男性乳房发育不同的美学亚单位（图 17-1），应当分别标记。注意双侧乳房肥大程度一般有所区别，在手术设计时应注意体现。

■ 手术取仰卧位。吸脂切口一般取乳房下皱襞的外下缘，除方便乳房区域各象限的抽吸外，还可以兼顾外侧胸壁和腋前区域的处理（图 17-2~ 图 17-5）。也可设计腋窝皱襞的吸脂口，可以更加隐蔽，但是操作不便，会明显增加手术时间。

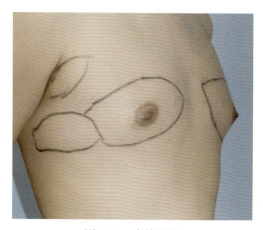

图 17-1　术前标记

站立位标记脂肪堆积的范围，包括乳房区域和胸外侧区域、腋前区域等不同的美学亚单位。

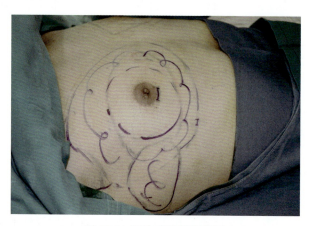

图 17-2　再次确认吸脂范围

消毒铺巾完毕，重新标记吸脂范围。于乳房下皱襞和腋前线交界处，设计吸脂口，长约 5mm。

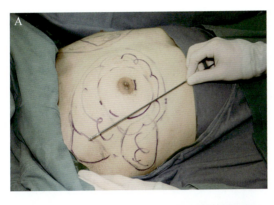
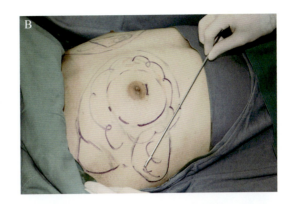
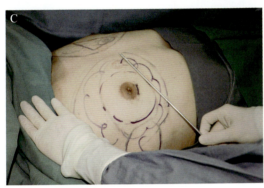
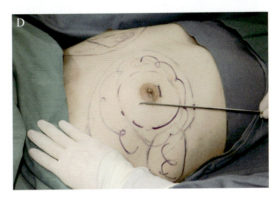

图 17-3　4 个不同区域的脂肪抽吸演示

A：模拟吸脂针从吸脂口抽吸腋前脂肪堆积部位。此例患者仅需抽吸少量脂肪；B：模拟吸脂针从吸脂孔进入后，抽吸外侧胸壁脂肪堆积部位。一般男性乳房肥大患者此部位都有脂肪堆积。BMI 指数越大，脂肪堆积就越明显。此部位需要重点抽吸；C：模拟抽吸乳房内侧部位，该部位不宜多吸，否则容易出现凹陷不平整的情况；D：模拟抽吸乳房中央区域。对于腺体组织多的男乳发育患者，此部位常为致密的腺性部分，可少吸，留待开放手术切除。对于腺体和脂肪混杂的患者，这部分抽吸应当偏保守，否则容易出现切除后局部凹陷的情况。对于脂肪成分为主的患者，可以整体均匀抽吸。

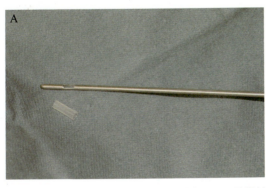
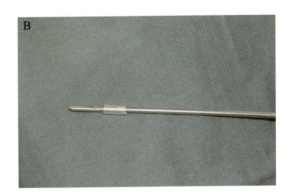

图 17-4　吸脂针和自制的伤口保护套

A：一般采用直径 2.5mm 吸脂针，我们常规会采用一个切口保护套保护吸脂口的皮缘，避免因反复摩擦导致的组织损伤。该切口保护套采用一截无菌输液管自制而成。图示为裁剪完毕的无菌输液管，5～7mm 长；B：切口保护套的直径需要和吸脂针匹配。图示切口保护套的直径略大于吸脂针的外径，在保护切口皮缘的同时，也不影响抽脂的效率。

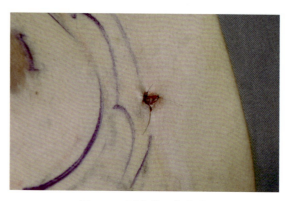

图 17-5　固定伤口保护套

将自制保护套一端塞入吸脂口内，用 5-0 缝线将外露的部分和皮肤缝合固定。这样吸脂口就被硅胶管保护，避免了皮缘的挫伤。

■　局部麻醉一般采用肿胀麻醉。麻药配方为：利多卡因 600mg + 生理盐水 1000ml + 肾上腺素 1ml。从吸脂孔插入多孔注水针，均匀注射肿胀液。一般每侧需要注射 500 ~ 1000ml 肿胀液。

■　脂肪抽吸，同常规吸脂术。肿胀液作用 15 分钟后，开始抽吸。注意多隧道、多层次操作。首先抽吸深层脂肪，逐渐向浅层移行，皮下 1cm 厚度内避免抽吸（图 17-6 ~ 图 17-7）。

■　检查。抽吸完毕，先手法检查各象限皮瓣厚度是否均匀一致（图 17-8），再更换患者体位为半坐位，观察两侧乳房的对称性，并观察是否存在不平整的情况。同时对比两侧吸脂量，是否存在较大差异。（图 17-9）一般而言，术前都会存在两侧大小不等的情况，应注意吸脂量是否和术前照片显示情况吻合。

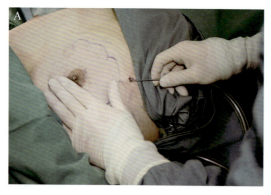
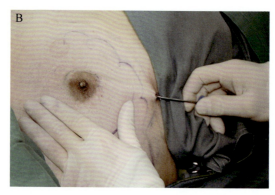

图 17-6　适当的抽脂深度

A：抽吸乳房外下方深面的脂肪，可以看到吸脂针抽吸时，从皮肤表面看不到深面吸脂针移动导致的变形；B：抽吸乳房外下浅层的脂肪，大约位于皮下 1cm 厚度。吸脂针移动时，可以看到软组织会发生形变。

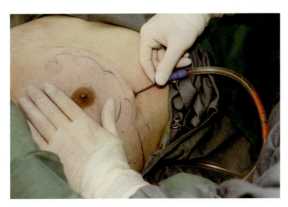

图 17-7　乳房外侧是脂肪抽吸的主要区域

抽吸外侧的脂肪。这个部位是脂肪较丰富的部位，抽吸范围从入针口至乳房上缘。

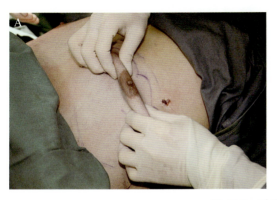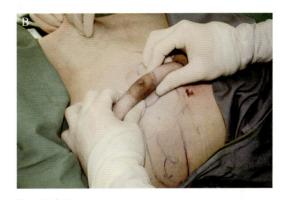

图 17-8　手法评估吸脂效果

A：抽吸完毕，手法将皮瓣捏起，触诊是否抽吸均匀、厚薄一致。B：多个方向反复检查。如果存在厚薄不均的情况，可用直径 2.0mm 的吸脂针微调。此时宁可保守处理，也勿过度抽吸。

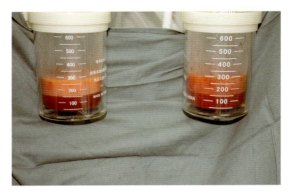

图 17-9　评估双侧吸脂量

对比两侧吸脂量，不应有太大差异。图示每侧吸脂量约为 150ml 脂肪。

4.2　腺体切除法

一般在脂肪抽吸完毕后，才开始切除腺体（图 17-10）。腺体切除一般采用乳晕下缘切口。

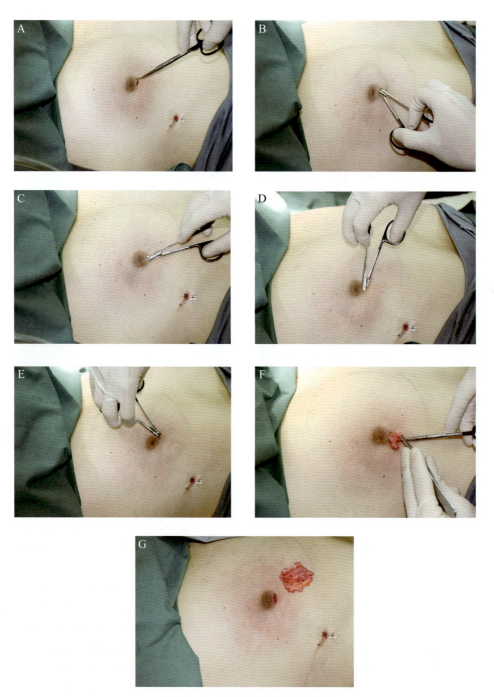

图 17-10　常规的切除腺体方法

A：在乳晕下缘做大约 1～1.5cm 切口，用弯头小组织剪进行锐性分离；B～E：从乳晕下缘的小切口，可以完成乳腺周缘各个方向的分离。由于肿胀液内副肾收缩血管的作用，整个分离几乎没有出血；F：用小剪刀将腺体周缘分离完毕，用镊子将腺体提出，用小组织剪小心将乳头后方的腺体锐性离断，注意一定要在乳头后方保留至少 0.5cm 厚的腺体，否则容易出现凹陷畸形；G：最后游离腺体基底可以看到白色的腺体组织被完整地分离出来。这些腺体组织坚韧，不能被吸脂针抽吸出来，只能依靠手术切除。由于腺体组织的柔韧性，切口可以远小于切除腺体的直径。

最后，彻底止血，冲洗腔穴，放置引流管，先用 5-0 可吸收线间断缝合真皮深层，再用 6-0 尼龙线间断缝合乳晕切口皮肤。

5　术后护理

术后胸带加压包扎，术后 1 日拔除引流管后，可更换为弹力衣。维持弹力衣加压 30 日，可以促进水肿消退、避免血清肿。术后 10 日拆线。术后 1 个月、3 个月随访。

6　典型病例

11 岁男孩，因右侧乳房肥大就诊。术前诊断为青春期前特发性男性乳房发育（单侧）。这种疾病根据乳房腺体的直径可以分为轻度（小于 6cm）、中度（6 ~ 11cm）和重度（大于 11cm）。重度乳房肥大通常不会自行消退，需要手术治疗。手术方式一般为吸脂联合腺体切除的方法。但是此例患者术前通过检查发现乳房肥大以腺体为主，手术方式选择腺体切除术。手术时仍按照标准操作，先在乳腺周围注射大量肿胀液，将整个乳腺腺体周围予以肿胀浸润。然后通过乳晕下缘的小切口，完成单侧腺体切除术（图 17-11、图 17-12）。

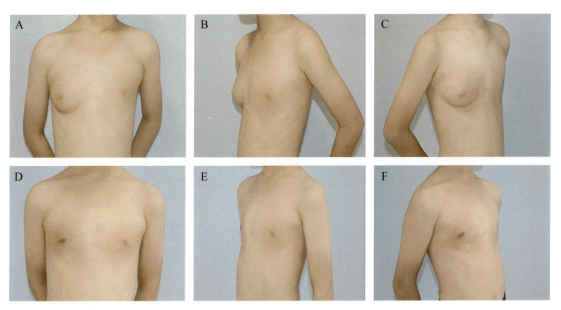

图 17-11　男性乳房发育的手术治疗前后

A、B、C 为 11 岁男性右侧乳房肥大术前，可见右侧乳房外形丰满，而左侧为正常发育侧，两侧形态差异明显。D、E、F 为术后 3 个月外观，可见双侧乳房形态基本对称，正常外观，瘢痕隐蔽不明显。

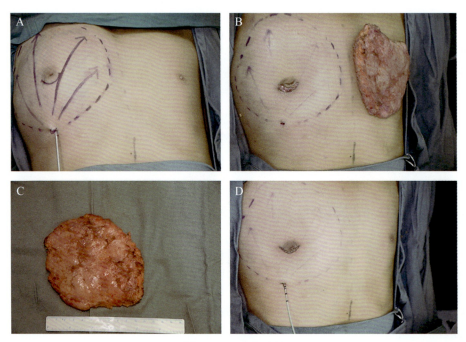

图 17-12　手术过程

该患者的手术过程按照肿胀浸润和切除两个环节完成。A：在麻醉浸润环节，按照标准吸脂术的肿胀液浸润方法，将整个乳房的深层和浅层都予以肿胀麻醉，充分实现肾上腺素的止血效果；B：通过乳晕下方的小切口，长约2cm，用上文介绍的切除方法，将整个腺体完整切除，可以看到术中出血很少；C：可见切除的腺体直径达到12cm，厚度达到4cm；D：切口用5-0尼龙线缝合完毕，吸脂孔当作引流口，放置直径2mm的硅胶引流管。

7　小结

男性乳房发育是男性患者寻求乳房美容外科治疗的主要病种。这种疾病的治疗目的，是为了改善形态和轮廓，以恢复正常男性乳房的外形为主要目的。因此治疗男性乳房发育时，需要遵循美容外科的理念和技术，用最小的瘢痕和代价实现手术目标。吸脂术和小切口腺体切除术是手术治疗男性乳房发育的两种手术治疗方式，可以根据术前的评估结果，采用单纯吸脂、单纯腺体切除或者联合术式。手术切忌吸脂或切除过多，需时刻谨记手术的目的：去脂和去腺体只是手段，最终恢复正常的男性乳房轮廓即可。

曾　昂　王晨羽　著

参考文献

[1] Braunstein G D. Clinical practice. Gynecomastia[J]. N Engl J Med, 2007, 357(12): 1229-1237.

［2］ Kumanov P, Deepinder F, Robeva R, et al. Relationship of adolescent gynecomastia with varicocele and somatometric parameters: a cross-sectional study in 6200 healthy boys［J］. J Adolesc Health, 2007, 41(2): 126-131.

［3］ Nydick M, Bustos J, Dale J H, Jr., et al. Gynecomastia in adolescent boys［J］. JAMA, 1961, (178)449-454.

［4］ Georgiadis E, Papandreou L, Evangelopoulou C, et al. Incidence of gynaecomastia in 954 young males and its relationship to somatometric parameters［J］. Ann Hum Biol, 1994, 21(6): 579-587.

［5］ Rochefort H, Garcia M. The estrogenic and antiestrogenic activities of androgens in female target tissues［J］. Pharmacol Ther, 1983, 23(2): 193-216.

［6］ Wilson J D, Aiman J, MacDonald P C. The pathogenesis of gynecomastia［J］. Adv Intern Med, 1980, 25(1-32).

［7］ Braunstein G D. Environmental gynecomastia［J］. Endocr Pract, 2008, 14(4): 409-411.

［8］ Nguyen P L, Alibhai S M, Basaria S, et al. Adverse effects of androgen deprivation therapy and strategies to mitigate them［J］. Eur Urol, 2015, 67(5): 825-836.

［9］ Kanakis G A, Nordkap L, Bang A K, et al. EAA clinical practice guidelines-gynecomastia evaluation and management［J］. Andrology, 2019, 7(6): 778-793.

［10］ Narula H S, Carlson H E. Gynaecomastia--pathophysiology, diagnosis and treatment［J］. Nat Rev Endocrinol, 2014, 10(11): 684-698.

［11］ Dursun F, Su Dur S M, Sahin C, et al. A Rare Cause of Prepubertal Gynecomastia: Sertoli Cell Tumor［J］. Case Rep Pediatr, 2015, 2015: 439239.

［12］ Barros A C, Sampaio Mde C. Gynecomastia: physiopathology, evaluation and treatment［J］. Sao Paulo Med J, 2012, 130(3): 187-197.

［13］ Hemsell D L, Edman C D, Marks J F, et al. Massive extranglandular aromatization of plasma androstenedione resulting in feminization of a prepubertal boy［J］. J Clin Invest, 1977, 60(2): 455-464.

［14］ Cigna E, Tarallo M, Fino P, et al. Surgical correction of gynecomastia in thin patients［J］. Aesthetic Plast Surg, 2011, 35(4): 439-445.

［15］ Colombo-Benkmann M, Buse B, Stern J, et al. Indications for and results of surgical therapy for male gynecomastia［J］. Am J Surg, 1999, 178(1): 60-63.

［16］ Lotti F, Maggi M. Ultrasound of the male genital tract in relation to male reproductive health［J］. Hum Reprod Update, 2015, 21(1): 56-83.

［17］ Waltho D, Hatchell A, Thoma A. Gynecomastia Classification for Surgical Management: A Systematic Review and Novel Classification System［J］. Plast Reconstr Surg, 2017, 139(3): 638e-648e.

［18］ Simon B E, Hoffman S, Kahn S. Classification and surgical correction of gynecomastia［J］. Plast Reconstr Surg, 1973, 51(1): 48-52.

［19］ Leung A K C, Leung A A C. Gynecomastia in Infants, Children, and Adolescents［J］. Recent Pat Endocr Metab Immune Drug Discov, 2017, 10(2): 127-137.

［20］ Kim D H, Byun I H, Lee W J, et al. Surgical Management of Gynecomastia: Subcutaneous Mastectomy and Liposuction［J］. Aesthetic Plast Surg, 2016, 40(6): 877-884.

［21］ Song Y N, Wang Y B, Huang R, et al. Surgical treatment of gynecomastia: mastectomy compared to liposuction technique［J］. Ann Plast Surg, 2014, 73(3): 275-278.

［22］ Atiyeh B S, Chahine F, El-Khatib A, et al. Gynecomastia: Simultaneous Subcutaneous Mastectomy and

Areolar Reduction with Minimal Inconspicuous Scarring［J］. Aesthetic Plast Surg, 2015, 39(6): 916-921.

［23］Caridi R C. Defining the Aesthetic Units of the Male Chest and How They Relate to Gynecomastia Based on 635 Patients［J］. Plast Reconstr Surg, 2018, 142(4): 904-907.

［24］Choi B S, Lee S R, Byun G Y, et al. The Characteristics and Short-Term Surgical Outcomes of Adolescent Gynecomastia［J］. Aesthetic Plast Surg, 2017, 41(5): 1011-1021.

第18章

乳头缩小整形术

乳头肥大（nipple hypertrophy）是指乳头的直径和突度超出正常乳头大小。女性和男性均可出现乳头肥大的表现。乳头肥大主要影响美观，可通过乳头缩小整形术改善形态。在手术方法上，女性乳头缩小整形较男性乳头缩小整形更为复杂。本文将介绍两种易于掌握、瘢痕隐蔽的乳头缩小整形方法。

1 女性乳头缩小整形术

手术方法：

■ 切口设计：根据拟保留的乳头直径和突度，在乳头根部设计双环形切口以降低乳头突度；在乳头侧面设计楔形切口，以缩小乳头直径（图18-1）。

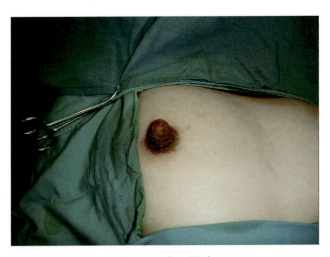

图 18-1　切口设计

■ 麻醉：用 1% 利多卡因加 1 : 20 万肾上腺素做乳头基底部浸润麻醉。

■ 切除方法：切除双环形切口之间的皮肤（图18-2、图18-3），之后沿乳头侧面楔形切除部分乳头组织（图18-4）。

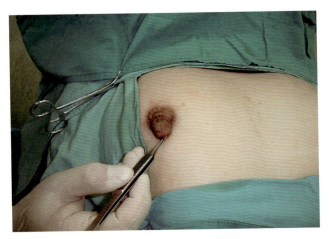

图 18-2　切开乳头根部双环形切口

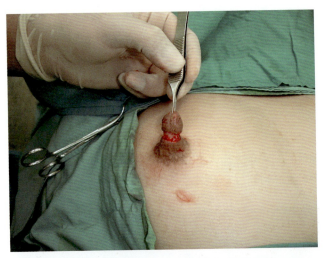

图 18-3　切除乳头根部双环形切口间的皮肤

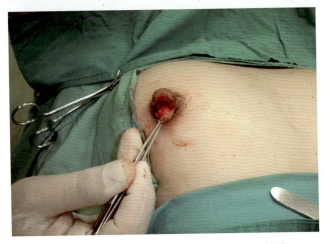

图 18-4　分离乳头侧面楔形组织（将要切除的部分）

■ 切口缝合：用 5-0 Prolene 缝线将乳头侧方切口对拢缝合，形成新的乳头形态；用 6-0 Prolene 缝线对齐缝合双环形切口，降低乳头突度。术后 10 天拆线（图 18-5）。

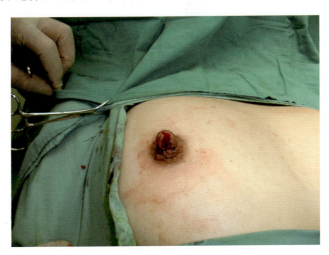

图 18-5　乳头侧面楔形组织切除后外观

■ 术前术后效果对比（图 18-6）。

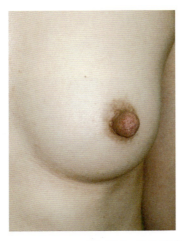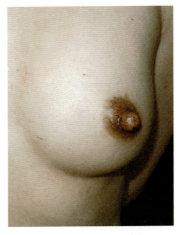

图 18-6 .乳头缩小手术前、术后对比

2　男性乳头缩小整形术

手术方法（图 18-7 ~ 图 18-10）：

■ 圆形皮瓣法切口设计：在乳头上半部（12 点位）设计直径 4 ~ 5mm 的圆形皮瓣，此为拟保留的乳头组织。

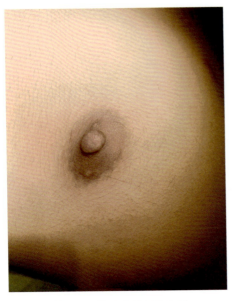

图 18-7 男性乳头肥大表现

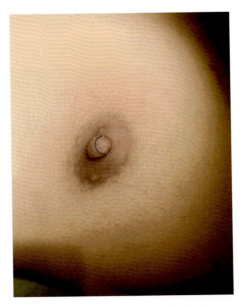

图 18-8 圆形皮瓣切口设计

■ 麻醉：用 1% 利多卡因加 1∶20 万肾上腺素做乳头基底部浸润麻醉。

■ 圆形皮瓣切取：将圆形皮瓣之外的乳头组织切除，保留圆形皮瓣蒂部与乳头基底及乳晕的连续性，保留圆形皮瓣厚度 2~3mm。

■ 切口缝合：用 6-0 Prolene 缝线缝合切口，术后 7 天拆线。

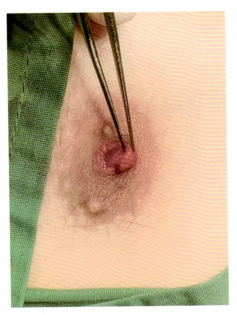

图 18-9 按照标记线，切除月牙形乳头部分

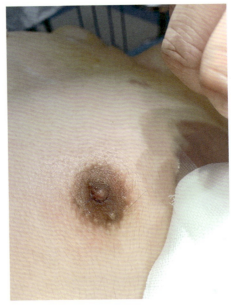

图 18-10 10 日拆线后乳头外观

付 苏 著

第19章

先天性乳头内陷的手术治疗

先天性乳头内陷（congenital inverted nipple）是一种亚洲女性常见的乳头发育畸形，轻者表现为乳头部分陷于乳晕内，重者表现为完全陷于乳晕平面，乳头形态缺失，呈火山口样畸形。

乳头兼具哺乳和美学功能，本文主要介绍两种不切断乳腺导管，可以保留哺乳功能的手术方法。

1 术前评估

根据乳头内陷的严重程度，将乳头内陷分为3型：

Ⅰ型乳头内陷：乳头部分内陷，乳头颈存在，能轻易用手将内陷乳头挤出，挤出后乳头大小与常人相似；

Ⅱ型乳头内陷：乳头全部凹陷在乳晕之中，但可用手挤出乳头，乳头较正常为小，多没有乳头颈部；

Ⅲ型乳头内陷：乳头完全埋在乳晕下方，无法使内陷乳头挤出。

2 手术方法

2.1 乳头内陷缝线法支撑矫正术

手术适应证：Ⅰ型乳头内陷（图19-1），乳头部分内陷，乳头颈存在，能轻易用手将内陷乳头牵出，牵出后乳头大小与常人相似（图19-2）。

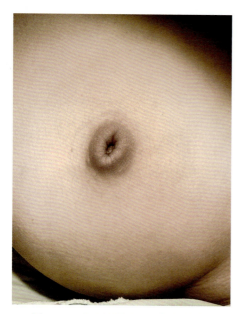
图 19-1　Ⅰ型乳头内陷（内陷状态）

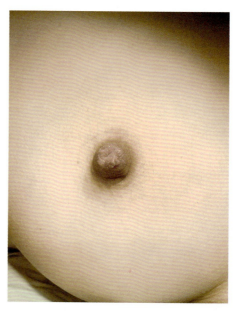
图 19-2　Ⅰ型乳头内陷（牵出状态）

手术方法：

■　麻醉：用 1% 利多卡因加 1 : 20 万肾上腺素做乳头基底部浸润麻醉。

■　切口：将乳头牵出，分别于乳头颈部 12 点、3 点、6 点及 9 点位做长度 2mm 横行切口，切口深度约 3mm。

■　缝合及固定（图 19-3 ~ 图 19-5）：用缝线用力将乳头垂直向上牵拉。用 2-0 爱惜邦不可吸收缝线，按 3 点位 – 9 点位 – 12 点位 – 6 点位 – 3 点位的进针及出针顺序进行 "8" 字缝合。将 3 点位进针和出针的两根缝线收紧、打结固定，将线结埋植于深层。4 个切口用 6-0 Prolene 不可吸收缝线缝合皮肤。如果乳头颈部形态不明确，可在上述基础上，按 9 点位 –3 点位 –12 点位 –6 点位 –9 点位的顺序再补充一个 "8" 字缝合。

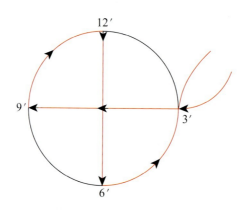
图 19-3　"8" 字缝合方法

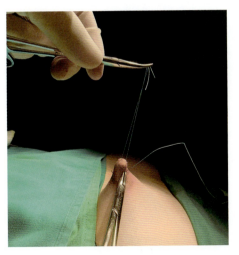

图 19-4　从 3 点位进针穿过乳头基底朝向 9 点位出针

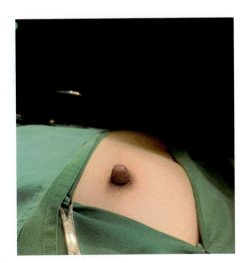

图 19-5　缝合法支撑矫正术后效果

■　拆线：术后 7 天拆除切口缝线。

2.2　乳头内陷支架法牵引矫正术

手术适应证：Ⅰ型、Ⅱ型、Ⅲ型乳头内陷均适用。
举例：Ⅲ型乳头内陷（图 19-6）。

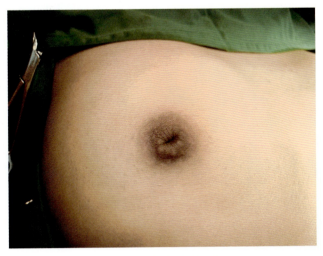

图 19-6　Ⅲ型乳头内陷

手术方法：

■　麻醉（图 19-7）：用 1% 利多卡因加 1 ∶ 20 万肾上腺素做乳头基底部浸润麻醉。

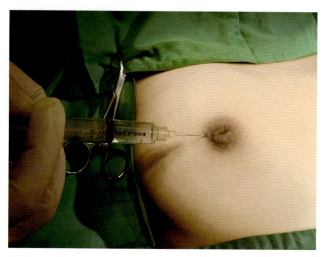

图 19-7　乳头基底局部浸润麻醉

■ 支架制备（图 19-8）：采用 10ml 注射器制作支架，保留支架高度约 1.5cm，于支架顶端 3 点、6 点、9 点、12 点位处，用 20ml 注射器针头钻取 4 个小孔。另一支 20ml 注射器针头顶端弯曲，备用。

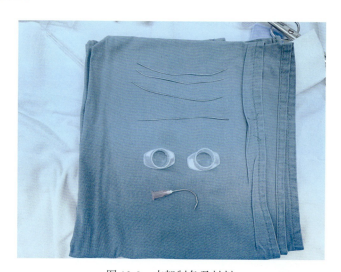

图 19-8　支架制备及材料

■ 牵引（图 19-9）：用 1 号线缝合牵引内陷的乳头。

■ 钢丝植入（图 19-10 ~ 图 19-12）：用弯曲的 20ml 注射器针头分别按 6 点位至 12 点位、3 点位至 9 点位方向，从乳头基底部（紧贴腺体表面）横穿。在针头引导下，穿入直径 0.6mm 钢丝，将钢丝呈十字交叉植入乳头基底。

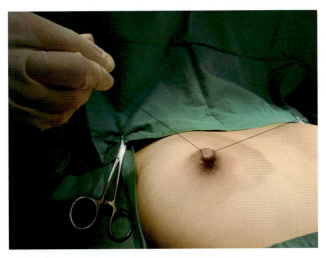

图 19-9　缝线牵引内陷的乳头

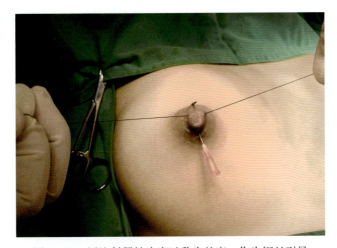

图 19-10　用注射器针头穿过乳头基底，作为钢丝引导

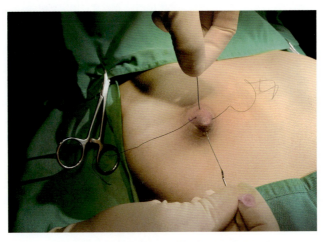

图 19-11　将直径 0.6mm 钢丝穿过乳头基底

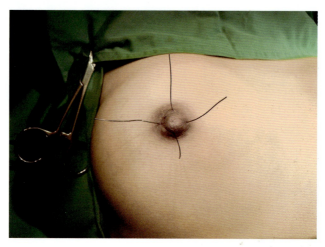

图 19-12　钢丝在乳头基底形成十字形交叉

■　固定支架（图 19-13 ~ 图 19-14）：钢丝穿过支架顶端的小孔，将钢丝两端拧紧，注意乳头不可过度牵拉，以免发生血供障碍。

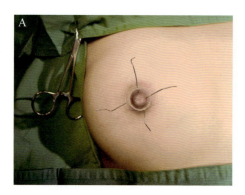
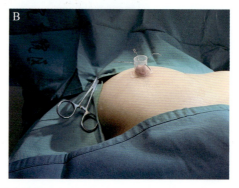

图 19-13　固定支架

A：乳头基底的钢丝穿过固定支架，视角为鸟瞰位；B：钢丝穿过固定支架后，视角为足侧位。

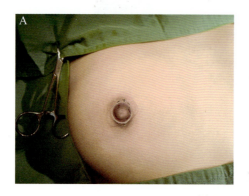
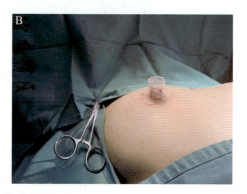

图 19-14　牵引步骤

钢丝适当张力拧紧后，完成乳头支架对乳头的牵引。A 为鸟瞰位视角，B 为足侧位视角。

■　术后调整支架：术后间隔1个月调整数次乳头高度，每次调整高度视乳头松紧度而定，最终调整乳头高度约达到1.0~1.5cm。矫正时间持续约4~6个月以保证乳头充分松解。

■　术后护理：矫正期间使用75%医用酒精定期清洁乳头，保持乳头及支架干洁。为了避免支架底座与乳晕长期接触造成皮肤磨损，可用纱布或棉片保护皮肤。

付　苏　著